Christoph Zielinski
Raimund Jakesz (Hrsg.)

Colorectales Carcinom

Springer-Verlag Wien GmbH

Univ.-Prof. Dr. Christoph Zielinski
Klinische Abteilung für Onkologie
Univ.-Klinik für Innere Medizin I
Allgemeines Krankenhaus
Wien, Österreich

Univ.-Prof. Dr. Raimund Jakesz
Klinische Abteilung für Allgemeinchirurgie
Univ.-Klinik für Chirurgie
Allgemeines Krankenhaus
Wien, Österreich

Gedruckt mit Unterstützung von: Aesca GmbH • Amgen GmbH • Bender + Co GesmbH
Bristol-Myers Squibb GesmbH • Eli Lilly Ges.m.b.H.
Novartis Pharma GmbH • Pharmacia & Upjohn Pharma-Handels-Ges.m.b.H.
Rhône-Poulenc Rorer Pharmazeutika Handels GmbH
SmithKline Beecham Pharma Ges.m.b.H. • Wyeth-Lederle Pharma GmbH
Zeneca Österreich GmbH

Satz: Herbert Hutz, A-1210 Wien

Gedruckt auf säurefreiem, chlorfrei gebleichtem Papier – TCF
SPIN: 10710225

Mit 7 Abbildungen

ISSN 1436-1280
ISBN 978-3-211-83312-4   ISBN 978-3-7091-6393-1 (eBook)
DOI 10.1007/978-3-7091-6393-1

Geleitwort

Die Buchreihe „Onkologie heute" verfolgt das Ziel, in überschaubarer und relativ konziser Form jeweils ein Organthema oder Therapiekonzept aus der Onkologie abzuhandeln. Angesichts der Vielzahl der Informationen, der vielfachen therapeutischen Annäherungsmöglichkeiten und der Vielfalt therapeutischer Optionen schien es den Herausgebern wichtig, eine Darstellung des aktuellen „State of the Art" in Epidemiologie, Diagnostik und Therapie zu erstellen, die verbindlich angewendet und im klinischen gehobenen Alltag umgesetzt werden kann. Damit war der Wunsch verbunden, eine Optimierung des therapeutischen Standards zu erreichen. Jedes einzelne Buch dieser Reihe ist nun einem solchen Ziel gewidmet und soll sowohl für den interessierten, allgemein ausgebildeten Mediziner als auch für den Spezialisten eine Darstellung der optimalen Vorgangsweisen im Rahmen der klinischen Onkologie vornehmen.

Die Herausgeber

Vorwort

Das vorliegende Ausgabe von „Onkologie heute" beschäftigt sich mit dem großen Gebiet der chirurgischen, internistisch-onkologischen sowie strahlentherapeutischen Behandlung von Colon- und Rectumcarcinomen. Die erwähnten klinischen Fragestellungen werden ergänzt durch die Abhandlung epidemiologischer sowie molekularbiologisch-genetischer Aspekte. Bei der Zusammenstellung der Kapitel wurde auf die häufige biologische Ähnlichkeit beider Tumoren eingegangen, die sich in der identen Behandlung mit zytotoxischen Substanzen widerspiegelt. Hingegen bestehen aufgrund der unterschiedlichen anatomischen Verhältnisse sehr wohl Unterschiede in Hinblick auf chirurgische Maßnahmen und die Anwendbarkeit radiotherapeutischer Methoden. Aus diesen Überlegungen wurde bewußt in manchen Kapiteln auf beide Entitäten gleichzeitig eingegangen, während andere Kapitel sich ausschließlich mit einem der beiden Malignome beschäftigen.

Bei allen Überlegungen wurde besonderer Wert auf aktuellste Konzepte gelegt, so daß zum Teil etablierte Therapien durch teilweise noch experimentelle Behandlungsformen ergänzt werden. Diese verschiedenen Therapiemöglichkeiten sollen Unterstützung bei der Entscheidung zur optimalen adjuvanten Therapie, aber auch bei der Behandlung des metastasierten Stadiums dieses häufigsten Tumors geben.

Die Herausgeber

Inhaltsverzeichnis

Inhaltsverzeichnis

Epidemiologie colorectaler Carcinome

Christian Vutuc und *Gerald Haidinger*

1. Einleitung

Weltweit betrachtet sind colorectale Carcinome bei Männern (nach den Carcinomen der Lunge und des Magens) und Frauen (nach den Carcinomen der Brustdrüse und des Gebärmutterhalses) die dritthäufigsten Krebserkrankungen (Boyle, 1997). Etwa 98% aller colorectalen Carcinome sind Adenocarcinome. Bei drei von vier Patienten, bei denen die Erstdiagnose eines colorectalen Carcinoms gestellt wird, lassen sich auch benigne Adenome nachweisen. Die Adenom-Carcinom-Sequenz (Hill et al. 1978) gilt heute als gesichertes Modell der Pathogenese colorectaler Carcinome. Etwa 90% der colorectalen Carcinome werden auf exogene Faktoren zurückgeführt (ausschließlich diese Faktoren werden in dieser Übersicht dargestellt), 10% auf hereditäre Faktoren (sie werden in einem eigenen Beitrag an anderer Stelle abgehandelt). Aus epidemiologischer Sicht bestehen keine wesentlichen Unterschiede zwischen Carcinomen des Colons (ICD 153) und des Rectums (ICD 154), beide Tumorlokalisationen werden daher gemeinsam behandelt.

Die Prognose des Tumors zeigt eine positive Entwicklung. Laut EUROCARE-Studie (Analysen der Europäischen Krebsregister) ist die Fünf-Jahres-Überlebensrate (Männer und Frauen, bereinigt für andere Todesursachen als Krebs) von 39% in den Jahren 1978–1980 auf 45% in den Jahren 1983–1985 angestiegen (Berrino et al. 1995).

2. Deskriptive Epidemiologie

Gegenüber den sechziger Jahren hat die Inzidenz colorectaler Carcinome in allen europäischen Ländern zugenommen. Mit Ausnahme der osteuropäischen Länder ist dieser Trend in den achtziger Jahren zum Stillstand gekommen (Coleman et al. 1993). Innerhalb der Europäischen Union (Tab. 1) bestehen zum Teil beträchtliche Unterschiede (vergleichbare altersstandardisierte Inzidenzraten liegen nur für das

Tabelle 1. Inzidenz colorectaler Carcinome in den Ländern der Europäischen Union, altersstandardisierte (Europäische Standardbevölkerung) Raten 1990 (Quelle: Österreichisches Statistisches Zentralamt 1998)

	/100.000 Männer	/100.000 Frauen
Österreich	64,7	41,4
Belgien	63,0	40,5
Dänemark	62,8	45,4
Finnland	56,9	26,9
Frankreich	56,3	31,2
Deutschland	55,7	45,4
Griechenland	54,4	16,6
Irland	51,5	37,8
Italien	50,6	30,0
Luxemburg	46,8	39,1
Portugal	45,2	30,8
Spanien	45,1	28,2
Schweden	41,4	36,1
Niederlande	34,5	41,9
Großbritannien	20,6	36,0

Tabelle 2. Lokalisation des Primärtumors bei Dickdarm- und Rectumcarcinom, Prozentangaben (Quelle: Österreichisches Krebsregister 1996)

	Männer (n = 2626) %	Frauen (n = 2419) %
Caecum (ICD 153.4)	7,0	9,0
Colon ascendens (ICD 153.6)	5,7	6,4
Flexura hepatica (ICD 153.0)	2,7	2,1
Colon transversum (ICD 153.1)	3,5	3,8
Flexura lienalis (ICD 153.7)	1,7	1,6
Colon descendens (ICD 153.2)	2,2	1,9
Colon sigmoideum (ICD 153.3)	20,1	19,4
Colonüberlappende Lokalisation (ICD 153.9)	14,6	18,5
Colon rectosigmoideum (ICD 154.0)	2,2	1,8
Rectum (ICD 154.1)	37,9	31,4
Analbereich (ICD 154.2, 154.3)	1,1	2,7

Jahr 1990 vor). Bei den Männern schwankt die Zahl der Neuerkrankungen zwischen 20,6/100.000 (Großbritannien) und 64,7/100.000 (Österreich), bei den Frauen zwischen 16,6/100.000 (Griechenland) und 45,4/100.000 (Dänemark bzw. Deutschland). Weiters fällt auf, daß in Großbritannien und Holland colorectale Carcinome bei Frauen, im Gegensatz zu allen übrigen Ländern, häufiger auftreten als bei Männern. Am Beispiel Österreichs wird auf die deskriptive Epidemiologie der colorectalen Carcinome näher eingegangen (Datenquelle: Österreichisches Statistisches Zentralamt).

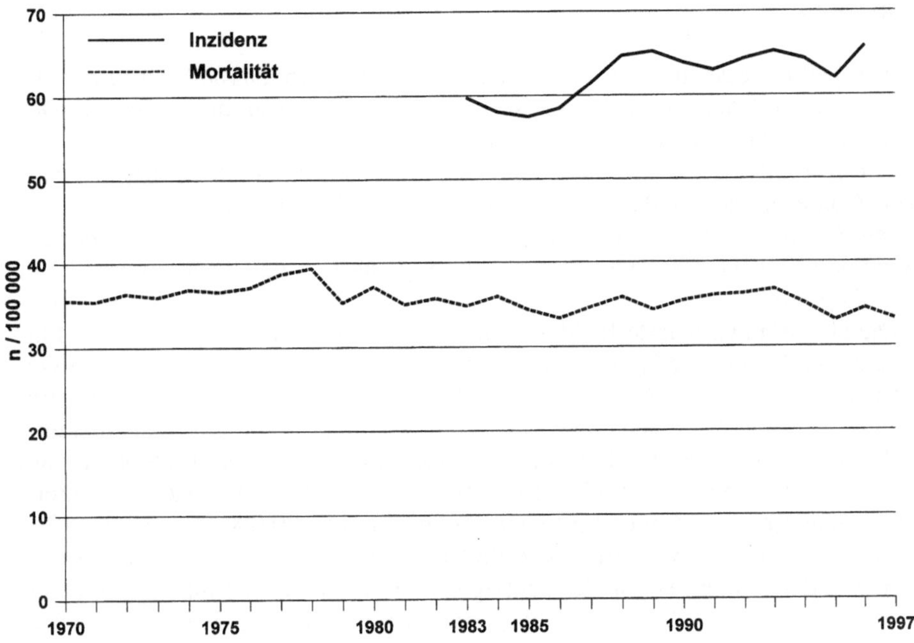

Abb. 1. Colorectales Carcinom bei Männern, altersstandardisierte (Österreichische Bevölkerung 1991) Mortalitätsraten (1970–1997) und Inzidenzraten (1983–1996), Österreich

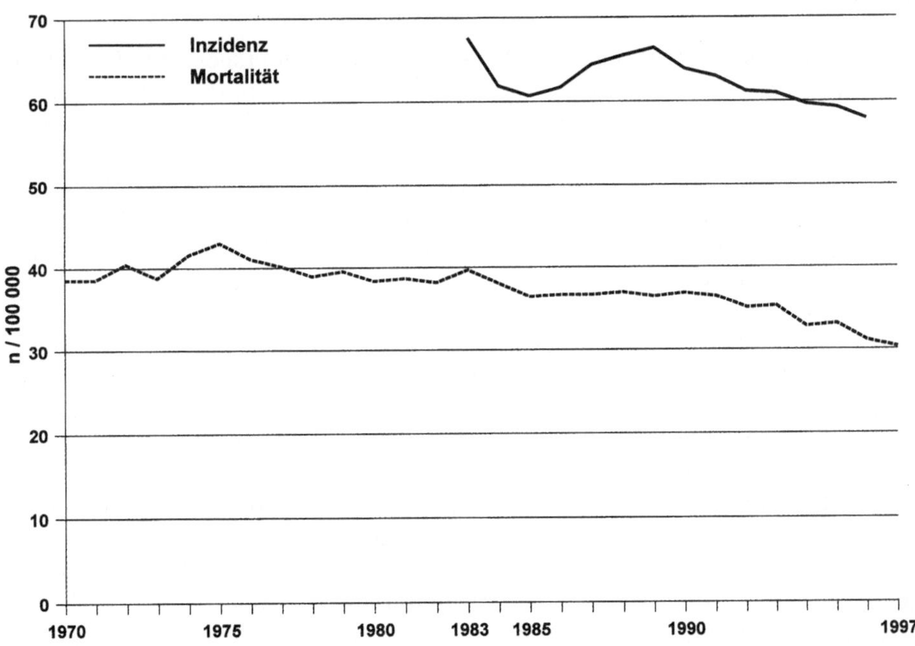

Abb. 2. Colorectales Carcinom bei Frauen, altersstandardisierte (Österreichische Bevölkerung 1991) Mortalitätsraten (1970–1997) und Inzidenzraten (1983–1996), Österreich

2.1 Inzidenz

Im Jahr 1996 wurde in Österreich bei 2626 Männern (65,9/100.000) und 2419 Frauen (57,9/100.000) die Erstdiagnose eines colorectalen Carcinoms gestellt. Der Anteil an allen bösartigen Neuerkrankungen beträgt bei den Männern 14,2%, bei den Frauen 13,4%. Bei den Männern handelte es sich in 1542 Fällen (38,6/100.000) um ein Coloncarcinom und in 1048 Fällen (27,2/100.000) um ein Rectumcarcinom; bei den Frauen waren es 1549 Coloncarcinome (37,1/100.000) und 870 Rectumcarcinome (20,9/100.000). Die anatomische Lokalisation des Primärtumors ist in Tab. 2 dargestellt.

Die altersstandardisierte Inzidenz colorectaler Carcinome zeigt bei den Männern eine wellenförmige Entwicklung (Abb. 1). Ausgeprägt ist die Zunahme von 1985 bis 1989 mit etwa 10% (von 57,5 auf 65,3/100.000), für die Folgejahre ergibt sich ein insgesamt gleichbleibender Trend. Bei den Frauen (Abb. 2) hat die Inzidenz von 1983 (67,7/100.000) bis 1985 um 10% abgenommen, um bis 1989 wieder um etwa 9% zuzunehmen (von 60,7 auf 66,4/100.000). In der Folge hat die Inzidenz stetig abgenommen, und mit 57,9 Neuerkrankungen pro 100.000 Frauen wird 1996 der bisher niedrigste Wert erreicht (1989 bis 1996: –13%). Der stufenförmige Anstieg in der zweiten Hälfte der achtziger Jahre ist in erster Linie auf eine verstärkte Früherfassung (Screeningeffekt, vorverlegter Erfassungszeitpunkt) zurückzuführen und weniger auf eine echte Zunahme der Inzidenz.

2.2 Mortalität

Im Jahr 1997 sind 1320 Männer (33,2/100.000) und 1266 Frauen (30,3/100.000) an einem colorectalen Carcinom gestorben (Männer: 905 Coloncarcinome, 22,7/100.000, und 415 Rectumcarcinome, 10,5/100.000; Frauen: 837 Coloncarcinome, 20,1/100.000, und 428 Rectumcarcinome, 10,2/100.000). Der Anteil der colorectalen Carcinome an allen Krebstodesfällen ist bei Männern und Frauen mit jeweils 13,7% gleich hoch. Das lebenslange Risiko, an einem colorectalen Carcinom zu sterben, beträgt für Männer 3,6%, für Frauen 3%. Nach Jahren der stetigen Zunahme nimmt seit Ende der siebziger Jahre die altersstandardisierte Sterblichkeitsrate colorectaler Carcinome kontinuierlich ab. Bei den Männern (Abb. 1) hat die Sterblichkeit von 1970 (35,6/100.000) bis 1978 (39,4/100.000) noch um 10,7% zugenommen und in der Folge bis 1997 (33,2/100.000) um 15,7% abgenommen. Bei den Frauen (Abb. 2) hat diese Trendumkehr etwas früher stattgefunden; von 1970 (38,6/100.000) bis 1975 (43/100.000) hat die Sterblichkeit um 11,4% zugenommen und in der Folge bis 1997 (30,3/100.000) um 29,5% abgenommen. Die Kohortendarstellung (Altersklassen nach Geburtskohorten) zeigt, daß bei Männern (Abb. 3) und Frauen (Abb. 4) die jüngeren Geburtskohorten in allen Altersklassen an dieser Entwicklung teilhaben (bei Männern setzt der Trend etwas später ein). Diese positive Entwicklung ist auf Verbesserungen in der Diagnose und Therapie zurückzuführen. Die Größenordnung der Mortalitätsabnahme spricht gegen eine Zunahme der Inzidenz im Beobachtungszeitraum, vielmehr erscheint eine geringfügige Abnahme der Inzidenz möglich.

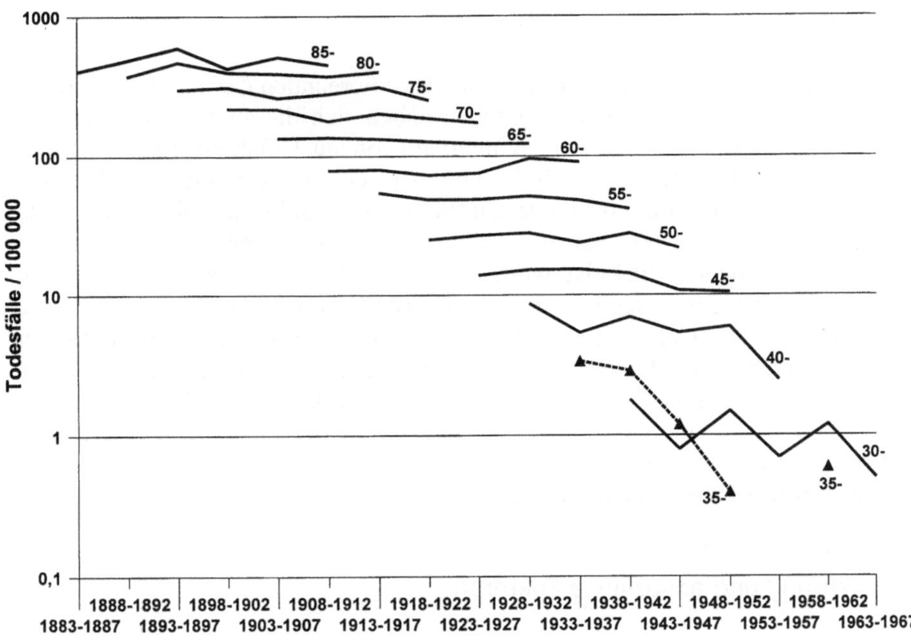

Abb. 3. Männer, Sterblichkeitsraten colorectaler Carcinome nach Altersgruppe und Geburtskohorte, Österreich 1972–1997

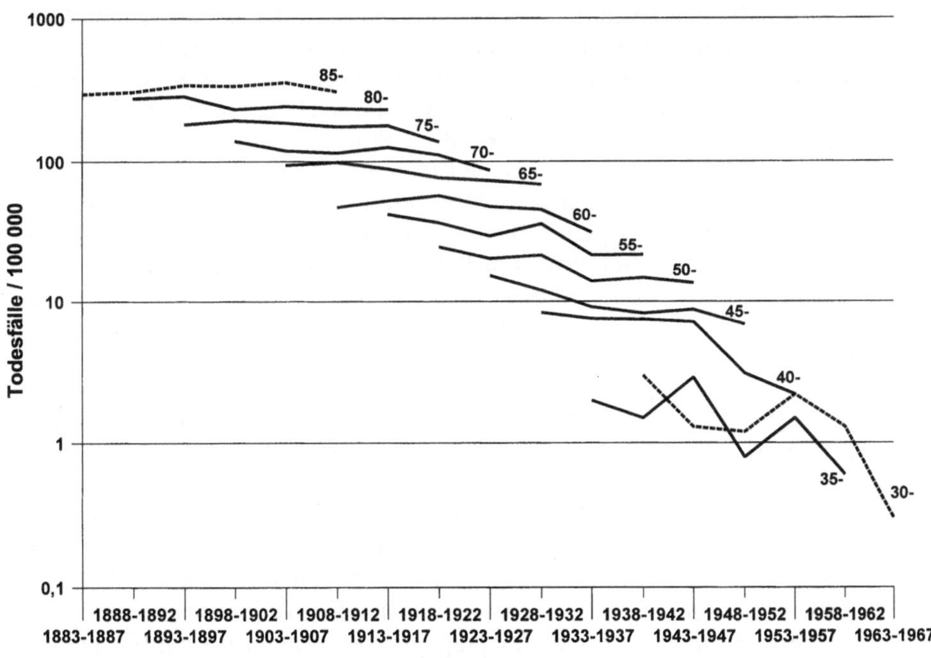

Abb. 4. Frauen, Sterblichkeitsraten colorectaler Carcinome nach Altersgruppe und Geburtskohorte, Österreich 1972–1997

3. Ätiologie

In einer Reihe von Ländern hat die Inzidenz der colorectalen Carcinome innerhalb weniger Jahre stark zugenommen. In Japan haben sich die altersstandardisierten Inzidenzraten bei Männern und Frauen innerhalb von nur 15 Jahren (1970 bis 1985) sogar verdoppelt (Coleman et al. 1993). Dieses rasche Ansteigen der Inzidenz bei Männern und Frauen wird auf Umwelteinflüsse zurückgeführt, wobei colorectale Carcinome auf Änderungen exogener Faktoren besonders empfindlich reagieren müssen. Entsprechende Hinweise wurden auch aus Migrationsstudien abgeleitet. Diese Untersuchungen zeigen, daß sich innerhalb von zwei Generationen die Inzidenz colorectaler Carcinome bei Einwanderern, die aus einem Land mit einer niedrigen Inzidenz in ein Land mit einer hohen Inzidenz übersiedelt sind, völlig an jene der neuen Heimat angleicht, wobei diese Entwicklung bereits bei der einwandernden Generation einsetzt (Haenszel 1961). Diese Beobachtungen legen nahe, daß diese Umwelteinflüsse dem Lebensstil zuzuordnen sind und vor allem mit der Ernährung in Beziehung stehen müssen.

3.1 Ernährung und assoziierte Faktoren

Die ersten Hinweise auf die Bedeutung der Ernährung in der Ätiologie der colorectalen Carcinome wurden aus Korrelationsstudien und klinischen Untersuchungen abgeleitet. Korrelationsstudien untersuchen die Beziehung zwischen Ernährung und Krebs auf Basis bevölkerungsbezogener Daten und konnten zeigen, daß der Pro-Kopf-Verbrauch bestimmter Nahrungsmittel mit der Inzidenz bzw. Mortalität colorectaler Carcinome in Beziehung steht (Wynder und Shigematsu 1967). Die Aussagekraft dieser Art von Expositionsdaten ist naturgemäß sehr begrenzt, sie haben aber wesentlich zur Erarbeitung erster Hypothesen beigetragen und damit die Grundlage für analytische Studien (Fall-Kontroll-Studien und Kohortenstudien) geschaffen. Diese Untersuchungen haben die Ergebnisse der Korrelationsstudien bestätigt, und darüber hinaus wurden damit Daten erarbeitet, mit denen die Bedeutung von individuellen Ernährungsgewohnheiten, von einzelnen Nahrungsmitteln bzw. Nährstoffen und Inhaltsstoffen größenmäßig abgeschätzt werden kann. In diesen Studien konnten auch Dosis-Wirkungs-Beziehungen nachgewiesen werden, ein wichtiges Kriterium für die Beurteilung causaler Zusammenhänge.

Analytische Studien zeigen sowohl eine Risikoerhöhung als auch eine protektive Wirkung im Zusammenhang mit der Ernährung und assoziierten Faktoren. Die beobachteten Risiken liegen im Durchschnitt im Bereich von 1,3 bis 2,0 (Risikozunahme 30% bis 100%). Verglichen mit Risiken gegenüber anderen exogenen Noxen (z. B. Tabak), sind diese Risiken sehr gering. Dabei ist aber zu beachten, daß bei der Ernährung als Basis für den Vergleich immer die niedrigste Expositionsdosis herangezogen wird und nicht eine Null-Exposition. Analoges gilt für protektive Werte, welche in der Größenordnung von 0,3 bis 0,7 liegen (die Risikoreduktion der höchsten Expositionsdosis gegenüber der niedrigsten Expositionsdosis beträgt 70% bis 30%). Diese scheinbar niedrigen Ausprägungen enthalten jedoch große präventive Potentiale, wenn in der Bevölkerung die Prävalenzen der „Risikoexpositionen" hoch und der „protektiven Expositionen" niedrig sind.

Bei der Interpretation der epidemiologischen Studien ist weiters zu beachten: Zwischen den wichtigsten Nahrungsbestandteilen bestehen kollineare Beziehungen, wie z. B. zwischen Fett, tierischem Eiweiß und Energie. Dies erschwert die Beurteilung der individuellen Wirkung von Nahrungsbestandteilen bezüglich des Risikos colorectaler Carcinome. Nahrungsmittel, vor allem pflanzlichen Ursprungs, enthalten eine Reihe von Mikronährstoffen und biologisch wirksamen Stoffen mit einer experimentell gesicherten Schutzwirkung, die aber epidemiologisch nicht immer bestätigt wird oder nur schwach abzusichern ist. Ursache können ungenaue Mengenangaben in der menschlichen Nahrung sein.

Analytische Studien sind reine Beobachtungsstudien, und somit sind ihrer Aussagekraft Grenzen gesetzt. Neue Erkenntnisse könnten aus Interventionsstudien abgeleitet werden. Weltweit wurden bereits Interventionsstudien mit der Fragestellung Ernährung (einschließlich Supplementierung von Nährstoffen) und Krebs etabliert (Buiatti 1994). Es wird aber noch Jahre dauern, bis von diesen Studien gesicherte Ergebnisse vorliegen werden. Eine endgültige Aufklärung aller Zusammenhänge ist auch von diesen Studien nicht zu erwarten, da aus ethischen Gründen experimentellen epidemiologischen Untersuchungen Grenzen gesetzt sind.

Die vorliegende Literatur zur Fragestellung Ernährung und colorectale Carcinome ist für den einzelnen nicht mehr überschaubar und beurteilbar. Dies kann nur noch in einer gemeinsamen Arbeit von Experten verschiedener Fachrichtungen durchgeführt werden. Die neueste und bisher umfassendste Dokumentation einer Evaluierung der Fragestellung Ernährung und Krebs wurde im Jahr 1997 vom World Cancer Research Fund gemeinsam mit dem American Institute of Cancer Research veröffentlicht (WCRF-AICR 1997). Der Erkenntnisstand bezüglich der colorectalen Carcinome wird darin wie folgt zusammengefaßt:

Zunahme des Risikos:

- Ein Zusammenhang mit Konsum von rotem Fleisch und Alkohol gilt als wahrscheinlich.
- Ein Zusammenhang mit Fettkonsum insgesamt, Konsum tierischer Fette, gebratenem/gegrilltem Fleisch, Eiern und Zucker gilt als möglich; ebenso mit Übergewicht (nur gegenüber Coloncarcinom) und überdurchschnittlicher Körpergröße.
- Für die Beurteilung eines Zusammenhanges mit der Aufnahme von Eisen reichen die vorliegenden Daten nicht aus.

Abnahme des Risikos:

- Ein Zusammenhang mit Gemüsekonsum gilt als gesichert; ebenso mit körperlicher Aktivität (nur gegenüber Coloncarcinom).
- Ein Zusammenhang mit löslichen Ballaststoffen und Carotinoiden gilt als möglich.
- Für die Beurteilung eines Zusammenhanges mit der Aufnahme unlöslicher Ballaststoffe, von Vitamin C, Vitamin D, Vitamin E, Folsäure, Methionin sowie Getreide und Kaffee reichen die vorliegenden Daten nicht aus.

Kein Einfluß auf das Risiko:

– Kein Einfluß wird für den Konsum von Fisch sowie für die Aufnahme von Calcium und Selen als möglich angesehen.

Die genauen pathophysiologischen Mechanismen und Interaktionen zwischen einzelnen Nährstoffen sind im wesentlichen noch immer unbekannt. Auch für die eingeschränkte Definition von „Ernährung" – Aufnahme von Stoffen, die auf natürliche Weise in der Nahrung vorkommen bzw. bei der „Verarbeitung" (Lagerung, Kochen, Verdauung) entstehen; ausgenommen chemische Substanzen, die Getränken und Nahrungsmitteln zur Konservierung bzw. Farb- und Geschmacksveränderung beigegeben werden – sind eine Vielzahl von Wirkungsmechanismen vorstellbar (Doll und Peto 1981). Die ersten Erklärungsmodelle zum colorectalen Risiko waren die „Ballaststoffhypothese" (Burkitt 1962) und die „Fetthypothese" (Hill und Aries 1971). Diese „klassischen" Hypothesen, die risikofördernde und protektive Mechanismen beschreiben, lassen sich schlüssig miteinander verknüpfen und stehen auch nicht im Widerspruch zu neuen Erkenntnissen.

Risikofördernde Mechanismen:

– Carcinogene entstehen beim Kochen. Beim Braten und Grillen von Fleisch, Fisch und anderen Nahrungsmitteln werden polycyclische aromatische Kohlenwasserstoffe wie Benzo(a)pyren und Dibenzo(a,h)anthracen gebildet.
– Alkohol dient als Transportmedium von Carcinogenen zu Vorläuferzellen.
– Aus Eiweiß entstehen Ammoniak (Tumorpromotor) und sekundäre Amine, aus denen durch bakterielle Verstoffwechslung carcinogene Nitrosamine gebildet werden.
– Eine fettreiche (tierische Fette) und cholesterinreiche Ernährung steigert die Produktion und Ausscheidung von Gallensäuren und erhöht die Konzentration von potentiell carcinogen wirksamen sekundären Gallensäuren im Darmlumen. Eine fettreiche Ernährung erhöht die Produktion von Diglyceriden, die das Wachstum prämaligner Zellen stimulieren, und von mutagenen Faecapentenen.
– Durch die Aufnahme großer Nahrungsmengen kommt es zur Schädigung der Darmschleimhaut. Durch die kompensatorische Zellproliferation nimmt die Wahrscheinlichkeit von Zellmutationen zu.

Die sogenannte „westliche Ernährungsform" (reich an tierischem Eiweiß und Fett, raffinierten Kohlenhydraten, Alkoholkonsum und insgesamt hohe Energieaufnahme) läßt sich am besten mit den dargestellten Mechanismen verbinden. Die Entwicklung dieser Ernährungsform korreliert weltweit sehr stark mit der Industrialisierung und Urbanisierung der Gesellschaft.

Protektive Mechanismen:

– Unlösliche Ballaststoffe binden Gallensäuren, erhöhen das Stuhlvolumen (Verdünnung von Carcinogenen) und beschleunigen die Passagezeit (Abnahme der Exposition).
– Lösliche Ballaststoffe (Fasern und Stärke) senken den pH-Wert, reduzieren die mikrobielle Umwandlung von primären zu den toxischeren sekundären

Gallensäuren und fördern die Produktion von kurzkettigen Fettsäuren, die möglicherweise über die Induktion des programmierten Zelltods (Apoptose) eine anticarcinogene Wirkung haben.

– Antioxidantien (Vitamin C und E, Carotinoide) wirken als Radikalfänger auf zellulärer Ebene.
– Vitamin D und Calcium wirken positiv auf die Zelldifferenzierung. Calcium bindet Gallensäuren und freie Fettsäuren.
– Selen hemmt die Bildung von Sauerstoffradikalen.
– Folsäure und Methionin verhindern eine Fehlsteuerung der DNS- Methylierung.
– In der pflanzlicher Nahrung sind neben Ballaststoffen, Vitaminen und Spurenelementen eine Reihe biologisch wirksamer Stoffe – unter anderen Allicin, Flavonoide, Indole, Isothiocyanate, Phenole, Saponine – enthalten, die freie Radikale und Carcinogene inaktivieren können.

Die vegetarische Kost (Gemüse, komplexe Kohlenhydrate, Obst) steht im Einklang mit den dargestellten Mechanismen. Diese Ernährungsform korreliert mit ländlichen, landwirtschaftlich geprägten Gesellschaftsformen.

3.1.1 Ernährungsbilanz europäischer Länder

Über den Pro-Kopf-Verbrauch kann der Anteil einzelner Nahrungsmittel an der gesamten, über die Nahrung aufgenommenen Energie ermittelt werden. Aus der Ernährungsbilanz kann nicht direkt auf die tatsächliche Aufnahme einzelner Nahrungsmittel geschlossen werden, sondern auf deren Verfügbarkeit. Wie bereits erwähnt wurde, korrelieren diese Angaben sehr gut mit den colorectalen Carcinomen und den Ergebnissen analytischer Untersuchungen. Die Ernährungsbilanz ermöglicht daher eine, wenn auch nur grobe, Positionierung eines Landes auf der Bandbreite der Ernährungsformen („westliche" Ernährungsform = hohes colorectales Risiko bis vegetarische Kost = geringes colorectales Risiko).

In der erwähnten Dokumentation über Ernährung und Krebs (WCRF-AICR 1997) wurde auch die Energiebilanz einzelner Länder und Regionen dargestellt (basierend auf den Daten der Welternährungsorganisation FAO). Auf Grund der bestehenden Unterschiede kann Europa in drei Regionen unterteilt werden (Osteuropa, Südeuropa, Nord- und Mitteleuropa).

Osteuropa: Diese Region umfaßt Albanien, Bulgarien, Rumänien, Ungarn, Tschechien, Slowakei, ehemaliges Ostdeutschland und Jugoslawien sowie die Länder der ehemaligen Sowjetunion. Der wichtigste Energielieferant sind Getreideprodukte mit einem durchschnittlichen Anteil von 37%. Es folgen tierische Fette und pflanzliche Öle mit 16% (Fett insgesamt 31%), Fleisch und Fleischprodukte mit 11%, Milch und Molkereiprodukte mit 8% und grünes Gemüse und Kartoffeln mit 3% (vor allem Kartoffeln und Hülsenfrüchte). Der Obstkonsum ist sehr gering. Der Anteil alkoholischer Getränke an der Energiebilanz beträgt etwa 5%. Zwischen 1960 und 1990 haben die Anteile von Getreideprodukten und stärkehältigen Nahrungsmitteln stark abgenommen, hingegen die Anteile von Fett insgesamt (15% bis 60%), von Fleischprodukten (30% bis über 100%) und von Alkohol (10% bis 80%) zugenommen.

Nord- und Mitteleuropa: Diese Region umfaßt Österreich, Belgien, Holland, Luxemburg, die Bundesrepublik Deutschland und die Skandinavischen Länder. Getreideprodukte decken etwa 22% der Energiebilanz ab (weltweit der niedrigste Anteil), Fleisch und Fleischprodukte 14%, tierische Fette und pflanzliche Öle 19% (Fett insgesamt 39%), Milch und Molkereiprodukte 10% sowie grünes Gemüse, Kartoffeln und Obst 5%. Der Anteil alkoholischer Getränke beträgt etwa 7%. Zwischen 1960 und 1990 hat der Fleischkonsum zugenommen, ebenso der Gesamt-Fettkonsum (30% bis 70%). Der Konsum von Obst und grünem Gemüse hat zugenommen, wobei der Konsum von Kartoffeln abgenommen hat. Der Konsum alkoholischer Getränke hat um durchschnittlich 50% zugenommen.

Südeuropa: Diese Region umfaßt Frankreich, Schweiz, Spanien, Portugal, Italien und Griechenland. Der Anteil der Getreideprodukte beträgt 25%, Fleisch und Fleischprodukte 15%, pflanzliche Öle und tierische Fette 19%, Fett insgesamt (einschließlich Milch und Molkereiprodukte) 40% sowie grünes Gemüse, Kartoffeln und Obst 6%. Der Anteil alkoholischer Getränke beträgt etwa 6%. Zwischen 1960 und 1990 hat der Anteil von Getreideprodukten um etwa 30% abgenommen. Der Fleischkonsum hat sehr stark zugenommen, vor allem in Spanien (250%) und Griechenland (160%), wo der Fleischkonsum sehr gering war. Milch und Molkereiprodukte werden zunehmend konsumiert. Der Fettkonsum hat vor allem in Portugal, Spanien und Italien (60% bis 70%) stark zugenommen. Der Konsum alkoholischer Getränke zeigt eine leicht abnehmende Tendenz.

Als Folge der Industrialisierung und Urbanisierung nimmt in allen Regionen der Anteil tierischer Nahrungsmittel zu, besonders in Ländern mit niedrigen Ausgangswerten. Die klassischen Grundnahrungsmittel Brot und Kartoffeln verlieren an Bedeutung, besonders in Ländern mit hohen Ausgangswerten. In allen Ländern nimmt der Anteil industriell verarbeiteter Nahrungsmittel kontinuierlich zu. In den letzten Jahren hat sich diese Entwicklung abgeflacht, und in einigen Ländern Mittel- und Nordeuropas zeichnet sich ein abnehmender Trend bei Fleisch und eine Zunahme von Gemüse und Obst ab. Diese Entwicklung ist als Erfolg der gesundheitlichen Aufklärung der Bevölkerung anzusehen. Informationen über eine gesunde Ernährung werden von der Bevölkerung sehr wohl aufgenommen.

3.2 Andere exogene Faktoren

Neben der Ernährung konnte kein weiterer Umweltfaktor nachgewiesen werden, der im Zusammenhang mit dem colorectalen Krebsrisiko von volksgesundheitlicher Bedeutung ist. Aus präventivmedizinischer Sicht ist die protektive Wirkung nichtsteroidaler entzündungshemmender Medikamente von Interesse.

3.2.1 Tabakkonsum

Bei Zigarettenrauchern konnte ein erhöhtes Risiko gegenüber colorectalen Carcinomen nicht nachgewiesen werden, obwohl das Risiko von Zigarettenrauchern gegenüber Adenomen erhöht ist (Lee et al. 1993). Ein signifikant höheres Risiko (OR = 4,7, 95% CI 1,6–31,0) wurde aber bei Pfeifen- und Zigarrenrauchern beobachtet

(Slattery et al. 1990). Es wird vermutet, daß diese Tabakkonsumenten mit dem Speichel mehr Teer aufnehmen als Zigarettenraucher.

3.2.2 Nichtsteriodale entzündungshemmende Medikamente

Die protektive Wirkung nichtsteroidaler entzündungshemmender Medikamente ist epidemiologisch und experimentell nachgewiesen. Epidemiologische Studien über die Wirkung von Aspirin zeigen eine durchschnittliche Abnahme des Risikos gegenüber colorectalen Carcinomen von 50% (Übersicht in Berkel et al. 1996). Die Wirkung beruht auf der Einflußnahme auf den Arachidonsäure-Metabolismus. Eine allgemeine Empfehlung für eine Chemoprophylaxe ist jedoch noch nicht möglich, da Fragen über Dosierung, Dauer der Einnahme und Kosteneffektivität noch offen sind.

4. Präventionen

Die Ernährungsempfehlungen zur Prävention der colorectalen Carcinome können wie folgt zusammengefaßt werden (WCRF-AICR 1997):

- Die Nahrung soll in erster Linie pflanzliche Nahrungsmittel enthalten, basierend auf einer Vielfalt von Gemüse- und Obstsorten, sowie nicht ausgemahlenen Getreideprodukten; sie soll wenig rotes Fleisch (sollte nicht mehr als 10% der Gesamtenergie abdecken) und tierische Fette enthalten, bei Fett und Öl sind pflanzliche Produkte vorzuziehen (Fette und Öle sollten nicht mehr als maximal 20% der Gesamtenergie abdecken); sie soll wenig Zucker und Eier enthalten.
- Werden alkoholische Getränke konsumiert, sollte ihr Beitrag zur Energiebilanz bei Männern nicht mehr als 5% betragen, bei Frauen nicht mehr als 2,5%.
- Tabakabstinenz.
- Der BMI sollte zwischen 21 und 23 betragen. Während des Erwachsenenalters sollte die Gewichtszunahme nicht mehr als 5 kg betragen.
- Regelmäßige körperliche Aktivität.

Das präventive Potential dieser Empfehlungen wird auf 30% bis 75% geschätzt (Jansen et al. 1995, WCRF-AICR 1997), für die USA sogar auf 90% (Doll und Peto 1982).

Literatur

[1] Berkel HJ, Holocombe RF, Middlebrooks M, et al. (1996) Nonsteroidal antiinflammatory drugs and colorectal cancer. Epidemiol Rev 18: 205–217.

[2] Berrino F, Sant M, Verdecchia A, Capocaccia R, et al. (1995) Survival of Cancer Patients in Europe: The EUROCARE Study (IARC Scientific Publications No 132). International Agency for Research on Cancer, Lyon, S. 192.

[3] Boyle P (1997) Global burden of cancer. Lancet 349 (Suppl II): 23–26.

[4] Buiatti E (1994) Intervention Trials of Cancer Prevention: Results and New Research

Programmes (IARC Technical Report No 18). International Agency for Research on Cancer, Lyon.

[5] Burkitt DP (1962) Related disease – related cause? Lancet 2: 1229–1231.

[6] Coleman MP, Esteve J, Damiecki P, et al. (1993) Trends in Cancer Incidence and Mortality (IARC Scientific Publications No 121). International Agency for Research on Cancer, Lyon, S. 225.

[7] Doll R, Peto R (1981) The Cause of Cancer. Quantitative Estimates of Avoidable Risks in the United States Today. Oxford University Press, Oxford, S. 1226.

[8] Haenszel W (1961) Cancer mortality among the foreign born in the United States. J Natl Cancer Inst 26: 37–132.

[9] Hill MJ, Aries VC (1971) Faecal steroid composition and its relationship to cancer of the large bowel. J Pathol 104: 129–139.

[10] Hill MJ, Morson BC, Bussey HJR (1978) Aetiology of adenoma-carcinoma sequence in large bowel. Lancet I: 245–247.

[11] Jansen MC, van't Veer P, Kok FK (1995) Fruits and vegetable in chronic disease. Universität Wageningen.

[12] Lee WC, Neugut AI, Garbowski GC, et al. (1993) Cigarettes, alcohol, coffee and caffeine as risk factors for colorectal adenomatous polyps. Ann Epidemiol 3: 239–244.

[13] National Academy of Sciences, National Research Council (US), Committee on Diet and Health (1989) Diet and Health: Implications for Reducing Chronic Disease Risk. National Academy Press, Washington, DC.

[14] Slattery ML, West DW, Robison LM, et al. (1990) Tobacco, alcohol, coffee and caffeine as risk factors for colon cancer in a low risk population. Epidemiology 1: 141–145.

[15] World Cancer Research Fund – American Institute of Cancer Research (1997) Food, Nutrition and the Prevention of Cancer: A Global Perspective. Banta Book Group, Mebasha, USA, S. 216.

[16] World Health Organization (1990) Diet, Nutrition and the Prevention of Chronic Diseases (WHO Technical Report Series No 797). Geneva.

[17] Wynder EL, Shigematsu T (1967) Environmental factors of cancer of the colon and the rectum. Cancer 20: 1522–1561.

Korrespondenz: Prof. Dr. Christian Vutuc, Prof. Dr. Gerald Haidinger, Abteilung für Epidemiologie, Institut für Tumorbiologie – Krebsforschung der Universität Wien, Borschkegasse 8a, A-1090 Wien, Österreich. Tel.: +43-1-4277-65180 (Vutuc), Fax: +43-1-4277- 65198

Molekularbiologische und genetische Konzepte des colorectalen Carcinoms

Judith Karner-Hanusch und *Brigitte Wolf*

Die Kenntnis um molekularbiologische Alterationen in der Pathogenese des colorectalen Carcinoms hat aus zwei Gründen hohen Stellenwert in der Onkologie. (1) Man weiß heute, daß eine gewisse Anzahl der Dickdarmcarcinome durch autosomal dominant vererbbare Syndrome verursacht wird. Die Krankheit wird durch einen Defekt in einem bestimmten Gen verursacht, welches an die Nachkommen mit 50%igem Risiko weitergegeben wird. (2) Die zunehmend technischen Möglichkeiten der DNA-Diagnostik erlauben schon heute Rückschlüsse auf die gestörten Kontrollmechanismen von Zellwachstum und Zelldifferenzierung bei Entstehung und Wachstum von sporadischen colorectalen Tumoren. Diese genetischen Informationen werden in naher Zukunft Entscheidungshilfen für eine bessere präsymptomatische Diagnose, zur Selektion von Patienten für die individuell am besten geeignete Therapieform und für die Einschätzung des malignen Potentials des Tumors darstellen. Prinzipiell kennt man heute drei verschiedene Entstehungsmechanismen des colorectalen Carcinoms: Mutationen in Proto-Onkogenen führen zur Beschleunigung des Zellcyclus und erleichtern damit die clonale Proliferation. Tumorsuppressorgene, die Bremse der Tumorentstehung, agieren recessiv. Zur Tumorentstehung kommt es durch Verlust beider Allele, sei es durch Mutationen oder Allelverluste. Mismatch-Repair-Gene haben die Aufgabe, DNA-Replikationsfehler zu reparieren. Im Falle einer Mutation kommt es zu einer 100- bis 1000fach erhöhten Mutationsrate und damit zu einer extrem raschen Tumorentstehung (Tab. 1). Genetische Veränderungen konnten sowohl bei erblichen als auch sporadischen Carcinomen identifiziert werden.

1. Erbliche Dickdarmcarcinomsyndrome

Die raschen Fortschritte bei der Suche nach genetischen Auslösern einer Erbkrankheit mittels molekularbiologischer Methoden haben gerade beim colorectalen Carcinom das Wissen um die Lokalisation spezieller geerbter Gendefekte als

Tabelle 1. Mit dem Dickdarmcarcinom assoziierte Genalterationen

Gen	Locus	Länge (AS[a])	Exons
ONKOGENE			
K-ras (Kirsten rat sarcoma virus)	12p12.1	189 AS	5
c-src (Rous sarcoma virus)	20q13	536 AS	12
c-myc (Myelocytomatosis virus)	8q24ter	10 kB[b]	3
TUMORSUPPRESSORGENE			
APC-Gen	5q21–22	2843 AS	15
p53-Gen	17p13	393 AS	11
MCC-Gen	5q21–22	829 AS	?
DCC-Gen	18q21.2	1447 AS	29
MISMATCH-REPAIR-GENE			
hMSH2	2p16	1037 AS	16
hMLH1	3p21	756 AS	19
hPMS1	2q31–33	932 AS	
hPMS2	7p22	862 AS	
GTBP (hMSH6)			

[a] Aminosäuren, [b] Kilobasen

auch der genetischen Alterationen beim sporadischen Dickdarmkrebs revolutioniert. Dies hat bedeutende Auswirkungen auf die präsymptomatische Diagnostik, therapeutische Optionen und gesundheitspolitische Relevanz. Auslösend für die genetische Forschung auf diesem Gebiet war die Identifikation einer Deletion am Chromosom 5q bei einem Patienten mit Gardner-Syndrom (Herrera et al. 1986). Durch die Entdeckung weiterer Gendefekte, die zu den phänotypisch so unterschiedlichen erblichen Carcinomsyndromen des Dickdarms führen, ist schon heute die Möglichkeit der Carcinomprävention betroffener Familien gegeben. Die damit verbundene Senkung der Inzidenz und Mortalität der Erkrankung ist in vielen Fällen Realität (St. John et al. 1994).

1.1 Die familiäre adenomatöse Polyposis coli (FAP)

Die FAP (Abb. 1) ist eine autosomal dominant vererbbare, obligate Präcancerose des Colorectums und ist das am besten definierte colorectale Carcinomsyndrom. Unbehandelt führt die Erkrankung in 100% zur Carcinomentstehung (Stern et al. 1995). 1% aller colorectalen Carcinome pro Jahr sind mit der Erkrankung assoziiert (Mecklin 1987). Die Inzidenz der Erkrankung beträgt etwa 1,3 pro 1.000.000 Personen. Durch zunehmende Aufmerksamkeit, das Familienscreening betreffend, verzeichnen wir insbesondere in Ländern mit nationalen Registern einen virtuellen Inzidenzanstieg und eine konsekutive Verbesserung der Prognose der Erkrankung (Järvinnen et al. 1992).

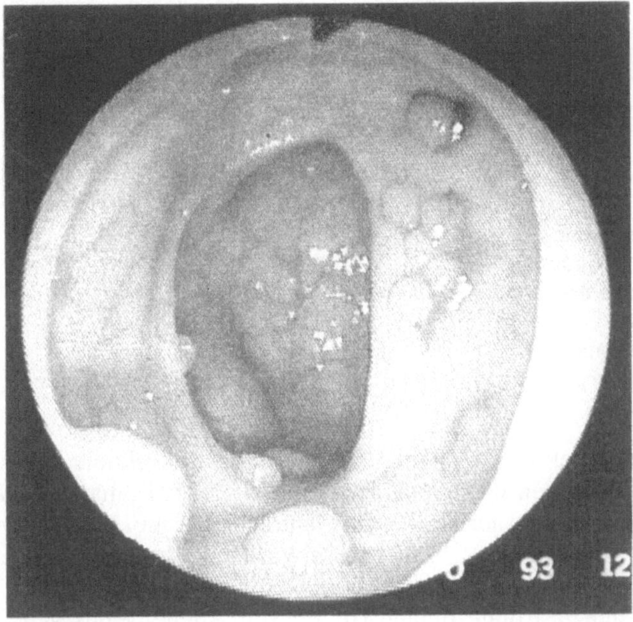

Abb. 1. Colonoskopisches Bild der familiär adenomatösen Polyposis coli

1.1.1 Klinische Manifestationsformen der FAP

1.1.1.1 Die klassische Form der FAP

Diese ist gekennzeichnet durch das Auftreten von 100–1000 Adenomen im Colorectum. Das Gardner-Syndrom ist eine phänotypische Variante der FAP; kennzeichnend sind das Auftreten von Epidermoidcysten der Haut und Osteomen der Mandibula. Beide Formen sind durch denselben Gendefekt verursacht, so daß der Ausdruck „Gardner-Syndrom" verlassen werden sollte. Die Adenome entwickeln sich vom Rectum aufsteigend, beginnend zwischen dem 5. und 38. Lebensjahr (medianes Alter: 16. Lebensjahr). Die Krankheit manifestiert sich durchschnittlich im 29. Lebensjahr, zur Carcinomentstehung im Colorectum kommt es im 36.–39. Lebensjahr (Bülow 1989).

Die Erkrankung kann in 22–40% der Fälle durch Spontanmutation entstehen (Bülow 1989, Rustin et al. 1990). Die negative Familienanamnese und die dadurch verspätete Diagnosestellung führt zu einer höheren Inzidenz an Carcinomen.

Da adenomatöse Polypen bei FAP-Patienten im gesamten Intestinaltrakt auftreten können, ist die FAP mehr als eine Erkrankung des Colons. Es handelt sich vielmehr um eine generalisierte Erkrankung mit der Entstehung zahlreicher intra- und extraintestinaler Manifestationen (Tab. 2).

Extraintestinale Manifestationen der FAP sind 1. Epidermoidcysten (Extremitäten, Kopf, Gesicht) und Osteome (Extremitäten, Mandibula), zu deren Auftreten es vor der Polypenentstehung kommen kann. Die congenitale Hypertrophie des

Tabelle 2. FAP-assoziierte Erkrankungen

Extraintestinal (benign und malign)	Intestinal (Adenome und Carcinome)
Epidermoidcysten	Magenpolypen = (Fundusdrüsenpolypen)
Osteome	Magencarcinome
CHRPE	Duodenum
Schilddrüsencarcinome	Papilla vateri
Hepatoblastome (Kinder!)	Dünndarm
Leber-Galle-Pankreas-Carcinome	
Hirntumore	
Nebennierenadenome	

Retinapigmentepitheliums (CHRPE) kann mittels Fundoskopie bei 70–80% aller FAP-Patienten gefunden werden (Traboulsi et al. 1987, Romania et al. 1989) und ist ein bedeutender klinischer Marker für Genträger. Desmoidtumore findet man bei etwa 10% aller FAP-Patienten, wobei deren Wachstum durch abdominelle Eingriffe initiiert werden kann.

Die häufigsten gastrointestinalen Tumore sind Adenome des Magens und Duodenums, hypertrophe, nichtadenomatöse Polypen der Fundusdrüsen des Magens und Carcinome des Duodenums und der periampullären Region. Invasive Adenocarcinome des oberen Gastrointestinaltraktes konnten in einer Studie von 10 FAP-Registern bei 4,5% von 1255 FAP-Patienten identifiziert werden (Jagelman et al. 1988). Die häufigste Todesursache bereits colectomierter FAP-Patienten sind Desmoidtumore und periampulläre Carcinome (Arvantis et al. 1990).

1.1.1.2 Die mitigierte Verlaufsform der FAP
(„Attenuated Adenomatous Polyposis coli" = AAPC)

Diese Variante der FAP ist durch einen generell milderen Phänotyp der Erkrankung gekennzeichnet. Es kommt zur Entstehung von weniger als 100 Adenomen (zwischen 2 und 50), mit einer Prädominanz im rechten Colon. Die Adenome imponieren eher flach als polypoid. Magenpolypen und Duodenaladenome sind häufig vorhanden, andere intra- und extraintestinale Symptome sind selten. Dickdarmcarcinome entstehen generell erst im 50. Lebensjahr und sind meist im Colon lokalisiert.

1.1.2 Das APC-Gen – die Ursache der FAP

Die Isolation des APC-(adenomatöse Polyposis coli)-Gens (Groden et al. 1991) hat die gesamte molekularbiologische Krebsforschung revolutioniert. Das APC-Gen ist nicht nur verantwortlich für die FAP, es finden sich auch in einem Großteil sporadischer Carcinome Mutationen dieses Genabschnittes am Chromosom 5q21-22. Dieses lange Tumorsuppressorgen besteht aus 15 codierenden Exons, die cDNA umfaßt 8500 Basenpaare, entsprechend einem 312 kD Proteinprodukt. Man nimmt an, daß das normale Protein durch die Bindung an Catenine, die ihrerseits Cadherine an der Zelloberfläche binden, für die epithelialen Zellkontakte (Zelladhäsion) und die Zelldifferenzierung im Sinne einer Wachstumsregulation verantwortlich ist (Su et al. 1993).

1.1.3 Mutationsanalysen und Risikoeinschätzung bei FAP

Die präsymptomatische Risikoeinschätzung der Erkrankung ist von essentieller Bedeutung für die Carcinomprävention, da der Gendefekt mit 100%iger Penetranz vererbt wird. Durch die Länge des APC-Gens sind Mutationsanalysen zur Risikoeinschätzung mittels direkten Sequenzierens unwirtschaftlich. Es wurden bis heute über 200 verschiedene Mutationen gefunden, die über das gesamte Gen verteilt sind, wobei Hotspot-Regionen in Exon 15 bekannt sind. Durch direktes Screening mittels Heteroduplexanalyse können in 20% der FAP-Familien Genträger identifiziert werden (Friedl et al. 1993). Die Mehrzahl der Mutationen führt zu vorzeitigen Stopcodonen. Damit kann mit Hilfe des Protein-Truncation-Tests das fehlerhafte, verkürzte Proteinprodukt molekularbiologisch aus Blutproben nachgewiesen werden (Van der Luit et al. 1994). Etwa 10% der Familien können genetisch nicht eingeschätzt werden. Mögliche Ursachen dafür sind große intragenetische Deletionen oder Mutationen in der Promotorregion. Hier bietet die Kopplungsanalyse unter Verwendung polymorpher Marker, die das APC-Gen flankieren, eine Möglichkeit der Risikoeinschätzung (Karner-Hanusch et al. 1996).

1.1.4 Genotyp-Phänotyp-Korrelation bei FAP

Die klinische Ausprägungsform der FAP ist abhängig von der Lokalisation der Mutation im APC-Gen. So konnte beobachtet werden, daß Mutationen in Abschnitten von Exon 15 einen schwereren Krankheitsverlauf (junges Erkrankungsalter, extraintestinale Manifestationen) bedingen. Die AAPC wird durch Mutationen in den ersten 11 Exons oder dem 5'-Ende von Exon 15 verursacht. Diese Beobachtung kann Bedeutung für die individuelle Therapie der FAP-Patienten erlangen.

1.1.5 FAP-Screening und Therapie

Das Risiko eines erstgradig Verwandten, an FAP zu erkranken, beträgt 50%. Es sinkt bei fehlendem Nachweis von Adenomen mit steigendem Erkrankungsalter. Das geschätzte Risiko zu erkranken beträgt bei negativer Colonoskopie 2% im Alter von 38 Jahren und sinkt auf 0,1% im 50. Lebensjahr (Petersen et al. 1991). Screening- und Nachsorgeempfehlungen für betroffene Familien sind bereits etabliert (Lynch et al. 1998) (Tab. 3).
Die Therapie der FAP ist nach wie vor umstritten. Die Morbidität des Verfahrens der Wahl, der Proctocolectomie mit ileonaler Pouchrekonstruktion, beträgt 24% an der Mayo Clinic (Nyam et al. 1997) und ist dann der subtotalen Colectomie mit ileorectaler Anastomose vorzuziehen, wenn im Rectum mehr als 20

Tabelle 3. Screening und Nachsorge von FAP-Familien

Erstuntersuchung im 11.–15. Lebensjahr:	Colonoskopie DNA-Diagnostik Fundoskopie
Genträger:	Colectomie bei Auftreten vieler Adenome Überwachung des oberen Gastrointestinaltraktes (alle 2–3 Jahre) Screening extracolonischer Manifestationen
Genetisch gesund:	Colonoskopie im 15.–20. Lebensjahr
Keine DNA-Diagnostik möglich:	wie Genträger

Polypen vorliegen, oder bei inkomplianten Patienten. Da das Polypenwachstum mittels Sulindac, einem Antirheumaticum, im Mastdarm verhindert werden kann, und unter konsequenter therapeutischer Rectoskopie des verbliebenen Rectumstumpfes, ist auch die subtotale Colectomie nach wie vor eine akzeptierte chirurgische Therapieoption (Tonelli et al. 1997).

1.2 Peutz-Jeghers-Syndrom (PJS)

Das PJS ist eine autosomal dominant vererbbare, krebsassoziierte Genodermatose. Klinisch bestehen multiple, mucocutane melanocytische Maculae oral und perioral, gastrointestinale Hamartome (Magen, Dünndarm, Dickdarm) mit erhöhter Frequenz von Neoplasmen des Gastrointestinaltraktes und Keimzelltumoren von Ovar und Hoden. Das Krebsrisiko Betroffener ist 18fach höher als in der Normalpopulation. 48% der Patienten sind bis zum 57. Lebensjahr an Krebs verstorben. Der verantwortliche Gendefekt konnte an Chromosom 19p13.3 (das Gen codiert für eine Serin-Threonin-Kinase „STK11") identifiziert werden (Jenne et al. 1998). Da die Therapie der Erkrankung nur chirurgisch symptomatisch erfolgen kann, kommt der Carcinomprävention extreme Bedeutung zu. Es sollte im 20. Lebensjahr mit einer Gastro- und Colonoskopie mit Polypectomie begonnen werden. Anschließend alle 3 Jahre Colono-Gastroskopie und Polypectomie. Liegen zu viele Polypen im Colon vor, eventuell mit adenomatösen Anteilen, sollte eine prophylaktische subtotale Colectomie erwogen werden.

1.3 Familiäre juvenile Polyposis coli (FJP)

Die familiäre Variante der FJP ist autosomal dominant vererbt und beruht auf einem Defekt im Protein-Tyrosin-Phosphat-Gen (PTEN). Das Erkennen der Erkrankung ist durch die unterschiedliche Anzahl der Hamartome im Dickdarm oft erschwert. Oftmals liegen adenomatöse Polypenanteile vor, welche gelegentlich auch im Magen und Dünndarm auftreten. Eine initiale Colonoskopie sollte im 10.–12. Lebensjahr durchgeführt werden.

In einer der wenigen Studien über das seltene Krankheitsbild entwickelten 21% der Betroffenen ein colorectales Carcinom um das 34. Lebensjahr (Jass et al. 1988). Die Therapie der Wahl ist die prophylaktische subtotale Colectomie bei Vorliegen vieler Polypen im Colon, deren Management endoskopisch nicht mehr möglich ist.

1.4 Erbliches nichtpolypöses colorectales Carcinom (HNPCC) – Lynch-Syndrom

Ein besonderes Problem des Managements dieser autosomal erblichen Tumorerkrankung des Colorectums beginnt mit der Schwierigkeit der Diagnosestellung. Die Diagnose obliegt der genauen Datenerhebung des Patienten und dessen Familienanamnese hinsichtlich aufgetretener Tumore. Das Auftreten eines colorectalen Carcinoms vor dem 50. Lebensjahr oder eine familiäre Aggregation colorectaler Tumore sind zwei unabhängige Hinweise auf die Verdachtsdiagnose.

Die genaue Inzidenz der Erkrankung ist unklar, die Angaben in der Literatur schwanken zwischen 2–10% (Kee et al. 1991, Stephenson 1991). Die Erkrankung wurde von Lynch ursprünglich in zwei klinischen Varianten beschrieben, dennoch hat die Identifikation einiger für das Syndrom verantwortlicher Gendefekte seit 1993 die nahe Verwandtschaft der HNPCC-Syndrome aufgedeckt.

1.4.1 Klinische Manifestationsformen der Lynch-Syndrome

Lynch-Syndrom I (erbliches Coloncarcinomsyndrom): Coloncarcinome mit proximaler Prädominanz (70% der Tumore legen proximal der linken Flexur), gehäuftes Auftreten synchroner und/oder metachroner Dickdarmtumore (Häufigkeit innerhalb 10 Jahre 30%) und eine bessere Prognose hinsichtlich rezidivfreien Überlebens im Vergleich zum Normalkollektiv (Lynch et al. 1997).

Lynch-Syndrom II (erbliches Krebssyndrom): Wie Lynch-Syndrom I, erweitert um das Spektrum extracolonischer Carcinome (Endometrium, Ovar, Magen, Dünndarm, hepatobiliär, Niere, Ureter, Pancreas). Glioblastome und Coloncarcinome sind eine Variante, bezeichnet als Turcot-Syndrom. Ein weiterer Phänotyp, das Muirre-Torre-Syndrom, ist eine Kombination von multiplen Colonadenomen und Ceratoacanthomen und Talgtumoren der Haut.

Ein phänotypisches Merkmal, das vor der Krebsentstehung auf die besondere Anfälligkeit hinweist, existiert bis dato nicht. Dennoch entsteht das Carcinom aus meist villösen Adenomen, die in gleicher Häufigkeit wie in der Normalpopulation, aber in jüngerem Lebensalter auftreten.

Die Erkrankung beginnt vor dem 50. Lebensjahr, das Erkrankungsrisiko steigt aber mit zunehmendem Alter, so daß eine altersabhängige Penetranz (85% im 60. Lebensjahr) bei colorectalen Tumoren nach dem 50. Lebensjahr möglich ist. 80% der Genträger leiden im 70. Lebensjahr an einem Dickdarmcarcinom. Die Genexpression beträgt 60% für colorectale Carcinome, 40% für den Befall anderer Organe. Weibliche Genträger erkranken mit 60%iger Wahrscheinlichkeit am Endometriumcarcinom und in 40% an colorectalen Carcinomen. 13% der Genträger erkranken an Magencarcinomen, 12% an Ovarialcarcinomen.

1.4.2 Molekulare Genetik und HNPCC

Zwecks besserer Identifikation des HNPCC-Syndroms – auch im Hinblick auf die Suche nach dem verantwortlichen Gendefekt – wurden 1991 die „Amsterdam-Kriterien" definiert. Ein Lynch I-Syndrom liegt vor, wenn 1. drei Familienangehörige an colorectalem Carcinom erkrankt sind, einer davon erstgradig verwandt; 2. zwei Generationen hintereinander betroffen sind; 3. ein Betroffener jünger oder gleich 50 Jahre ist. Für das Lynch II-Syndrom ist das Endometrium- oder Dünndarmcarcinom zugelassen. Durch die „Kopenhagener Kriterien" (FAP-Meeting-Report 1994) wurde das Spektrum von Lynch I und Lynch II um Ovarial-, Magen-, hepatobiliäres und Urothelcarcinom (Erkrankungsalter unter 50 Jahre) erweitert.

Die für die Erkrankung verantwortlichen Gendefekte wurden durch die Untersuchung des gesamten Genoms mittels Mikrosatellitenmarkern zunächst an Chromosom 2p und 3p entdeckt (Peltomäki 1993, Lindblom 1993). Weitere Untersuchungen ergaben, daß es sich bei diesen verantwortlichen Genen um Mismatch-Repair-Gene handelt. Die normale Funktion dieser Gene ist die Reparatur fehlerhafter repetitiver DNA-Sequenzen. Liegt eine Mutation in diesen Genen vor, kommt es zu einer 100- bis 700fach gesteigerten Instabilität, zu fehlerhafter DNA-Reparatur und damit zur raschen und unkontrollierten Zellvermehrung. Damit kommt es zu einer beschleunigten Adenom-Carcinom-Sequenz, wobei ein neben dem geerbten Gendefekt 2. Ereignis zur Tumorentstehung führt (Jass et al. 1994). Die Adenom-Carcinom-Sequenz beträgt bei Genträgern nur 2 Jahre, die Adenome haben ein deutlich aggressiveres Verhalten hinsichtlich Größe, Grading und Entartungswahrscheinlichkeit. Man kennt inzwischen 5 dieser Gene (Tab. 1), die für bis zu 75% aller HNPCC-Fälle verantwortlich sind. Jüngst wurde ein weiteres Gen, hMSH6 (GT-bindendes Protein = GTBP) identifiziert, das in Kooperation mit hMSH2 für die genomische Stabilität benötigt wird (Johnson et al. 1996). Alle Defekte sind noch nicht bekannt.

Die genomische Instabilität (Mikrosatelliteninstabilität – MIN) ist eine fundamentale Eigenschaft colorectaler Tumorzellen von HNPCC-assoziierten Tumorzellen. Die Fehlfunktion der Mismatch-Repair-Gene resultiert in einer Akkumulation von Mutationen, die durch molekularbiologische Aufarbeitung des Tumormaterials sichtbar werden. 90% aller HNPCC-assoziierten Carcinome sind instabil. Da es sich dabei um eine relativ einfache, inzwischen gut etablierte und definierte Untersuchungsmethode handelt, ist diese als Vorscreening zur Auswahl jener Patienten geeignet, bei denen der Verdacht auf das Vorliegen eines Lynch-Syndroms besteht.

Die Mutationssuche in den Mismatch-Repair-Genen aus Blutproben ist nur durch direkte Sequenzanalyse möglich und damit aufwendig und kostenintensiv. Der Weg zur Identifikation von HNPCC-Familien über die Schritte

1. Untersuchung des Tumors auf Mikrosatelliteninstabilität,
2. Reevaluierung der Familienanamnese des Patienten, falls MIN-positiver Tumor, und
3. anschließende Sequenzanalyse der bisher bekannten Gendefekte (Abb. 2)

ist daher derzeit allgemein anerkannt und wird als praktikabel gewertet. Dennoch sind Ansätze vorhanden, durch die Einführung immunhistochemischer Methoden

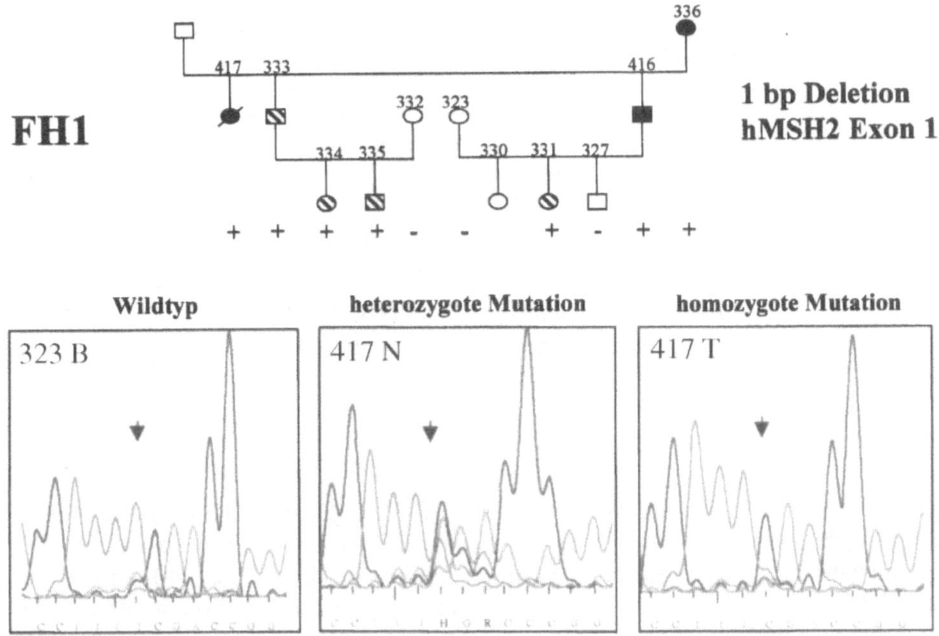

Abb. 2. Sequenzanalyse zur Risikoeinschätzung bei HNPCC

den Untersuchungsgang einfacher und kostengünstiger zu gestalten. Die präsymptomatische Risikoeinschätzung Verwandter von HNPCC-Familien ist in vielen Fällen unter der Voraussetzung einer strengen Selektion möglich, bleibt aber – solange nicht einfachere Detektionsmöglichkeiten gegeben sind – Gegenstand intensiver Forschung.

1.4.3 Genotyp-Phänotyp-Korrelation bei HNPCC

Die genetische Untersuchung großer HNPCC-Familien läßt schon heute Vermutungen über Rückschlüsse auf einen Zusammenhang zwischen Art und Lokalisation des Gendefektes zu Carcinomprädilektionsstellen zu (Tab. 4) (Vasen et al. 1996). Dies kann in Zukunft ein entscheidender Vorteil für das individuelle Familienscreening des so heterogenen HNPCC-Syndroms sein.

1.4.4 Überlebensvorteil bei HNPCC

Patienten mit HNPCC-Syndrom zeigen ein besseres rezidivfreies Überleben von 56% versus 30% nach Carcinomoperation gegenüber alters- und geschlechtsgleicher Normalpopulation (Sankila et al. 1996, Myrhoi et al. 1997). Die Ursache dieses Phänomens ist derzeit unbekannt, man vermutet aber eine geänderte Immunantwort gegen Krebszellen bei HNPCC-Patienten.

Tabelle 4. Genotyp-Phänotyp-Korrelation bei HNPCC

GENOTYP Mutation	PHÄNOTYP Gehäufte Carcinomlokalisation
hMSH2	Nieren-Ureter-Carcinome Magencarcinome Ovarialcarcinome
GTBP	Endometrium- und Coloncarcinome weniger colorectale Carcinome
hMLH1	wenige extracolonische Carcinome mitigierte Verlaufsform

1.4.5 Screening und Therapie

Patienten mit Verdacht auf Vorliegen einer HNPCC (positive Familienanamnese, junges Erkrankungsalter, genetisch identifizierte Genträger) sollten ab dem 20.–25. Lebensjahr in 2jährigen Abständen colonoskopiert werden, ab dem 40. Lebensjahr jährlich. Frauen benötigen zusätzlich eine transvaginale Sonographie oder Saugbiopsie des Endometriums zum Zeitpunkt der Colonoskopie. Eine präsymptomatische DNA-Diagnostik sollte erst ab dem 18. Lebensjahr angeboten werden. Andere Untersuchungen werden anhand des familiären Tumorspektrums veranlaßt.

Die Therapie bei HNPCC ist die subtotale Colectomie. Da das Risiko der Carcinomentwicklung im Rectumstumpf alle 3 Jahre bis zum 12. postoperativen Jahr um 3% steigt, ist eine jährliche Rectoskopie des Rectumstumpfes angezeigt. Eine prophylaktische subtotale Colectomie bei Genträgern scheint im Gegensatz zu Lynch nicht indiziert, da es unmöglich ist, eine Vorhersage zu treffen, wann und ob ein colorectales Carcinom auftritt.

2. Molekulare Genetik des sporadischen colorectalen Carcinoms

In gewissem Sinne ist auch das sporadische colorectale Carcinom eine genetisch bedingte Erkrankung. Bestimmte Gene kontrollieren das Zellwachstum und die Zelldifferenzierung – Mutationen führen zur Tumorentstehung. In diesem Fall sprechen wir von der somatischen Zellgenetik. Das Konzept der Multistep-Akkumulation von mutierten Genen in dcr Pathogenese der Tumorentstehung (Adenom-Carcinom-Sequenz) wurde durch genetische Untersuchungen an FAP-Tumoren postuliert (Vogelstein et al. 1988). Derzeit werden zwei unterschiedliche genetische Wege der Pathogenese der Tumorentstehung suspiziert: der Weg über Allelverluste (Loss of Heterocygosity = LOH) und der Weg über Mismatch-Repair-Gen-(MMR)-Defekte. Die für die Tumorentstehung nötige Zweischrittetheorie (Knudson et al. 1975) scheint nach derzeitigem Wissensstand für beide Wege der Tumorentstehung immer noch gültig: Mutationen beider Genkopien in einer Zelle – ausgelöst durch genetische Faktoren und durch Umwelteinflüsse – verursachen die Tumorentstehung. Durch das Wissen um die Funktion beteiligter Gendefekte sind auch neue

Therapie- und Überwachungsregimes sowie Rückschlüsse auf die Prognose des Dickdarmcarcinoms in greifbare Nähe gerückt.

2.1 Der LOH-Weg der Tumorentstehung

Tumorsuppressorgene sind die „Bremse" des Zellwachstums und haben – zum Unterschied zu Onkogenen – Bedeutung bei erblichen colorectalen Tumorerkrankungen. Die Tumorentstehung basiert auf zwei zeitlich aufeinanderfolgenden Mutationsschritten, die zu einem kompletten Funktionsausfall zweier korrespondierender Gene (Allele) führen. Der erste Inaktivierungsschritt ist typischerweise eine Punktmutation oder eine kleine Deletion in der Tumorzelle, der zweite Inaktivierungsschritt betrifft das noch unveränderte Gen im Sinne einer Deletion oder einer mitotischen Rekombination. Bei colorectalen Carcinomen sind APC, p53 und DCC von Bedeutung (Tab. 1). Es ist bekannt, daß Tumoren mit Allelverlusten an Tumorsuppressorgenen eine schlechtere Prognose aufweisen.

2.1.1 Das APC-Gen

Untersuchungen dieses Gens in sporadischen colorectalen Carcinomen konnten beweisen, daß 63% der Adenome und 60% der Carcinome somatische Mutationen im APC-Gen aufweisen. 50% dieser Mutationen konnten in einer bestimmten, kleinen Genregion entdeckt werden (Powell et al. 1992). Damit kann vermutet werden, daß eine APC-Mutation ein frühes Ereignis in der Entstehung des colorectalen Carcinoms ist.

2.1.2 Das DCC-Gen (Deleted in Colorectal Cancer)

Das DCC-Protein ist ein integrales Membranprotein und gehört wahrscheinlich der Immunglobulin-Supergenfamilie an. Die Inaktivierung des DCC-Gens führt zu einer gestörten Zelladhäsion und spielt keine Rolle bei der Vererbung. Der gestörte Zelladhäsionsmechanismus könnte Bedeutung bei der Metastasierung von Carcinomen besitzen. DCC-LOH konnte in 73% von colorectalen Carcinomen, aber in nur 47% von Adenomen mit Microinvasivität nachgewiesen werden. Es handelt sich somit um eine späte Alteration im Rahmen der Tumorgenese (Vogelstein et al. 1998). Von klinischer Bedeutung ist die Tatsache, daß Carcinome im Stadium Dukes B zur Metastasierung neigen, wenn ein DCC-LOH nachweisbar ist (Jen et al. 1994).

2.1.3 Das p53-Gen

Mutationen im p53-Gen sind die häufigsten Alterationen in Carcinomen. Es ist ein Regulatorprotein des Zellcyclus, das die Apoptose induziert und mittels Regulation auf eine DNA-Schädigung positiv einwirkt. Durch Mutationen kommt es zur ungebremsten Zellproliferation. Bei der colorectalen Tumorentstehung ist es ein spätes Ereignis, das in 75% der colorectalen Carcinome nachgewiesen werden konnte (Vogelstein et al. 1988). p53 LOH ist ein Schlüsselereignis der Adenom-Carcinom-Sequenz (Boland et al. 1995). LOH an p53 im Tumor ist statistisch signifikant mit einer schlechteren Prognose assoziiert (Pricolo et al. 1996).

2.1.4 K-ras-Gen

Eine Mutation bewirkt die unkontrollierte intrazelluläre Übermittlung mitogener Signale. K-ras-2-Gen-Mutationen konnten in 39% von colorectalen Carcinomen nachgewiesen werden (Forrester et al. 1987). Da K-ras-Mutationen auch in Adenomen nachgewiesen wurden, kommt diesen genetischen Veränderungen möglicherweise Bedeutung in der Frühdetektion colorectaler Tumoren zu. Diese Mutationen sind frühzeitig in der Adenom-Carcinom-Sequenz nachweisbar. Berichte betreffend den Nachweis von ras-Onkogenen im Stuhl oder peripheren Blutproben (Anker et al. 1997) zur Detektion von colorectalen Tumoren sind zwar möglich, aber derzeit aufgrund des hohen Laboraufwandes als Screeningmethode nicht praktikabel.

2.2 Der Mismatch-Repair-Weg

Mikrosatelliteninstabilität (MIN) ist ein neuer molekularer Phänotyp bei einer beträchtlichen Anzahl menschlicher Tumoren. MIN entsteht in diesen Tumoren durch Veränderungen in kurzen, sich wiederholenden DNA-Sequenzen, die über das Genom verteilt sind. Während 90% der HNPCC-Tumoren dieses Charakteristikum aufweisen, sind auch 15% der sporadischen Coloncarcinome MIN-positiv. Ursache dieses Tumorphänotyps ist eine somatische Mutation in den Mismatch-Reparaturgenen. MIN-Alterationen verursachen unter anderem die Expression eines abnormalen Tumorwachstumsfaktors (TGFbeta II) an der Zelloberfläche, damit kommt es zu einem Wachstumsvorteil der alterierten Zellen (gesteigerte Mutationsrate) (Markowitz et al. 1995). MIN-positive Tumoren zeigen praktisch keine Veränderungen in den Tumorsuppressorgenen. MIN-positive Tumoren haben charakteristische histopathologische Merkmale: solid-cribriformes Wachstum, lymphocytäre Infiltration, vermehrte Schleimbildung und crohnartige, entzündliche Veränderungen der Umgebung des Tumors. MIN-positive Tumoren weisen eine bessere Prognose auf (Bubb et al. 1996). Weiters sind MIN-positive Tumoren gegen verschiedene methylierende und alkylierende Substanzen resistent (besonders platiniumhältige Medikamente), so daß Überlegungen betreffend einer adjuvanten Chemotherapie dieser Tumoren von essentieller Bedeutung sind (Fink et al. 1998).

3. Konklusion

Das Wissen um die klinische Relevanz molekularbiologischer Veränderungen erblicher und sporadischer colorectaler Tumoren und seine gezielte Anwendung in der Praxis gehört heute zum Rüstzeug jedes onkologisch tätigen Mediziners. Allein durch die genetische Analyse präoperativer Biopsien und des Operationspräparates könnten Patienten unterschiedlich therapiert werden. Die Folge wären ein besseres Verständnis in der Behandlung und eine Verbesserung der Prognose des colorectalen Carcinoms.

Literatur

[1] Anker P, Lefort F, Vasioukhin V, Lyautery J, Lederrey C, Chen XQ, Stroun M, Mulcahy HE, Farthing MJG (1997) K-ras mutations are found in DNA extracted from the plasma of patients with colorectal cancer. Gastroenterology 112: 1114–1120.

[2] Arvantis ML, Jagelman DG, Fazio VW (1990) Mortality in patients with familial adenomatous polyposis coli. Dis Colon Rectum 33: 639–642.

[3] Boland CR, Sato J, Appelman HD, Bresaliere RS, Feinberg AP (1995) Micro-allelotyping defines the sequence and tempo of allelic losses at tumor suppressor gene loci during colorectal progression. Nature Med 1: 902–907.

[4] Bubb VJ, Curtis LJ, Cunningham C (1996) Microsatellite instability and the role of hMSH2 in sporadic colorectal cancer. Oncogene 12: 2641–2649.

[5] Bülow S (1989) Familial adenomatous polyposis. Ann Med 21: 299–307.

[6] Fink D, Aebi S, Howell SB (1998) The role of DNA mismatch repair in drug resistance. Clin Cancer Res 4: 1–6.

[7] Friedl W, Mandl M, Sengteller M (1993) Single step method for the most common mutations in familial adenomatous polyposis. Hum Mol Genet 2: 1481–1482.

[8] Forrester K, Almoguerra C, Hahn K (1987) Detection of high incidence of K-ras oncogenes during human colorectal tumorigenesis. Nature 337: 298–302.

[9] Groden J, Thliveris A, Samowitz W, Carlson M, Gelbert L, Albertsen H, Joslyn G, Stevens J, Spirio L, Robertson M, Sargeant L, Krapcho K, Wolff E, Burt R, Hughes JP, Warrington J, McPherson J, Wasmuth J, Le Paslier D, Abderrahim H, Cohen D, Leppert M, White R (1991) Identification and characterisation of the adenomatous polyposis coli gene. Cell 66: 589–600.

[10] Herrera L, Kakati S, Gibas L, Pietrzak E, Sandberg AA (1986) Gardner syndrome in a man with intestinal deletion of 5q. Am J Med Genet 25: 473–475.

[11] Jagelman DG, DeCosse JJ, Bussey HJR (1988) The Leeds Castle Polyposis Group. Upper gastrointestinal cancer in familial adenomatous polyposis coli. Lancet I: 1149–1151.

[12] Järvinnen HJ (1992) Epidemiology of familiar adenomatous polyposis in Finland: Impact of family screening on the colorectal cancer rate and survival. Gut 33: 357–360.

[13] Jass JR, Williams CB, Bussey HJR (1988) Juvenile polyposis – a precancerous condition. Histopathology 13: 619–630.

[14] Jass JR, Stewart SM, Stewart J, Lane MR (1994) Hereditary nonpolyposis colorectal cancer: Morphologies, genes and mutations. Mutation Res 310: 125–133.

[15] Jen J, Hoguen K, Piantadost S, Zong-Fan L, Levitt RC, Sistonen P, Kinzler KW, Vogelstein B, Hamilton SR (1994) Allelic loss of chromosome 18 and prognosis in colorectal cancer. N Engl J Med 331: 213–221.

[16] Jenne DE, Reimann H, Nezu J, Friedel W, Loff S, Jeschke R, Müller O, Back W, Zimmer M (1998) Peutz-Jeghers syndrome is caused by mutations in a novel serine threonine kinase. Nat Genet 18: 38–44.

[17] Johnson RE, Kovvali GK, Prakash L, Prakash S (1996) Requirement of yeast MSH3 and MSH6 gene for MSH2 dependent genomic stability. J Biol Chem 271: 7285–7289.

[18] Karner-Hanusch J, Wolf B, Zehetmayer M, Wrba F, Roth E, Mannhalter C (1996) Screening by genomic linkage studies and mutation analysis of hereditary adenomatous polyposis coli: Usefulness for clinical practice. World J Surg 20: 578–584.

[19] Kee F, Collins BJ (1991) How prevalent is cancer family syndrome? Gut 32: 509–512.

[20] Knudson Jr AG, Hethcote HW, Brown BW (1975) Mutation and childhood cancer: A probabilistic model for the incidence of retinoblastoma. Proc Natl Acad Sci USA 72: 5116–5121.

[21] Lindblom A, Tannergard P, Werelius B, Nordensjolk M (1993) Genetic mapping of a second locus predisposing to hereditary colorectal cancer. Nature Genet 5: 279–282.

[22] Lynch HT, Lynch J (1998) Genetics of colonic cancer. Digestion 59: 481–492.

[23] Lynch HT, Smyrk T, Lynch J (1997) An update of HNPCC (Lynch syndrome). Cancer Genet Cytogenet 93: 84–99.

[24] Markowitz S, Wang J, Myeroff L, Parsons R, Sun L, Lutterbaugh J, Fan RS, Zborowska E, Kinzler KW, Vogelstein B (1995) Inactivation of the type II TGFβ receptor in colon cancer cells with microsatellite instability. Science 286: 1336–1339.

[25] Mecklin JP (1987) Frequency of herediteral colorectal carcinoma. Gastroenterology 93: 1021–1025.

[26] Myrhoj T, Bisgaard ML, Bernstein I, Svendsen LB, Sondergaard JO, Bülow S (1997) Hereditary nonpolyposis colorectal cancer: Clinical features and survival: Results from the Danish HNPCC Register. Scand J Gastroenterol 32: 572–576.

[27] Nyam DC, Brillant PT, Dozois RR, Kelly KA, Pemberton JH, Wolff BG (1997) Ileal pouch anal anasotomosis for familial adenomatous polyposis coli: Early and late results. Ann Surg 226: 514–521.

[28] Peltomäki P, Aaltonen L, Sistonen P, Pylkanan L, Mecklin JP, Jarvinen H, Green LS, Jass JR, Weber JL, Leach FS, Petersen GM, Hamilton SR, de la Chapelle A, Vogelstein P (1993) Genetic mapping of a locus predisposing to human colorectal cancer. Science 260: 810–812.

[29] Petersen GM, Slack J, Nakamura Y (1991) Screening guidelines and premorbid diagnosis of familial adenomatous polyposis using linkage. Gastroenterology 100: 1658–1664.

[30] Powell SM, Zilz N, Beazer-Barrklay Y (1992) APC mutations occur early during colorectal tumorigenesis. Nature 359: 235–239.

[31] Pricolo VE, Finklestein ST, Wu TT (1996) Prognostic value of p53 mutations and K-ras-2 mutational analysis in stage III carcinoma of the colon. Am J Surg 171: 41–48.

[32] Romania A, Zakov ZN, McCannon E, Schroeder T, Heyen F, Jagelman GD (1989) Congenital hypertrophy of the retinal pigment epithelium in familial adenomatous polyposis coli. Ophthalmology 96: 879–888.

[33] Rustin RB, Jagelman GD, McCannon E (1990) Spontaneous mutation in familial adenomatous polyposis. Dis Colon Rectum 33: 52–55.

[34] Sankila R, Aaltonen LA, Jarvinen HJ, Mecklin J-P (1996) Better surviving rates in patients with HMLH1 associated hereditary colorectal cancer. Gastroenterology 110: 682–687.

[35] St. John DJB (1994) Current advances in digestive disease. In: Yoshida Y, Murata T (eds) Familial Colorectal Cancer. Churchill Livingstone, Tokyo, S. 175.

[36] Stern HS, Smith A (1995) Recognition, screening and medical management of familial adenomatous polyposis. Sem Colon Rect Surg 6: 19–24.

[37] Stephenson BM, Finan PJ, Gascoyne J, Garbett F, Murday VA, Bishop DT (1991) Br J Surg 78: 1162–1166.

[38] Su LK, Vogelstein B, Kinzler KW (1993) Association of the APC tumor suppressor protein with cathenins. Science 262: 1734–1737.

[39] Tonelli F, Valanzano R, Monaci I, Mazzoni P, Anastasi A, Ficari F (1997) Resorative proctocolectomy or rectum-preserving surgery in patients with familial adenomatous polyposis coli. World J Surg 21: 653–659.

[40] Traboulsi EI, Krush AJ, Gardner EJ (1987) Prevalence and importance of pigmented ocular fundus lesions in Gardner's syndrome. N Engl J Med 316: 661–667.

[41] Van der Luit R, Khan PM, Vasen H, van Leeuwen C, Tops C, Röst P, Den Dunnen J, Fodde R (1994) Rapid detection of translation terminating mutations at the adenomatous polyposis coli (APC) gene by direct protein truncations test. Genomics 20: 1–4.

[42] Vasen HFA, Wijnen JT, Menko FH, Kleibeuker JH, Taal BG, Griffionen G, Nagengast FM, Meijers-Heijboer EH, Bertario L, Varesco L, Bisgaard M-L, Mohr J, Fodde R, Khan PM (1996) Cancer risk in families with hereditary colorectal cancer diagnosed by mutation analysis. Gastroenterology 110: 1020–1027.

[43] Vogelstein B, Fearon ER, Hamilton SR, Kern SE, Preisinger AC, Leppert M, Nakamura Y, White R, Smith AM, Bos JL (1988) Genetic alterations during colorectal tumor development. N Engl J Med 319: 525–529.

Korrespondenz: A. o. Univ.-Prof. Dr. Judith Karner-Hanusch, Mag. rer. nat. Brigitte Wolf, Chirurgisch-onkologisches Forschungslabor, Klinische Abteilung für Allgemeinchirurgie, Chirurgische Universitätsklinik Wien, Währinger Gürtel 18–20, A-1090 Wien, Österreich. Tel.; +43-1-40400-5622, Fax: +43-1-40400-6834, E-Mail: Judith.Karner-Hanusch@akh-wien.ac.at

Chirurgische Therapie des Coloncarcinoms

Friedrich Herbst

1. Allgemeine Vorbemerkungen

Nach wie vor steht die chirurgische Intervention im Mittelpunkt der Therapie. Wann immer möglich, sollte eine Resektion des tumortragenden Colonsegments erfolgen. Der Chirurg sollte klar definieren, ob die Resektion als *kurativ* angesehen werden kann (alles makroskopisch sichtbare Tumorgewebe wurde inklusive der tributiären Lymphabflußzonen und eventuell betroffener anderer Organe oder Strukturen entfernt) oder als *palliativ* eingestuft werden muß (Tumorgewebe blieb lokal, regional oder an anderer Stelle zum Ende der Operation zurück). Die Wichtigkeit dieser Definition muß deshalb besonders betont werden, da die Entscheidung über eine mögliche Zusatzbehandlung teilweise von der Natur der Resektion beeinflußt wird. Palliative Resektionen können einen mechanischen Ileus und chronischen Blutverlust vermeiden helfen und so zur Lebensqualität der betroffenen Patienten beitragen, auch wenn die Krankheit durch die Operation nicht heilbar ist.

2. Prinzipien der kurativen Resektion

Wie in den anderen Bereichen der gastrointestinalen onkologischen Chirurgie erfolgt eine Resektion des tumortragenden Darmabschnitts en bloc mit dem zugehörigen Lymphabflußgebiet, wobei von seiten des Darms wegen etwaigen intramuralen Wachstums ein Mindestabstand von 5 cm vom makroskopischen Tumorrand auf beiden Seiten eingehalten werden muß (Stearns und Schottenfeld 1971). In der Praxis erfolgen in der Regel großzügigere Resektionen, die sich aus der Gefäßversorgung der betroffenen Darmabschnitte ergeben. Basierend auf den Erkenntnissen der modernen Anatomie haben sich Standardresektionen etabliert, die in der Regelsituation zur Anwendung kommen ([erweiterte] Hemicolectomie rechts, subtotale Colectomie, Hemicolectomie links, vordere Resektion). Die Prognose der Patienten hängt ganz klar von der Penetrationstiefe des Tumors in und durch die Darmwand sowie dem Vorhandensein von Lymphknotenmetastasen ab. Diese zwei Charakteristika bilden die Basis aller Staging-Systeme und sind ebenso wie andere prognostische Faktoren (Obstruction und Perforation, erhöhtes CEA, Gefäßinvasion) zum Zeitpunkt der Therapie vorgegeben und auch weitestgehend durch Veränderungen der etablierten chirurgischen Technik nicht positiv beeinflußbar.

Die Wiederherstellung der intestinalen Kontinuität nach Resektion erfolgt spannungsfrei bei guter Durchblutung. Technisch kann die Anastomose manuell, mit Nahtgeräten, oder mit biofragmentierbaren Anastomosenringen erfolgen. Eine Anastomoseninsuffizienzrate von weniger als 3% beim Elektiveingriff ist unabhängig von der Technik zu erwarten, wenn die oben genannten Prinzipien eingehalten werden (Didolkar et al. 1986).

3. Kontroversen betreffend die Resektionstechnik

3.1 Die „No-touch"-Technik

Darunter versteht man die Isolation und präliminäre Ligatur des lymphovasculären Zuflusses vor Mobilisation des tumortragenden Darmsegments. Die Grundlage für diese Technik liegt darin begründet, daß bei Standardresektion eines Coloncarcinoms eine Tumorembolisaton ins portalvenöse System auftreten kann. Dieser Nachweis wurde bereits in den fünfziger Jahren erbracht (Fisher und Turnbull 1955), und Turnbull propagierte seine Technik (Turnbull et al. 1967) basierend auf einer Analyse von 664 eigenen Patienten gegenüber 232 Patienten, die von 5 anderen Chirurgen an derselben Institution behandelt worden waren. In dieser Serie überlebten mehr Patienten in der No-touch-Gruppe (51% versus 35% für alle, 58% versus 28% für lymphknotenpositive Patienten). Diese Arbeit wurde allerdings wegen ihrer retrospektiven Natur und der Verwendung einer historischen Kontrollgruppe heftig kritisiert. Erst 1988 wurde in einer randomisierten multi-institutionellen Studie diese Technik an 236 Patienten neu bewertet (Wiggers et al. 1988). Bei vergleichbarer Häufigkeit von perioperativen Komplikationen und Lokalrezidiven lag das 5-Jahres-Überleben in der No-Touch-Gruppe bei 59,8% gegenüber 56,3% bei den Kontrollen. Allerdings wurde ein Trend zu weniger ausgedehnter und späterer Fernmetastasierung in der No-Touch-Gruppe beobachtet, vor allem wenn der Tumor eine Angioinvasion aufwies. Lebermetastasen traten auch seltener auf, wenn Gefäßinvasion (2,5% versus 7%) oder Lymphknotenbefall (4,3 versus 8,4%) vorlag. Obwohl diese Daten einen Benefit für die No-Touch-Technik möglich erscheinen lassen, konnte kein Überlebensvorteil nachgewiesen werden. Eine weitere studienmäßige Prüfung wird kaum mehr zustande kommen, vor allem weil lymphknotenpositive Patienten routinemäßig eine adjuvante Chemotherapie erhalten.

3.2 Die erweiterte Lymphadenectomie

Das Ausmaß der Colonresektion und Lymphadenectomie in kurativer Absicht basiert auf der Kenntnis der Anatomie des Blut- und Lymphgefäßsystems. Eine ausgedehntere Mesenteriumresektion hätte den theoretischen Vorteil der Entfernung von mehr tumorbefallenen Lymphknoten und damit höherer Heilungschancen. Im Gegensatz zur früheren Auffassung der linearen, kontinuierlichen lymphogenen Tumorausbreitung ist mittlerweile bekannt, daß diskontinuierlicher Befall (Lymphknotensprünge, skip metastases) auftreten kann. Damit ist aber nur bei etwa 2% der Tumoren mit lymphogenen Metastasen zu rechnen (Hermanek und Giedl 1988). Weiters wird bei Tumorlokalisation nahe der Grenze einer Lymphabflußzone ein Befall einer benachbarten Zone in 25–40% der Patienten beobachtet (Hermanek und Giedl 1988). Davon leitet sich die Empfehlung zur erweiterten Hemicolectomie bei den Flexuren- und Transversumcarcinomen ab. Enker und Mitarbeiter berichteten auch über einen Überlebensvorteil von Patienten, bei denen eine ausgedehntere Lymphadenectomie durchgeführt worden war (Enker et al. 1979), andere haben dies allerdings nicht bestätigen können (Sugarbaker et al. 1982). Auch eine rezente französische randomisierte Multicenterstudie, in der eine segmentale linksseitige Colonresektion mit der klassischen Hemicolectomie bei Tumoren des linksseitigen Colons an 270 Patienten verglichen wurde, konnte keinen Überlebensvorteil für die erweitert resezierten Patienten ausweisen (Rouffet et al. 1994). Die wahre Rolle der kompletten Mesenteriumresektion liegt wohl in der genaueren Bestimmung des Lymphknotenstatus und damit des Tumorstadiums, das präoperativ nur unvollkommen eingeschätzt werden kann. Der Lymphknotenstatus wiederum ist ein starker Indikator für die Prognose und das Erfordernis für adjuvante Therapie.

3.3 Die hohe Ligatur der *Arteria mesenterica inferior*

Wie bei den Tumoren des proximalen Colons wird das Ausmaß der Resektion von Tumoren des Rectosigmoids von Blutgefäßversorgung und Lymphabfluß bestimmt. Über die Absetzungsstelle an der *A. mesenterica inferior* (AMI) wird diskutiert, seit Miles 1908 die Technik der Rectumamputation mit Ligatur der AMI unterhalb des Abgangs der *A. colica sinistra* (low ligation) vorstellte (Miles 1908). Im selben Jahr berichtete Moynihan über seine eigene Technik, bei der die AMI nach dem Abgang aus der Aorta abgesetzt wurde (high ligation), ohne daß dabei die Durchblutung des linken Colons beeinträchtigt würde (Moynihan 1908). In einer Studie an 179 Patienten wiesen 19 (10,7%) Lymphknotenmetastasen an der AMI zwischen ihrem Abgang aus der Aorta und dem Ursprung der *A. colica sin.* auf (Grinell et al. 1965). Von 17 nachuntersuchten Patienten waren 16 verstorben und noch einer mit Tumorrezidiv am Leben. Grinell kam daher zum Schluß, daß bei metastatischem Befall des apicalen Lymphknotens die hohe Ligatur keinen Überlebensvorteil bringt. Eine Reihe weiterer Studien mit insgesamt 1900 Patienten hat sich mit dieser Frage beschäftigt (Rosi et al. 1962, Pezim und Nicholls 1984, Surtees at al. 1990, Corder et al. 1992), aber in keiner dieser Studien konnte ein Überlebensvorteil für die hohe Ligatur statistisch signifikant nachgewiesen werden.

3.4 Laparoskopische Resektionsverfahren

Mit den Fortschritten der laparoskopischen Chirurgie in instrumenteller und auch operationstechnischer Hinsicht hat das Interesse an laparoskopisch assistierten

Resektionen (eine – wenn auch kleine – Laparotomie bleibt ja zur Präparatbergung unausweichlich) zugenommen. In frühen Studien wurde zunächst die Machbarkeit nachgewiesen. Wie auch in den Arbeiten zur laparoskopischen Cholezystectomie wurden geringere postoperative Schmerzen, eine frühere Wiederaufnahme der Darmtätigkeit, ein kürzerer Spitalsaufenthalt, bessere kosmetische Ergebnisse und frühere Arbeitsfähigkeit beobachtet (Phillips et al. 1992, Senagore et al. 1993, Hoffmann et al. 1994). Einschränkend muß man aber festhalten, daß solche Unterschiede nicht beobachtet werden, wenn eine sehr kurze Incision (Minilaparotomie) durchgeführt werden kann (Fleshman et al. 1996). Neben dem geringeren physischen Trauma und den Vorteilen für die subjektive Befindlichkeit in der postoperativen Frühphase sind auch mögliche Vorteile in der Tumor-Wirt-Interaktion interessant. Eine Reihe tierexperimenteller Untersuchungen hat gezeigt, daß die negative Beeinflussung des Immunsystems und der Tumorkontrolle bei laparoskopischer Operation weniger ausgeprägt ist als bei der konventionellen Technik (Allendorf et al. 1995, Bouvy et al. 1997, DaCosta et al. 1998a und b, Allendorf et al. 1999, Mathew et al. 1999), in einer klinischen Studie konnte am Patienten allerdings ein derartiger Vorteil für die laparoskopische Technik nicht bestätigt werden (Hewitt et al. 1998). Möglicherweise bestehen hier aber auch speciesspezifische Unterschiede.

Neben dem Nachweis der operativ-technischen Machbarkeit ist aber vor allem der Nachweis zu führen, daß die Operationen onkologisch adäquat sind. Weitere Untersuchungen zeigten, daß die pathologischen Charakteristika der Resektate, insbesondere die Anzahl der entfernten Lymphknoten, mit den bei der konventionellen Resektion entfernten Präparaten vergleichbar sind (Lacey et al. 1995, Franklin et al. 1995, Khalili et al. 1998). Wie auch bei anderen laparoskopischen Operationen besteht aber eine ausgeprägte Lernkurve. So konnte in einer prospektiven Anwendungsbeobachtung an 1194 Patienten, die zwischen 1991 und 1994 operiert wurden, gezeigt werden, daß sowohl intra- wie auch postoperative Komplikationen bei Operateuren mit hoher Fallzahl seltener auftraten als bei jenen, die wenige Fälle im Studienzeitraum operiert hatten. Andere Faktoren wie die Konversionsrate oder der postoperative Spitalsaufenthalt waren nicht unterschiedlich (Bennett et al. 1997).

Der Enthusiasmus für die laparoskopische Technik wurde allerdings schon frühzeitig durch das Auftreten von Metastasen an den Trokareinstichstellen (port site metastases) stark gedämpft, die zunächst häufiger als erwartet beobachtet wurden (Nduka et al. 1994, Wexner und Cohen 1995). Weitere Untersuchungen lassen annehmen, daß dieses Problem in multifaktorieller Weise vom verwendeten Gas, vom lokalen Trauma, der Manipulation und biologischen Eigenschaften des Tumors, sowie von der Geschicklichkeit des Chirurgen beeinflußt wird (Taragona et al. 1998, Schaeff et al. 1998). So konnte in einer prospektiv randomisierten Studie bei Einhaltung strikter onkologischer Prinzipien kein Unterschied in der Rate abgeschilferter Tumorzellen bei Vergleich mit der offenen Operation nachgewiesen werden (Kim et al. 1998).

Eine Analyse der 372 von 1991 bis 1994 durchgeführten laparoskopisch assistierten Operationen der COST Study Group in den USA (Fleshman et al. 1996) zeigte, daß die Frühergebnisse in onkologischer Hinsicht mit denen der offenen Operation vergleichbar sind. Seit Jänner 1995 läuft eine ähnliche prospektive multizentrische Beobachtungsstudie in Deutschland, deren erste onkologische Ergebnisse kürzlich vorgestellt wurden (Köckerling et al. 1998). Es zeigte sich, daß die durchschnittliche Qualität der laparoskopischen Coloncarcinomresektionen zufriedenstellend ist. Analog zu den SGKRK-Daten aus der offenen Chirurgie (Hermanek et al. 1994) wurde aber auch in dieser Studie offenkundig, daß die Ergebnisse der einzelnen Zentren stark variieren. Eine randomisierte multizentrische Phase-III-Studie der Intergroup in den USA wurde 1994 begonnen. Es sollen 1200 Patienten mit Carcinom des rechten oder linken Colons und des Sigmas in das offene oder laparoskopische Verfahren randomisiert werden. Bis Jänner 1998 wurden zwar über 400 Patienten in diese Studie eingebracht, mit Langzeitergebnissen wird wohl erst in etwa 10 Jahren zu rechnen sein (Stocchi und Nelson 1998). Bis dahin sollten laparoskopisch assistierte Resektionen beim Coloncarcinom in kurativer Absicht nur im Rahmen von klinischen Studien durchgeführt werden.

4. Das komplizierte Coloncarcinom

4.1 Synchrone Adenome oder Carcinom

Das simultane Auftreten von singulären oder multiplen benignen Adenomen mit einem Coloncarcinom ist eine wohlbekannte Kombination und wird in 30–40% der Patienten gefunden (Chu et al. 1986, Slater et al. 1988). In einer Studie (Slater et al. 1988) war die Inzidenz synchroner Adenome bei rechtsseitigem Carcinom höher (47%) als bei linksseitigen Tumoren (22%). Wenn möglich, sollten diese Adenome präoperativ coloskopisch entfernt werden, da die intraoperative Palpation oft unsicher ist.

Bei etwa 2–5% der Patienten mit colorectalem Carcinom findet man ein synchrones Zweitcarcinom (Heald und Bussey 1975, Chu et al. 1986, Finan et al. 1987). Günstigerweise sind diese Zweitcarcinome oft in einem frühen Stadium, was die Wichtigkeit ihrer simultanen Identifikation unterstreicht. In der Studie vom St. Mark's Hospital (Finan et al. 1987) waren 75% der Zweitcarcinome Dukes A (UICC-Stadium I) und zu 90% hoch- oder mittelgradig differenziert. Unter Berücksichtigung der chirurgisch-onkologischen Richtlinien ist oft eine subtotale Colectomie erforderlich. Bei der Kombination von Colon- und Rectumcarcinomen muß das Resektionsausmaß abhängig von der Lokalisation der Tumoren und Patientenfaktoren (Comorbidität und Sphincterfunktion) individualisiert werden.

4.2 Organinfiltration *per continuitatem*

Direktes Einwachsen in benachbarte Organe wird bei 5,5–16,7% der Patienten mit colorectalem Carcinom beobachtet (Berge et al. 1973). Meist werden Bauchwand, Dünndarm, Harnblase, Uterus und Adnexen betroffen. Intraoperativ ist eine Infiltration meist nicht von peritumorösen Adhäsionen zu unterscheiden, so daß man bei Verdacht auf Mitbeteiligung eine En-bloc-Resektion anstreben soll, wenn dies technisch möglich und dem Patienten zumutbar ist. Der Anteil echter Organinfiltrationen, die nach erweiterter Resektion pathohistologisch bestätigt werden, liegt bei 48–84%. Wenn aber der Tumor intraoperativ eröffnet wird, hat dies einen deutlich negativen

Einfluß auf das Patientenüberleben. In der Erlanger Serie wurde nach En-bloc-Resektion (121 von 1918 Patienten [6,3%]) bei 55% eine Organinfiltration histologisch verifiziert. Langzeitüberleben wurde immerhin bei 49% dieser Patienten beobachtet, allerdings nur in 17%, wenn intraoperativ eine Tumorruptur oder versehentliche Incision in den Tumor erfolgte (Gall et al. 1987). Wenn eine R0-Resektion erfolgte, ist das Überleben von Patienten nach En-bloc-Resektion durchaus vergleichbar mit dem jener, die einen wandüberschreitenden Tumor ohne Organinfiltration hatten. Auch rezente Studien bestätigen diese Ergebnisse, insbesondere mit akzeptabler Morbidität und Letalität (Izbicki et al. 1995, Poeze et al. 1995).

Wenn der Tumor nicht mehr resektabel erscheint, soll wenigstens eine Palliativoperation zur Komplikationsbehandlung oder -vermeidung durchgeführt werden. Bei diffuser Carcinose kann eine begrenzte Segmentresektion chronischen Blutverlust und drohenden mechanischen Ileus hintanhalten, alternativ kann eine Umgehungsanastomose angelegt werden, um ein äußeres Stoma zu vermeiden.

4.3 Obstruction und Perforation

Eine mechanische Obstruction auf Basis eines Coloncarcinoms tritt bei 3 bis 21% der Patienten mit dieser Erkrankung auf und ist auch die häufigste Ursache des Ileus bei Erwachsenen. Das Ausmaß der Blockade ist variabel und hängt im wesentlichen von der Kompetenz der Ileocöcalklappe ab. Bleibt diese kompetent und verhindert so eine Dekompression retrograd in den Dünndarm, so kann eine Perforation auftreten (Padmanabhan und Fielding 1991). Diese Perforation kann den Tumor selbst oder seltener den weiter proximal gelegenen Darm betreffen. Verschiedene Typen werden beobachtet: lokal gedeckte Perforation mit Abszeßbildung, retroperitoneale Perforation, Perforation in ein Nachbarorgan (z. B. Harnblase), und die freie intraperitoneale Perforation. Wie bei der reinen Obstruction kommen solche Patienten oft akut zur Operation, deren Letalität nach wie vor mit 30–40% hoch ist (Runkel et al. 1991, Carraro et al. 1998), allerdings kann bei frühzeitiger Operation und optimalem perioperativem Management die Letalität deutlich geringer sein (Mandava et al. 1996, Runkel et al. 1998). Das Auftreten von Obstruction oder Perforation ist ein starker prognostischer Parameter, und das Patientenüberleben ist unabhängig vom Tumorstadium schlechter als nach elektiven Operationen (Steinberg et al. 1986).

Zur Behandlung der mechanischen Obstruction durch ein Coloncarcinom wurden traditionellerweise mehrzeitige Verfahren mit Stomaanlage eingesetzt, die aber durch kumulative Morbiditäten und Letalitäten sowie durch Verzögerung der Tumorresektion zu einer reduzierten Lebenserwartung der so behandelten Patienten führen können. Überdies wird aus verschiedenen Gründen bei 25% der Patienten das als temporär intendierte Stoma nicht mehr verschlossen (Allen-Mersh 1993). Andererseits tolerieren vor allem geriatrische Patienten mit zusätzlicher Comorbidität die primäre Resektion schlecht, so daß hier nach wie vor dem mehrzeitigen Verfahren der Vorzug gegeben werden sollte. Bei derartiger Präselektion überleben dann auch signifikant mehr multimorbide Patienten als nach primärer Resektion (Koperna et al. 1997). In einer randomisierten Studie konnte auch für die primäre Diskontinuitätsresektion nach Hartmann mit späterer Rekonstruktion gegenüber dem dreizeitigen Verfahren kein besonderer Vorteil bis auf den kürzeren Spitals-

aufenthalt gezeigt werden. Die Letalität des Primäreingriffs und das tumorspezifi-
sche Überleben war in beiden Gruppen vergleichbar. Der Anteil jener Patienten, die
letztendlich mit einem Stoma leben mußten, war sogar in der Hartmann-Gruppe
höher (Kronborg 1995). Demgegenüber sind Patienten mit durchschnittlichem
Risiko und Tumorlokalisationen vom Coecum bis ins proximale *Colon descendens*
Kandidaten für eine Resektion mit primärer Anastomose (Deutsch et al. 1983). Hier
wurde in den letzten Jahren das Spektrum durch die Anwendung der intraoperativen, orthograden Darmspülung (On-Table-Lavage; OTL) erweitert. Nach der ersten
erfolgreichen Anwendung der OTL (Dudley 1980) wurde diese Technik breiter angewendet und validiert (Koruth et al. 1985, Murray et al. 1991, Tan et al. 1993,
Mochizuki et al. 1993, Kressner et al. 1994). Somit stehen bei obstruierenden
Tumoren des distalen linken Colons und Sigmoids neben der primären Entlastungs-
colostomie – wie oben diskutiert – zwei Strategien zur Auswahl: erstens die subtotale Colectomie mit ileorectaler Anastomose und zweitens die klassische Resektion gefolgt von OTL und primärer Anastomosierung. Diese Frage wurde in einer
multizentrischen, randomisierten Untersuchung an 91 Patienten untersucht (The
SCOTIA Study Group 1995). Die Ergebnisse zeigen keinen Unterschied in der Spi-
talsletalität und den perioperativen Komplikationen, wohl aber in der postoperativen Darmfunktion. Bei der Nachuntersuchung nach vier Monaten berichteten signifikant mehr Patienten nach Ileorectostomie über Arztkontakte wegen Darmpro-
blemen und drei und mehr Stühle täglich. Die Autoren schließen daraus, daß die
klassische Resektion nach OTL bevorzugt werden sollte, außer wenn eine Coe-
cumperforation oder synchrone Neoplasmen im Colon vorliegen.

Zusätzlich zu diesen chirurgischen Strategien wurde in den letzten Jahren eine
alternative Technik entwickelt: die initiale endoskopische oder radiologische
Platzierung eines selbstexpandierenden Metallgitterstents zur Dekompression des
Colons, die ermöglichen soll, die geplante Operation elektiv durchführen zu können. Eine spanische Arbeitsgruppe (Mainar et al. 1999) berichtet über Stentung bei
71 Patienten in einem 3-Jahres-Zeitraum. Die Tumoren waren überwiegend im
Rectosigmoid und Descendens lokalisiert. Die Platzierung gelang bei 90% im ersten Anlauf, in einer zweiten Sitzung bei drei weiteren Patienten mit klinischer
Verbesserung und Behebung des Ileus bei insgesamt 93% der Kranken. Geringe
Komplikationen wurden bei 13% beobachtet, einmal (1%) kam es zu einer Colon-
perforation an einem Stentende, die operativ behoben werden mußte. Bevor der generelle Einsatz zur präoperativen Dekompression empfohlen werden kann, sind allerdings noch weitere Untersuchungen dringend erforderlich: Während es nämlich
wenig Kritik an der Effektivität der Stentung zur definitiven Palliation bei metastasierten Patienten gibt (Baron et al. 1998), ist nicht geklärt – und auch noch nicht untersucht –, inwieweit die Manipulation an einem potentiell lokalisierten und heil-
baren Tumor zur Dissemination und Metastasenbildung prädisponiert. Auch auf die
Möglichkeit der interventionsassoziierten Perforation wurde weiter oben schon ver-
wiesen.

5. Die Rolle der Bluttransfusion

Der positive Effekt stattgehabter Bluttransfusionen auf das Transplantatüberleben
ist für Patienten mit heterologen Nierentransplantaten gut belegt. Nach Art einer

Dosis-Wirkungs-Beziehung funktionieren diese Organe umso länger, je mehr Bluteinheiten zuvor transfundiert wurden, allerdings bleibt der genaue Mechanismus der Immunmodulation teilweise spekulativ (Opelz et al. 1978, Terasaki 1984). Analog dazu wurde der Effekt der perioperativen Bluttransfusion auf die Prognose von Tumorpatienten untersucht, und bereits 1982 wurde ein negativer Effekt hinsichtlich der Rezidivhäufigkeit nach Coloncarcinom beschrieben (Burrows und Tartter 1982). In der Folge wurde in einer Vielzahl von retrospektiven Untersuchungen und insgesamt sieben prospektiv randomisierten Studien (Frankish et al. 1985, Cheslyn-Curtiss et al. 1990, Harder et al. 1990, Tartter 1992, Heiss et al. 1994, Houbiers et al. 1994, Busch et al. 1995) diese Frage bearbeitet, wobei in den letzteren Colon- und Rectumcarcinome gemeinsam analysiert wurden. In einer jüngst publizierten Meta-Analyse wurden diese 7 zusammen mit weiteren 25 Studien mit insgesamt 11.071 Patienten ausgewertet (Amato und Pescatori 1998). 20 Arbeiten zeigten einen negativen Effekt, 12 Studien fanden keinen Unterschied, und 1 erbrachte einen protektiven Einfluß der Bluttransfusion bei Patienten im Stadium Astler-Coller C2. In diesen 32 Studien betrug die Ratio von transfundierten zu nicht-transfundierten Patienten 1,6 beim Coloncarcinom beziehungsweise 2,5 beim Rectumcarcinom. Die globale Meta-Analyse ergab eine Rezidivrate von 38% bei transfundierten und von 26% bei nicht-transfundierten Patienten. Das Rezidivrisiko (odds ratio; OR) war nicht abhängig vom Zeitpunkt der Transfusionen (prä-, intra- oder postoperativ), aber stieg mit der Anzahl der Bluteinheiten. Wenn ein bis zwei Einheiten transfundiert wurden, betrug die OR 1,48, bei drei bis vier Einheiten 1,72, und bei fünf und mehr Einheiten bereits 1,92. Sowohl Erythrozytenkonzentrate als auch Vollblutkonserven erhöhten das Rezidivrisiko, Daten bezüglich Blutplasma waren nur in einer Studie vorhanden. Zusammenfassend konnte in dieser wie auch in zwei früheren Meta-Analysen, die eine kleinere Anzahl von Studien analysiert hatten (Chung et al. 1993, Vamvakas und Moore 1993), eindeutig ein mäßiger negativer Effekt perioperativer Bluttransfusionen nachgewiesen werden, der Colon- wie Rectumcarcinome und frühe wie fortgeschrittene Tumoren in einer wahrscheinlich dosisabhängigen Weise betrifft. Es bleiben allerdings noch wichtige Fragen unbeantwortet: chirurgisch-technische Faktoren wie der Einfluß der totalen Mesorectumexcision, der Erfahrung des Operateurs, der Anwendung von Chemotherapie oder von Immunmodulatoren. Insgesamt sollte jedoch der Einsatz von Fremdblut nach den vorliegenden Ergebnissen möglichst restriktiv indiziert werden.

Literatur

[1] Allen-Mersh TG (1993) Should primary anastomosis and on-table colonic lavage be standard treatment for left colon emergencies? Ann R Coll Surg Engl 75: 195–198.

[2] Allendorf JD, Bessler M, Horvath KD, Marvin MR, Laird DA, Whelan RL (1999) Increased tumor establishment and growth after open vs. laparoscopic surgery in mice may be related to differences in postoperative T-cell function. Surg Endosc 13: 233–235.

[3] Allendorf JD, Bessler M, Kayton ML, Oesterling SD, Treat MR, Nowygrod R, Whelan RL (1995) Increased tumor establishment and growth after laparotomy vs. laparoscopy in a murine model. Arch Surg 130: 649–653.

[4] Baron TH, Dean PA, Yates III MR, Canon C, Koehler RE (1998) Expandable metal

stents for the treatment of colonic obstruction: Techniques and outcomes. Gastrointest Endosc 47: 277–286.

[5] Bennett CL, Stryker SJ, Ferreira MR, Adams J, Beart Jr RW (1997) The learning curve for laparoscopic colorectal surgery. Preliminary results from a prospective analysis of 1194 laparoscopic-assisted colectomies. Arch Surg 132: 41–44.

[6] Berge T, Ekelund G, Mellner C, Pihl B, Wenckert A (1973) Carcinoma of the colon and rectum in a defined population. An epidemiological, clinical and postmortem investigation of colorectal carcinoma and coexisting benign polyps in Malmö, Sweden. Acta Chir Scand Suppl 438: 1–86.

[7] Bouvy ND, Marquet RL, Jeekel J, Bonjer HJ (1997) Laparoscopic surgery is associated with less tumour growth stimulation than conventional surgery: An experimental study. Br J Surg 84: 358–361.

[8] Burrows L, Tartter P (1982) Effect of blood transfusion on colonic malignancy. Lancet 2 (8299): 662.

[9] Busch OR, Hop WC, Marquet RL, Jeekel J (1995) The effect of blood transfusions on survival after surgery for colorectal cancer. Eur J Cancer 31: 1226–1228.

[10] Carraro PG, Segala M, Orlotti C, Tiberio G (1998) Outcome of large-bowel perforation in patients with colorectal cancer. Dis Colon Rectum 41: 1421–1426.

[11] Cheslyn-Curtiss S, Fielding LP, Hittinger R, Fry JS, Phillips RK (1990) Large bowel cancer: The effect of perioperative blood transfusion on outcome. Ann R Coll Surg Engl 72: 53–59.

[12] Chu DZ, Giacco G, Martin RG, Guinee VF (1986) The significance of synchronous carcinomas and polyps in the colon and rectum. Cancer 57: 445–450.

[13] Chung M, Steinmetz OK, Gordon PH (1993) Perioperative blood transfusion and outcome after resection of colorectal carcinoma. Br J Surg 80: 427–432.

[14] Da Costa ML, Redmond HP, Finnegan N, Flynn M, Bouchier-Hayes D (1998) Laparotomy and laparoscopy differentially accelerate experimental flank tumour growth. Br J Surg 85: 1439–1442.

[15] Da Costa ML, Redmond P, Bouchier-Hayes DJ (1998) The effect of laparotomy and laparoscopy on the establishment of spontaneous tumor metastases. Surgery 124: 516–525.

[16] Deutsch AA, Zelikovski A, Sternberg A, Reiss R (1983) One-stage subtotal colectomy with anastomosis for obstructing carcinoma of the left colon. Dis Colon Rectum 26: 227–230.

[17] Didolkar MS, Reed WP, Elias EG, Schnaper LA, Brown SD, Chaudhary SM (1986) A prospective randomized study of sutured versus stapled bowel anastomosis in patients with cancer. Cancer 57: 456–460.

[18] Dudley HA, Racliffe AG, McGeehan D (1980) Intraoperative irrigation of the colon to permit primary anastomosis. Br J Surg 67: 80–81.

[19] Enker WE, Laffer UT, Block GE (1979) Enhanced survival of patients with colon and rectal cancer is based upon wide anatomic resection. Ann Surg 190: 350–360.

[20] Finan PJ, Ritchie JK, Hawley PR (1987) Synchronous and "early" metachronous carcinomas of the colon and rectum. Br J Surg 74: 945–947.

[21] Fisher ER, Turnbull Jr RB (1955) The cytologic demonstration and significance of tumour cells in the mesenteric venous blood in patients with colorectal carcinoma. Surg Gynecol Obstet 100: 102–108.

[22] Fleshman JW, Fry RD, Birnbaum EH, Kodner IJ (1996) Laparoscopic-assisted and minilaparotomy approaches to colorectal diseases are similar in early outcome. Dis Colon Rectum 39: 15–22.

[23] Fleshman JW, Nelson H, Peters WR, Kim HC, Larach S, Boorse RR, Ambroze W, Leggett P, Bleday R, Stryker S, Christenson B, Wexner S, Senagore A, Rattner D,

Sutton J, Fine AP (1996) Early results of laparoscopic surgery for colorectal cancer: Retrospective analysis of 372 patients treated by clinical outcomes of surgical therapy (COST) study group. Dis Colon Rectum 39: S53–S58.

[24] Frankish PD, McNee RK, Alley PG, Woodfield DG (1985) Relation between cancer of the colon and blood transfusion. BMJ 290: 1827.

[25] Franklin Jr ME, Rosenthal D, Norem RF (1995) Prospective evaluation of laparoscopic colon resection versus open colon resection for adenocarcinoma. A multicenter study. Surg Endosc 9: 811–816.

[26] Gall FP, Tonak J, Altendorf A (1987) Multivisceral resections in colorectal cancer. Dis Colon Rectum 30: 337–341.

[27] Harder F, Laffer U, Berres M, Jaggi P, Metzger U, SAKK Group (1990) Nach kurativer Resektion colorectaler Carcinome wirkt die portale Chemotherapie vor allem bei nicht-bluttransfundierten Patienten. Chirurg 61: 280–285.

[28] Heald RJ, Bussey HJR (1975) Clinical experiences at St. Mark's Hospital with multiple synchronous cancers of the colon and rectum. Dis Colon Rectum 18: 6–10.

[29] Heiss MM, Mempel W, Delanoff C, Jauch KW, Gabka C, Mempel M, Dieterich HJ, Eissner HJ, Schildberg FW (1994) Blood transfusion-modulated tumor recurrence: First results of a randomized study of autologous vs. allogenic blood transfusion in colorectal cancer surgery. J Clin Oncol 12: 1859–1867.

[30] Hermanek Jr P, Wiebelt H, Riedl S, Staimmer D, Hermanek P (1994) Postoperative Komplikationen und Letalität in der chirurgischen Therapie des Coloncarcinoms. Ergebnisse der deutschen Multizenterstudie der Studiengruppe Kolorektales Carcinom (SGKRK). Chirurg 65: 287–297.

[31] Hermanek P, Giedl J (1988) Neues aus der chirurgischen Pathologie des colorectalen Carcinoms. Wien Med Wochenschr 11/12: 292–296.

[32] Hewitt PM, Ip SM, Kwok SP, Somers SS, Li K, Leung KL, Lau WY, Li AK (1998) Laparoscopic-assisted vs. open surgery for colorectal cancer: Comparative study of immune effects. Dis Colon Rectum 41: 901–909.

[33] Hoffman GC, Baker JW, Fitchett CW, Vansant JH (1994) Laparoscopic-assisted colectomy. Initial experience. Ann Surg 219: 732–740.

[34] Houbiers JG, Brand A, van de Watering LM, Hermans J, Verwey PJ, Bijnen AB, Pahlplatz P, Eeftinck Schattenkerk M, Wobbes T, de Vries JE, et al. (1994) Randomised controlled trial comparing transfusion of leucocyte-depleted or buffy-coat-depleted blood in surgery for colorectal cancer. Lancet 344: 573–578.

[35] Izbicki JR, Hosch SB, Knoefel WT, Passlick B, Bloechle C, Broelsch CE (1995) Extended resections are beneficial for patients with locally advanced colorectal cancer. Dis Colon Rectum 38: 1251–1256.

[36] Khalili TM, Fleshner PR, Hiatt JR, Sokol TP, Manookian C, Tsushima G, Phillips EH (1998) Colorectal cancer: Comparison of laparoscopic with open approaches. Dis Colon Rectum 41: 832–838.

[37] Kim SH, Milsom JW, Gramlich TL, Toddy SM, Shore GI, Okuda J, Fazio VW (1998) Does laparoscopic vs. conventional surgery increase exfoliated cancer cells in the peritoneal cavity during resection of colorectal cancer? Dis Colon Rectum 41: 971–978.

[38] Köckerling F, Reymond MA, Schneider C, Wittekind C, Scheidbach H, Konradt J, Köhler L, Barlehner E, Kuthe A, Bruch HP, Hohenberger W (1998) Prospective multicenter study of the quality of oncologic resections in patients undergoing laparoscopic colorectal surgery for cancer. The Laparoscopic Colorectal Surgery Study Group. Dis Colon Rectum 41: 963–970.

[39] Koperna T, Kisser M, Schulz F (1997) Emergency surgery for colon cancer in the aged. Arch Surg 132: 1032–1037.

[40] Koruth NM, Krukowski ZH, Youngson GG, Hendry WS, Logie JR, Jones PF, Munro A (1985) Intra-operative colonic irrigation in the management of left-sided large bowel emergencies. Br J Surg 72: 708–711.

[41] Kressner U, Antonsson J, Ejerblad S, Gerdin B, Pahlman L (1994) Intraoperative colonic lavage and primary anastomosis – An alternative to Hartmann procedure in emergency surgery of the left colon. Eur J Surg 160: 287–292.

[42] Kronborg O (1995) Acute obstruction from tumour in the left colon without spread. A randomized trial of emergency colostomy versus resection. Int J Colorectal Dis 10: 1–5.

[43] Lacy AM, Garcia-Valdecasas JC, Pique JM, Delgado S, Campo E, Bordas JM, Taura P, Grande L, Fuster J, Pacheco JL, et al. (1995) Short-term outcome analysis of a randomized study comparing laparoscopic vs. open colectomy for colon cancer. Surg Endosc 9: 1101–1105.

[44] Mainar A, De Gregorio Ariza MA, Tejero E, Tobio R, Alfonso E, Pinto I, Herrera M, Fernandez JA (1999) Acute colorectal obstruction: Treatment with self-expandable metallic stents before scheduled surgery – Results of a multicenter study. Radiology 210: 65–69.

[45] Mandava N, Kumar S, Pizzi WF, Aprile IJ (1996) Perforated colorectal carcinomas. Am J Surg 172: 236–238.

[46] Mathew G, Watson DI, Ellis TS, Jamieson GG, Rofe AM (1999) The role of peritoneal immunity and the tumour-bearing state on the development of wound and peritoneal metastases after laparoscopy. Aust N Z J Surg 69: 14–18.

[47] Miles WE (1908) A method of performing abdominoperineal excision for carcinoma of the rectum and of the terminal portion of the pelvic colon. Lancet 2: 1812–1813.

[48] Mochizuki H, Nakamura E, Hase K, Tamakuma S (1993) The advantage of primary resection and anastomosis with intraoperative bowel irrigation for obstructing left-sided colorectal carcinoma. Surg Today 23: 771–776.

[49] Moynihan BGA (1908) The surgical treatment of cancer of the sigmoid flexure and rectum with especial reference to the principles to be observed. Surg Gynecol Obstet 6: 463–466.

[50] Murray JJ, Schoetz Jr DJ, Coller JA, Roberts PL, Veidenheimer MC (1991) Intraoperative colonic lavage and primary anastomosis in nonelective colon resection. Dis Colon Rectum 34: 527–531.

[51] Nduka CC, Monson JR, Menzies-Gow N, Darzi A (1994) Abdominal wall metastases following laparoscopy. Br J Surg 81: 648–652.

[52] Opelz G, Terasaki PI (1978) Improvement of kidney-graft survival with increased number of transfusions. N Engl J Med 299: 799–803.

[53] Padmanabhan A, Fielding LP (1991) Surgery of locally advanced colon cancer. Semin Colon Rectal Surg 2: 43–47.

[54] Phillips EH, Franklin M, Carroll BJ, Fallas MJ, Ramos R, Rosenthal D (1992) Laparoscopic colectomy. Ann Surg 216: 703–707.

[55] Poeze M, Houbiers JG, van de Velde CJ, Wobbes T, von Meyenfeldt MF (1995) Radical resection of locally advanced colorectal cancer. Br J Surg 82: 1386–1390.

[56] Rouffet F, Hay JM, Vacher B, Fingerhut A, Elhadad A, Flamant Y, Mathon C, Gainant A (1994) Curative resection for left colonic carcinoma: Hemicolectomy vs. segmental colectomy. A prospective, controlled, multicenter trial. French association for surgical research. Dis Colon Rectum 37: 651–659.

[57] Runkel NS, Hinz U, Lehnert T, Buhr HJ, Herfarth C (1998) Improved outcome after emergency surgery for cancer of the large intestine. Br J Surg 85: 1260–1265.

[58] Runkel NS, Schlag P, Schwarz V, Herfarth C (1991) Outcome after emergency surgery for cancer of the large intestine. Br J Surg 78: 183–188.

[59] Schaeff B, Paolucci V, Thomopoulos J (1998) Port site recurrences after laparoscopic surgery. A review. Dig Surg 15: 124–134.

[60] Senagore AJ, Luchtefeld MA, Mackeigan JM, Mazier WP (1993) Open colectomy versus laparoscopic colectomy: Are there differences? Am Surg 59: 549–553.

[61] Slater G, Fleshner P, Aufses Jr AH (1988) Colorectal cancer location and synchronous adenomas. Am J Gastroenterol 83: 832–836.

[62] Stearns Jr MW, Schottenfeld D (1971) Techniques for the surgical management of colon cancer. Cancer 28: 165–169.

[63] Steinberg SM, Barkin JS, Kaplan RS, Stablein DM (1986) Prognostic indicators of colon tumors. The Gastrointestinal Tumor Study Group experience. Cancer 57: 1866–1870.

[64] Stocchi L, Nelson H (1998) Laparoscopic colectomy for colon cancer: Trial update. J Surg Oncol 68: 255–267.

[65] Sugarbaker PH, Corlew S (1982) Influence of surgical technique on survival in patients with colorectal cancer: A review. Dis Colon Rectum 25: 545–557.

[66] Tan SG, Nambiar R, Rauff A, Ngoi SS, Goh HS (1991) Primary resection and anastomosis in obstructed descending colon due to cancer. Arch Surg 126: 748–751.

[67] Targarona EM, Martinez J, Nadal A, Balague C, Cardesa A, Pascual S, Trias M (1998) Cancer dissemination during laparoscopic surgery: Tubes, gas, and cells. World J Surg 22: 55–60.

[68] Tartter PI (1992) The association of perioperative blood transfusion with colorectal cancer recurrence. Ann Surg 216: 633–638.

[69] Teraskaki PI (1984) The beneficial transfusion effect on kidney-graft survival attributed to clonal depletion. Transplantation 37: 119–125.

[70] The SCOTIA Study Group (1995) Single-stage treatment for malignant left-sided colonic obstruction: A prospective randomized clinical trial comparing subtotal colectomy with segmental resection following intraoperative irrigation. Br J Surg 82: 1622–1627.

[71] Turnbull Jr RB, Kyle K, Watson FR, Spratt J (1967) Cancer of the colon: the influence of the no-touch isolation technique on survival rates. Ann Surg 166: 420–427.

[72] Vamvakas E, Moore SB (1993) Perioperative blood transfusion and colorectal cancer recurrence: A qualitative statistical overview and meta-analysis. Transfusion 33: 754–765.

[73] Wexner SD, Cohen SM (1995) Port site metastases after laparoscopic colorectal surgery for cure of malignancy. Br J Surg 82: 295–298.

[74] Wiggers T, Jeekel J, Arends JW, Brinkhorst AP, Kluck HM, Luyk CI, Munting JD, Povel JA, Rutten AP, Volovics A, et al. (1988) No-touch isolation technique in colon cancer: A controlled prospective trial. Br J Surg 75: 409–415.

Korrespondenz: Univ.-Prof. Dr. Friedrich Herbst, Chirurgische Universitätsklinik, AKH Wien, Währinger Gürtel 18–20, A-1090 Wien, Österreich. Tel.: +43-1-40400-5621, Fax: +43-1-40400-6763, E-Mail: f.herbst@akh-wien.ac.at

Adjuvante und palliative, internistisch-onkologische Therapie des colorectalen Carcinoms

Thomas Büchele, Axel Grothey, Wolfram Dempke und
Hans-Joachim Schmoll

1. Einleitung

Das colorectale Carcinom ist mit 678.000 Neuerkrankungen und 394.000 Sterbefällen pro Jahr die vierthäufigste Krebserkrankung weltweit. In Westeuropa, Nordamerika und Australien ist die Inzidenz am höchsten, in Nordafrika am niedrigsten (Boyle 1998). Die Heilungsrate beträgt über alle Stadien etwa 50% in Deutschland (Schmoll 1997). Die individuelle Prognose der betroffenen Patienten wird von einer Reihe Faktoren beeinflußt, die bereits bei der Erstdiagnose nachweisbar sind. Dazu gehören unter anderem Alter, Geschlecht, Allgemeinzustand, Tumorlokalisation, Dauer der tumorinduzierten Symptome und Qualität der chirurgischen Intervention. Weitere Faktoren sind Gefäß- und Lymphbahninfiltration, Tumorzellploidie, Differenzierungsgrad und präoperativer CEA-Serumspiegel. Der zur Zeit etablierteste und somit am häufigsten für Therapieentscheidungen verwendete Marker ist der Lymphknotenstatus im Tumorresektat. Der Lymphknotenstatus ist die Grundlage aller Stagingsysteme und gilt derzeit als der beste einzelne prognostische Marker bei dieser Erkrankung. Heute basieren alle Therapieempfehlungen auf dem Stagingsystem der UICC auf Basis der TNM-Klassifikation. Eine Differenzierung zwischen einzelnen Risikogruppen kann mit diesem Instrument allerdings nur sehr grob getroffen werden. Analysiert man retrospektiv große Studien zur adjuvanten Therapie, findet man immer Patientengruppen, die keine adjuvante Behandlung benötigt hätten, während andere Subgruppen nicht ausreichend behandelt waren. Die Entwicklung neuer prognostischer Marker und ihre Einführung in die klinische Routine ist deshalb sehr wichtig, um weitere Diskriminationsinstrumente zur Verfügung zu haben.

In den letzten Jahren haben sich zudem die therapeutischen Möglichkeiten in der adjuvanten und palliativen Behandlung des colorectalen Carcinoms durch die Entwicklung neuer Zytostatika (u. a. Oxaliplatin, Irinotecan, Raltitrexed) sowie Immuntherapeutika (z. B. 17-1A-Antikörper, aktive spezifische Immuntherapie [ASI]) deutlich erweitert. Dabei zeigen diese Substanzen sowohl in der

Monotherapie als auch gerade in Kombination mit 5-Fluorouracil (5-FU) eine gute antineoplastische Aktivität beim colorectalen Carcinom. Der Einsatz dieser neuen Substanzen wird derzeit in klinischen Studien sowohl beim fortgeschrittenen colorectalen Carcinom als auch in der adjuvanten Therapie geprüft.

Der vorliegende Artikel soll einen Überblick über die derzeitigen Therapiestandards und neue Behandlungsoptionen geben.

2. Adjuvante Therapie des colorectalen Carcinoms

2.1 Grundlagen

Auch wenn die chirurgische Entfernung von malignen Tumoren des Colons und Rectums die Basis der onkologischen Behandlung darstellt, so kommt es doch auch bei Patienten, die initial in kurativer Intention operiert worden waren, in einem nicht unerheblichen Anteil zum Auftreten eines Lokalrezidivs oder von Fernmetastasen. Daraus resultiert eine deutliche Abhängigkeit des Rezidivrisikos und des Gesamtüberlebens vom Stadium der primären, lokalen Tumorausbreitung (vgl. Tab. 1). Als Ursache hierfür wird das Vorhandensein einer okkulten, lokalen oder systemischen Mikrometastasierung zum Zeitpunkt der Primäroperation angesehen, die Ausgangspunkt einer späteren Metastasierung ist. Adjuvante Therapieverfahren zielen darauf, diese Mikrometastasen noch vor dem Manifestwerden eines Tumorrezidivs zu eradizieren. Dabei stehen prinzipiell chemotherapeutische, radiotherapeutische und immuntherapeutische Ansätze sowie Kombinationen aus diesen Verfahren zur Verfügung. Durch die unterschiedlichen lokalen Gegebenheiten mit differentem Metastasierungs- und Rezidivmuster zwischen Colon- und Rectumcarcinomen lassen sich zwischen diesen beiden Tumorentitäten auch verschiedene adjuvante Therapieprinzipien unterscheiden, die im folgenden genauer dargestellt werden sollen.

Tabelle 1. Stadiengruppierung AJC/UICC im Vergleich mit anderen Klassifikationen und der Erkrankungsprognose

UICC	Dukes	Dukes mod. n. Astler-Coller	T	N	M	5-Jahres-Überleben
0	A	A	Tis	N0	M0	
I	A	A B1	T1 T2			90%
II	B B1 B2	B2 B3	T3 T4			60–80%
III	C	C1 C2 C3	T1, T2 T3 T4	N1, N2		30–60%
IV	D	D	jedes T	jedes N	M1	5%

2.2 Coloncarcinom

2.2.1 Adjuvante systemische Chemotherapie

Erste Studien zur adjuvanten systemischen Therapie des Coloncarcinoms wurden schon in den 50er Jahren durchgeführt, nachdem 5-FU als zytostatisch wirksame Substanz bei dieser Tumorerkrankung definiert worden war. Aufgrund methodischer Mängel konnte jedoch lange keine Einzelstudie den Wert einer adjuvanten Chemotherapie belegen. Erst eine Meta-Analyse aus dem Jahr 1988 demonstrierte einen prognostischen Gewinn durch die postoperative Bolus-Applikationsbehandlung mit 5-FU über 1 Jahr (Buyse et al. 1988). Der dabei aufgezeigte Effekt war allerdings nur gering, mit einer Reduktion des Sterblichkeitsrisikos um 17%. Aufgrund der bis dato unbefriedigenden therapeutischen Ergebnisse einer alleinigen 5-FU-Gabe wurden verschiedene adjuvante Therapieansätze unter Verwendung biochemischer Modulatoren der 5-FU-Wirkung entwickelt. Levamisol (LEV, Ergamisol®), ein Phenylimidazol-Derivat, ist ein Antihelmintikum, dem ein immunmodulatorischer Effekt (T-Zell-Stimulation) zugeschrieben wird. Als Einzelsubstanz konnte es keinen Nutzen in der adjuvanten Therapie von Coloncarcinomen demonstrieren (Arnaud et al. 1989). Allerdings ließ sich mit der Kombination aus 5-FU und LEV erstmals in einer Studie ein signifikanter Überlebensvorteil erzielen (Davis et al. 1982), auch wenn nachfolgende Studien diesen Effekt zunächst nicht bestätigen konnten (Buroker et al. 1985, Mansour et al. 1990). Die auf dieser Basis 1984 initiierte erste Intergroup-Studie mit über 1000 Patienten konnte 1990 über die 3-Jahres-Überlebensraten berichten (Moertel et al. 1990). Dabei ließ sich eine Reduktion der Rezidivrate um 40% und der Mortalität um 33% für den 5-FU/LEV-Arm im Vergleich zu LEV als Monotherapie im Stadium Dukes C demonstrieren (vgl. Tab. 2). Bei einer abschließenden Analyse nach einer medianen Nachbeobachtungszeit von über 6 Jahren bestätigten sich die initial berichteten Ergebnisse (Moertel et al. 1995). In diesem Protokoll erstreckte sich die adjuvante Behandlung über 52 Wochen in Form einer 5tägigen Induktionsphase und nachfolgend wöchentlichen 5-FU-Bolus-Applikationen, wobei LEV parallel alle 2 Wochen über 3 Tage oral verabreicht wurde. Dieses Protokoll wurde schon unmittelbar nach der Veröffentlichung der ersten Ergebnisse 1990 in einer Consensus-Konferenz des amerikanischen National Institute of Health als adjuvanter Therapiestandard für Patienten mit Stadium-III-(Dukes C)-Coloncarcinomen definiert, eine Empfehlung, der sich 1994 auch die CAO, AIO und ARO der Deutschen Krebsgesellschaft anschlossen (Arbeitsgemeinschaften der Deutschen Krebsgesellschaft 1994). Ungeklärt blieb die Frage nach dem Vorteil einer adjuvanten Therapie für Patienten im Stadium II, d. h. mit lokal fortgeschrittenen Tumoren ohne Nachweis einer lymphatischen Metastasierung.

Nachdem sich in Studien zur Therapie fortgeschrittener, metastasierender Coloncarcinome die Kombination aus 5-FU und Folinsäure (FA) der alleinigen Gabe von 5-FU überlegen erwiesen hatte, lag eine Untersuchung dieser 5-FU-modulierenden Kombinationstherapie in der adjuvanten Situation nahe. Eine Reihe von Studien konnte dabei die Effektivität von 5-FU/FA als adjuvante Behandlung gegenüber einer unbehandelten Kontrollgruppe bestätigen. Die NSABP-(National Surgical Adjuvant Breast and Bowel Project)-Studie C 03 demonstrierte nach 3

Tabelle 2. Studien zur adjuvanten Chemotherapie bei Coloncarcinomen in den Stadien B2 und C nach Dukes mit 5-Fluorouracil (5-FU) und Levamisol (LEV)

Studie	Protokoll	Patientenzahl	Krankheitsfrei nach 5 Jahren (%)	Gesamtüberleben nach 5 Jahren (%)	p-Wert
Windle et al.	Kontrolle	45	n.b.	55	
	5-FU (oral)	42	n.b.	45	0,046
	5-FU + LEV	44	n.b.	68	
NCCTG	Kontrolle	135	45	55	
(Dukes B+C)	LEV	130	59	60	< 0,05
	5-FU + LEV	136	59	62	
Intergroup	Kontrolle	159	77	91	
B2	5-FU + LEV	159	84	85	n.s.
Intergroup C	Kontrolle	315	47	55	
	LEV	310	53	64	0,006
	5-FU	304	66	71	

n.b. = nicht berichtet; n.s. = nicht signifikant

Tabelle 3. Studien zur adjuvanten Chemotherapie bei Coloncarcinomen in den Stadien B2 und C nach Dukes mit 5-Fluorouracil (5-FU) und Folinsäure (FA)

Studie	Pat.	Protokoll	Krankheitsfrei nach 3 Jahren (%)	p-Wert	Gesamtüberleben nach 3 Jahren (%)	p-Wert
IMPACT (GIVIO +	1526	Kontrolle	62		78	
NCIC + FFCD)		5-FU/FA m	71	< 0,0001	83	0,027
NCCTG	317	Kontrolle	64		71	
		5-FU/FA m	77	< 0,0001	75	0,04
Italienische Studie	239	Kontrolle	59*		65*	
		5-FU/FA m	74*	< 0,005	79*	0,004
NSAPB C 03	1081	MOF	64		77	
		5-FU/FA w	73	< 0,0004	84	0,003

* Werte nach 5 Jahren; MOF = Methyl-CCNU, Vincristin, 5-FU; w = Roswell-Park-Protokoll, m = Mayo-Clinic-Protokoll

Jahren einen günstigen Effekt auf die krankheitsfreie Zeit (73 vs. 64%) und das Gesamtüberleben (84 vs. 77%) im Vergleich mit einem alternativen Chemotherapieprotokoll (MOF, siehe Tab. 3) (Wolmark et al. 1993). Eine zusammenfassende Analyse dreier verschiedener kanadischer bzw. europäischer Studien in der sog. IMPACT-Gruppe konnte zeigen, daß sich durch eine einjährige Therapie mit Bolus-5-FU/FA nach 3 Jahren eine Reduktion der Mortalität um 22% im Vergleich zu einer unbehandelten Kontrollgruppe erzielen ließ (83 vs. 78%) (International Multicentre Pooled Analysis of Colon Cancer Trials [IMPACT] Investigators 1995). Weitere, kleinere Studien konnten diese Ergebnisse bestätigen (Tab. 3).

Zum direkten Vergleich zwischen adjuvanten Therapiekonzepten auf der Basis von 5-FU/FA oder 5-FU/LEV sind in den letzten Jahren mehrere Untersuchungen durchgeführt worden (Tab. 4). Die Studien NSABP C 04 (Wolmark et al. 1996) und der Kollaboration der NCCTG (North Central Cancer Treatment Group) mit dem NCIC (National Cancer Institute of Canada) (O'Connell et al. 1998) legen nahe, daß die Kombination 5-FU/FA mindestens gleichwertig, möglicherweise sogar überlegen ist gegenüber 5-FU/LEV. Die Studie NSABP C 04 zeigte, daß die 5-FU/FA-Kombination appliziert über 12 Monate u. U. einen Vorteil in bezug auf das Gesamtüberleben im Vergleich mit einer 12monatigen 5-FU/LEV-Therapie erbringen könnte. Die Untersuchungen der NCCTG-NCIC demonstrierten keinen signifikanten Unterschied zwischen einer 12monatigen Gabe von 5-FU/LEV nach dem Moertel-Protokoll und einer 6monatigen Therapie mit 5-FU/FA. Auch der Vergleich zwischen einer 12monatigen Behandlung mit 5-FU/FA oder 5-FU/FA + LEV ergab keine signifikante Differenz in bezug auf die krankheitsfreie Zeit und das Gesamtüberleben, so daß offensichtlich LEV nicht in der Lage war, den adjuvant-therapeutischen Effekt der Kombination aus 5-FU und FA zu erhöhen. Hingegen erwies sich die nur 6monatige Gabe von 5-FU/LEV einer gleich langen Therapie mit 5-FU/FA als signifikant unterlegen (vgl. Tab. 4). Da nach Ergebnissen der Studie INT 0089 mit 3759 Patienten zudem 12 Monate 5-FU/LEV und 6 Monate 5-FU/FA äquieffektiv sind (Haller et al. 1998), gilt heute allgemein eine 6monatige Behandlung mit 5-FU nach einem Bolus-Protokoll (Mayo-Clinic- oder Roswell-Park-Protokoll, s. unten) als Standardchemotherapie in der adjuvanten Behandlung lokal fortgeschrittener Coloncarcinome, zumal das Nebenwirkungsprofil dieser beiden Therapieansätze keinen Vorteil für die eine oder andere erkennen läßt (Porschen 1997). Im aktuellen Consensus der CAO/AIO/ARO von 1999 wird auf der Basis dieser Ergebnisse außerhalb von klinischen Studien bei Coloncarcinomen im Stadium III (Dukes C) eine adjuvante Chemotherapie in Form einer 6monatigen Therapie mit 5-FU/FA-Bolus oder einer 12monatigen Behandlung nach dem Moertel-Protokoll mit 5-FU/LEV empfohlen (Arbeitsgemeinschaften der Deutschen Krebsgesellschaft 1999).

Für Patienten mit lokal fortgeschrittenen, jedoch nicht lymphatisch metastasierenden Coloncarcinomen (Stadium II = Dukes B) lassen sich entsprechende Empfehlungen für die Durchführung einer adjuvanten Therapie außerhalb von klinischen Studien zur Zeit noch nicht geben. Allerdings zeigten die Intergroup- und auch die IMPACT-Studie jeweils eine verminderte Rezidivrate, jedoch ohne Einfluß auf das Gesamtüberleben für Patienten im Stadium Dukes B2 (T4 N0). Eine Metaanalyse aller 4 Studien NSABP C 01–04 kam zu dem Schluß, daß auch Patienten im Stadium Dukes B von einer adjuvanten, chemotherapeutischen Be-

Tabelle 4. Studien zum Vergleich einer adjuvanten Chemotherapie bei Coloncarcinomen in den Stadien B2 und C nach Dukes mit 5-FU/LEV und 5-FU/FA ± LEV

Studie	Pat.	Protokoll (Dauer in Monaten)	Krankheits-frei nach 5 J. (%)	p-Wert	Gesamt-überleben n. 5 J. (%)	p-Wert
INT 0089	3759	5-FU/LEV (12)	56		63	
		5-FU/FA w (8)	60		65	
		5-FU/FA m (6)	59	n.s.	66	n.s.
		5-FU/FA m / LEV (6)	60		67	
NCCTG-NCIC	915	5-FU/LEV (6)	58		60	
		5-FU/FA m (6)	63		70	< 0,01
		5-FU/FA m (12)	63	n.s.	68	n.s.
		5-FU/FA m / LEV (12)	57		63	
NSAPB C 04	2151	5-FU/LEV (12)	60*	0,06	69*	0,05
		5-FU/FA w (12)	64*		74*	
		5-FU/FA w / LEV (12)	64*	n.s.	72*	n.s.

* Werte nach 3 Jahren, n.s. = nicht signifikant; w = Roswell-Park-Protokoll, m = Mayo-Clinic-Protokoll

handlung profitieren und diese ihnen somit angeboten werden müßte (Mamounas et al. 1996). Eine zusammenfassende Auswertung fünf randomisierter Studien mit insgesamt 998 Patienten im Stadium II fand eine geringe, grenzwertig signifikante Prognoseverbesserung durch eine adjuvante Chemotherapie in bezug auf das rezidivfreie Überleben (74% vs. 77%, P = 0,051) und das Gesamtüberleben (81% vs. 83%, P = 0,036) nach 5 Jahren (Erlichman et al. 1997). Diese Ergebnisse deuten darauf hin, daß auch Patienten im Stadium II von einer adjuvanten Chemotherapie profitieren. Dies gilt vor allem für Patienten im Stadium T4N0M0 (sog. Dukes B2 oder Astler-Coller B3), deren Prognose signifikant schlechter ist als im Stadium T3N0M0 (vgl. Tab. 1). De facto werden heute in den meisten amerikanischen Kliniken Patienten im Stadium II adjuvant chemotherapiert. In Zukunft sollten allerdings molekulare prognostische und prediktive Marker eine genauere Differenzierung von Risikogruppen bei nodal-negativen, aber lokal fortgeschrittenen Coloncarcinomen ermöglichen (s. unten und Tab. 5).

2.2.2 Portalveneninfusion

Da für die meisten Patienten mit Coloncarcinomen die Leber als Ort der späteren primären Metastasierung angenommen werden muß, liegt das Konzept einer adjuvanten, lokoregionalen Therapie im Sinne einer Portalveneninfusion nahe, zudem sich durch den Einsatz von Fluoropyrimidinen (5-FU oder Floxuridin = FUDR) ± Mitomycin hohe Dosisintensitäten in der Leber bei gleichzeitig hohem First-pass-

Tabelle 5. Molekulare Marker im Serum und Tumorgewebe mit prognostischer Relevanz bei colorectalen Carcinomen in den Stadien I und II (nach Schmoll 1998)

Molekulare Marker	Statistisch als Prognosefaktor nachgewiesen	
	univariat	multivariat
Indikatoren eines fortgeschritteneren Stadiums mittels klassischer Pathologie		
Cytokeratinfärbung von Tumorzellen in Leber	+	–
PCR-Nachweis von Cytokeratin u/o. CEA in LKn	+	–
K-ras Expression in LKn	+	–
Indikatoren einer aggressiven Tumorbiologie		
CEA im Serum	+	+
HER-2 (erbB-2) Überexpression	+	+
K-ras Mutationen	+	±
Mutationen *DCC*/LOH 18q	+	+
Indikatoren einer gesteigerten Proliferation		
Aneuploidie	+	±
Hoher DNA-Index	+	+
PCNA-Expression	+	+
P27 Kip 1 Überexpression	+	+
Indikator einer Entdifferenzierung		
Verminderte Expression der Sucrose-Isomaltase	+	+
Indikatoren einer gesteigerten Migration und Invasivität		
Downregulation von E-cadherin	+	+
Expression von CD44 var 6	+	–
Hohe VEGF-Expression	+	±
Indikatoren einer verminderten Apoptose-Fähigkeit		
P53-Mutation/LOH 17q	+	+
Bcl-2 Überexpression	+	±
Gestörte CD95-(Fas)-vermittelte Signaltransduktion	+	–
Indikatoren einer Immunabwehr		
NK-Zell-Infiltration	+	+
CD95 Ligand-(Fas-1)-Expression	+	–
Indikatoren einer Chemotherapie-Resistenz		
Thymidilatsynthase-Überexpression	+	±
Sonstige Indikatoren		
Ratio: niedriger IGF-I-R im Tumor/hohes Serum-Prolactin	+	–

Effekt und geringen systemischen Zytostatikaspiegeln erzielen lassen. Dabei wird intraoperativ ein Katheter in die rekanalisierte Umbilicalvene eingesetzt, über den postoperativ für 7 Tage die Zytostatikaapplikation erfolgt. In einer jüngst veröffentlichten Meta-Analyse, die 4000 Patienten in 10 Studien umfaßte, konnte eine marginale, aber signifikante Verbesserung der 5-Jahres-Überlebensrate durch eine

Portalveneninfusion demonstriert werden (Anonymous 1997). Die mittlerweile abgeschlossene EORTC-Studie ergab allerdings keinen Vorteil für die Durchführung einer adjuvanten Portalveneninfusion. Der Einschluß dieser Studie in die Meta-Analyse würde den marginalen Vorteil weiter relativieren. Somit lassen der technisch-operative Aufwand, die Häufigkeit lokaler Komplikationen sowie der – wenn überhaupt vorhandene – marginale Effekt den Einsatz dieses Verfahrens außerhalb von klinischen Studien nicht als gerechtfertigt erscheinen (Rougier et al. 1998).

2.2.3 Intraperitoneale Therapie

Gleiches gilt für die Anwendung einer intraperitonealen, adjuvanten in Verbindung mit einer gleichzeitigen systemischen Chemotherapie. Das Konzept dieses Behandlungsansatzes beruht u. a. darauf, daß sowohl potentielle peritoneale als auch hepatische Mikrometastasen hohen 5-FU-Konzentrationen ausgesetzt werden, da intraperitoneal appliziertes 5-FU nach peritonealer Resorption über die Pfortader zur Leber transportiert wird, wo sich hohe, zytostatisch wirksame Spiegel nachweisen lassen. Eine österreichische Studie mit 196 Patienten stellte die Überlegenheit der kombinierten intraperitonealen/intravenösen 5-FU/FA-Therapie gegenüber dem Kontrollarm mit systemischer Applikation von 5-FU/LEV in bezug auf die Rezidivrate (P = 0,0014) und das Gesamtüberleben (P = 0,0005) mit einer geschätzten Mortalitätsreduktion von 43% (95% Konfidenzinterval 26–70%) dar (Scheithauer et al. 1998). Allerdings war der Kontrollarm mit 6 Monaten 5-FU/LEV inadäquat, da mit einer derartigen Therapie signifikant schlechtere Ergebnisse als mit 12 Monaten 5-FU/LEV zu erwarten sind (Haller et al. 1998), so daß der Vorteil der peritonealen Therapie mit 5-FU/FA vermutlich alleine durch die Applikation einer besser wirksamen Chemotherapie (5-FU/FA) hervorgerufen wurde.

2.2.4 Adjuvante Immuntherapie

Die schon in den 80er Jahren durchgeführten Studien zur adjuvanten, nicht-spezifischen Immuntherapie des lokal fortgeschrittenen colorectalen Carcinoms (z. B. mit BCG) konnten keinen therapeutischen Effekt gegenüber unbehandelten Kontrollgruppen zeigen (Gastrointestinal Tumor Study Group 1984, Gilbert 1986). Neuere Behandlungsformen unter Einsatz tumor-spezifischer immuntherapeutischer Ansätze haben jedoch gerade in den letzten Jahren vielversprechende Resultate erbracht. In einer randomisierten Studie mit 189 Patienten im Stadium III ließ sich durch den monoklonalen Antikörper 17-1A (Panorex®) eine signifikante Verbesserung des Gesamtüberlebens nach 5 Jahren gegenüber einer unbehandelten Kontrollgruppe erzielen (Riethmüller et al. 1994). Die abschließende Analyse der Studiendaten mit einer Nachbeobachtungszeit von 7 Jahren ergab eine 32%ige Reduktion der Gesamtmortalität und eine 23%ig verminderte Rezidivrate für die mit dem Antikörper 17-1A behandelte Patientengruppe (Riethmüller et al. 1998). Allerdings ließ sich kein signifikanter Effekt auf das Auftreten von Lokalrezidiven nachweisen.

Eine weitere, aktuelle Studie zur adjuvanten Immuntherapie des colorectalen Carcinoms untersuchte die Wirksamkeit einer aktiven spezifischen Immuntherapie (ASI) mit autologen Tumorvakzinen + BCG bei 254 Patienten im Stadium II und III (Vermorken et al. 1999). In dieser randomisierten Studie konnte nach einer medianen Nachbeobachtungszeit von 5,3 Jahren eine 44%ige Rezidivreduktion (P = 0,023) und deutliche Verlängerung des rezidivfreien Überlebens (P = 0,032) demonstriert werden, wobei der adjuvant-therapeutische Effekt bei Patienten im Stadium II stärker ausgeprägt war als im Stadium III. Ferner zeigte sich ein allerdings nicht signifikanter Trend im Sinne eines verbesserten Überlebens der Immuntherapie-Gruppe (P = 0,149). Kritisch bleibt anzumerken, daß beide Studien zur Immuntherapie, die signifikante Therapieeffekte aufwiesen, keinen chemotherapeutischen Kontrollarm beinhalteten. Allerdings sollten die dargestellten Ergebnisse Anlaß sein, immuntherapeutische Verfahren in der adjuvanten Situation bei colorectalen Carcinomen an größeren Patientenkollektiven zu evaluieren und auch mit chemotherapeutischen Ansätzen zu kombinieren. Entsprechende Untersuchungen zum Antikörper 17-1A werden zur Zeit multizentrisch in mehreren Studien in Europa und den USA durchgeführt.

2.2.5 Adjuvante Therapie adaptiert an molekulare prognostische Marker

Die Tatsache, daß die Notwendigkeit einer adjuvanten Therapie für Coloncarcinome zumindest im Stadium III als allgemein akzeptiert und etabliert gelten kann, ist der konsequenten Durchführung aufeinander aufbauender, multizentrischer Studien zu verdanken. Auch für das Stadium II scheint sich eine ähnliche Entwicklung anzudeuten. Allerdings ist dabei auch klar, daß insgesamt nur ein kleiner Prozentsatz der Patienten mit potentiell kurativ operierten Coloncarcinomen von einer heute standardmäßig mindestens 6monatigen adjuvanten Therapie profitiert, die große Mehrzahl jedoch übertherapiert wird. Ähnlich wie beim Mammacarcinom wird sich daher zunehmend nicht die Frage stellen: Wen behandeln wir?, sondern: Wen behandeln wir nicht? Eine risikoadaptierte, adjuvante Chemotherapie, die eine feinere Diskriminierung von Risikogruppen über den Lymphknotenstatus hinaus erlaubt, könnten in Zukunft verschiedene molekulare Marker liefern, die in Tab. 5 zusammengefaßt sind.

2.3 Rectumcarcinom

Trotz kurativ intendierter Resektion sind aufgrund der lokalen Gegebenheiten beim Rectumcarcinom in einem relativ hohen Prozentsatz Lokalrezidive zu erwarten. Die Lokalrezidivrate lag dabei in verschiedenen Studien für alle lokalisierten Stadien zusammen zwischen 5–50%, im Mittel bei 28%. Nicht zuletzt, da das Auftreten eines Lokalrezidivs mit einer erheblichen Morbidität und Verminderung der Lebensqualität verbunden ist, muß die langfristige lokale Kontrolle des Tumorwachstums Ziel jedweden adjuvanten Behandlungsansatzes beim Rectumcarcinom sein. Zudem kann davon ausgegangen werden, daß die Verhinderung eines Lokalrezidivs zumindest in größeren Studien auch einen Einfluß auf das Gesamtüberleben haben könnte. In Hinblick auf mögliche Therapieoptionen rückt die Strahlentherapie, auch in Kombination mit einer parallelen zytostatischen Behandlung, in den Mittelpunkt.

Die theoretischen Vorteile eines postoperativen Behandlungsansatzes beziehen sich auf die Möglichkeit einer besseren Patientenselektion durch das Vorliegen der pathohistologischen Ergebnisse mit exakter klinischer Stadieneinteilung und damit Risikozuordnung. Allerdings ist eine postoperative Radio-(Chemo-)Therapie mit dem Nachteil verbunden, daß Tumorzellen im postoperativen Narbengewebe einem relativ hypoxischen Milieu ausgesetzt sind, wodurch eine verminderte Strahlensensibilität anzunehmen ist.

In 6 randomisierten Studien wurde seit den 80er Jahren die postoperative Bestrahlung des Beckens (ohne parallele Chemotherapie) mit alleinigem operativem Vorgehen im Stadium II und III verglichen. Nur in einer dieser Studien (Medical Research Council Rectal Cancer Working Party 1996) konnte eine Verminderung der Lokalrezidivrate demonstriert werden, ein Einfluß auf das Gesamtüberleben wurde in keiner Studie nachgewiesen. Zudem ist die postoperative Radiotherapie mit einer nicht unerheblichen Morbidität, vor allem im Sinne von chronischen Diarrhöen, verbunden (Arnaud et al. 1997). Insgesamt kann somit bei diesem Therapieansatz eine moderate lokale Effektivität, jedoch kein Einfluß auf das Gesamtüberleben bei gleichzeitig relativ hoher Nebenwirkungsrate konstatiert werden.

Angesichts dieser Resultate und der gleichzeitig in Studien zur adjuvanten Behandlung des Coloncarcinoms aufgezeigten Effektivität einer zytostatischen Behandlung lag es nahe, Untersuchungen zur adjuvanten Radio-Chemotherapie des Rectumcarcinoms durchzuführen. Tab. 6 faßt die Ergebnisse der wichtigsten 3 Studien zu dieser Fragestellung zusammen. Dabei wird deutlich, daß vor allem in bezug auf das Gesamtüberleben eine kombinierte Radio-Chemotherapie einen signifikanten Effekt hat, wobei sich im direkten Vergleich die Gabe von 5-FU als Dauerinfusion der Bolus-Applikation überlegen zeigte (O'Connell et al. 1994). In der Initialphase der Anwendung dieses Therapiekonzeptes traten nicht zuletzt durch die Bolus-Gabe von 5-FU und den Einsatz von Semimustin (MeCCNU) zum Teil erhebliche Nebenwirkungen im Sinne von Myelosuppression und Diarrhöen auf, die bei etwa 35% der Patienten zum vorzeitigen Therapieabbruch führten. Zugleich traten bis zu 5% therapieassoziierte Todesfälle auf (Gastrointestinal Tumor Study Group 1985, Krook et al. 1991). Darüber hinaus ist der Einsatz von Semimustin mit einer hohen Rate an sekundären Leukämien verbunden, was den Einsatz dieser Substanz in einer adjuvanten Therapiesituation problematisch machte. Erst in der Intergroup-Studie mit Einsatz einer zeitlich verkürzten 5-FU-Therapie und einer modifizierten Applikationsform der Strahlentherapie (4 Felder statt bisher 2) ließen sich Nebenwirkungen minimieren, die Rate an Todesfällen sank unter 1% (O'Connell et al. 1994). Auf der Basis der genannten Studien empfahl die NIH Consensus Conference 1990 die postoperative Radio-Chemotherapie als Standard in der Behandlung von Rectumcarcinomen im Stadium II und III. Dieser Empfehlung schloß sich auch die Consensuskonferenz der Deutschen Krebsgesellschaft im Jahre 1994 an (Arbeitsgemeinschaften der Deutschen Krebsgesellschaft 1994), die auch im aktuellen Consens des Jahres 1998 fast unverändert fortgeschrieben wurde (Arbeitsgemeinschaften der Deutschen Krebsgesellschaft 1999). Die 5-FU-Applikation kann dabei als Bolus oder als Dauerinfusion erfolgen. Angesichts der

Tabelle 6. Ergebnisse randomisierter Studien zur adjuvanten kombinierten Radio-Chemotherapie beim Stadium-II/III-Rectumcarcinom

Studie	Protokoll*	Pat.	Kontrolle Lokalrezidiv	Verminderte Fernmetastasierung	Verlängertes Gesamtüberleben
GITSG (Gastrointestinal Tumor Study Group 1985)	OP vs.104 RT 5-FU + 5-FU/Semimustin	104	nein (P = 0,06)	nein (P = 0,06)	ja (P = 0,005)
NCCTG (Krook et al. 1991)	RT vs. RT 5-FU + 5-FU/Semimustin	204	ja (P = 0,03)	ja (P = 0,01)	ja (P = 0,02)
Intergroup (O'Connell et al. 1994)	RT 5-FU Bolus vs. RT 5-FU PVI	660	nein (P = 0,11)	ja (P = 0,03)	ja (P = 0,005)

* Der jeweils statistisch bessere Studienarm ist <u>unterstrichen</u>; RT = Radiotherapie, PVI = protrahierte venöse Infusion

Ergebnisse der Intergroup ist zu diskutieren, ob nicht der standardmäßige Einsatz des protrahierten 5-FU-Protokolls eine bessere Effektivität entfalten würde.

Ebenfalls im aktuellen Consensuspapier der Deutschen Krebsgesellschaft wird der Einsatz einer präoperativen Radio-Chemotherapie bei ansonsten inoperablen, T4-Rectumcarcinomen sowie bei tiefsitzenden T3–T4-Tumoren (N0–N1) zur Ermöglichung einer kontinenzerhaltenden Operation als Standardvorgehen empfohlen. Hierdurch läßt sich in 35–75% der Fälle eine sekundäre Resektabilität des Tumors erreichen (Pahlman et al. 1995).

2.4 Neue Zytostatika in der adjuvanten Therapie

Bis vor kurzem stand für die Behandlung des colorectalen Carcinoms mit 5-FU nur eine Substanz mit reproduzierbarer Aktivität zur Verfügung. Durch biochemische Modulation und Änderung des Applikationsmodus im Sinne einer protrahierten Infusion konnte die chemotherapeutische Potenz von 5-FU-haltigen Therapien zunächst verbessert werden. Darüber hinaus wurden aber in den letzten Jahren mehrere neue Zytostatika entwickelt und in Phase-II/III-Studien bereits klinisch getestet, die ebenfalls eine relevante zytotoxische Wirkung beim colorectalen Carcinom besitzen und die die therapeutischen Möglichkeiten in der palliativen Situation schon jetzt erheblich erweitern. Besonders aber die Kombination einer protrahierten 5-FU/FA-Infusion (z. B. über 24 oder 48 Stunden) mit Oxaliplatin oder Irinotecan scheint besonders vielversprechend zu sein, da hier erstaunlich hohe Ansprechraten (über 60% bei unbehandelten Patienten) erzielt werden (siehe auch Tab. 19). Ein Einsatz dieser neuen Kombination erscheint auch in der adjuvanten Therapie sinnvoll, da eine Verdopplung bis Verdreifachung der Remissionsraten in der First-Line-Therapie sicher auch in der adjuvanten Therapie einen positiven

Einfluß auf das Rezidivrisiko haben könnte. Ein wichtiger Aspekt in diesem Zusammenhang ist allerdings, daß diese Kombinationsprotokolle zum Teil erheblich toxischer sind (Oxaliplatin: reversible periphere Neuropathie, Diarrhöe; Irinotecan: akutes cholinerges Syndrom, schwere Diarrhöen, Neutropenie, Alopecie) als die bisher in der adjuvanten Therapie verwendeten Protokolle. Diese Tatsache muß natürlich bei der Frage der künftigen Standardtherapie berücksichtigt werden. Große, multizentrische randomisierte Studien mit Evaluation der Lebensqualität sind deshalb zur Klärung dieser Fragen notwendig.

2.4.1 Aktuelle Studien zur adjuvanten Therapie

Im Rahmen der europaweiten PETACC-I-(Pan-European Trial of Adjuvant Therapy of Colorectal Cancer) und PETACC-II-EORTC-Studien wird zur Zeit die Wertigkeit einer protrahierten 5-FU/FA-Infusion, die in bezug auf die objektive Remissionsrate der Bolusgabe in der palliativen Situation überlegen ist, und einer Monotherapie mit Raltitrexed im Vergleich zur Standardtherapie (Mayo-Clinic-Protokoll) bei Patienten mit Coloncarcinom im Stadium III UICC untersucht.

Raltitrexed, ein Thymidilat-Synthase-Hemmer, gilt derzeit als Reservesubstanz und sollte nach den Empfehlungen der Deutschen Krebsgesellschaft vornehmlich bei einer Kontraindikation gegen 5-FU eingesetzt werden. Für Patienten im Stadium III wird eine Behandlung mit 6 Cyclen Raltitrexed alle drei Wochen empfohlen.

Auf weitere neue Zytostatika, die in adjuvanten klinischen Therapiestudien geprüft werden, wird im folgenden (Abschnitt palliative Therapie) eingegangen.

Studien mit oralen Fluoropyrimidinen (sog. 5-FU-Prodrugs) im Vergleich zu 5-FU/FA-Protokollen werden zur Zeit weltweit durchgeführt. Eine Übersicht über verschiedene orale 5-FU-Prodrugs zeigt Tab. 14. Erste adjuvante Studien aus Japan dokumentieren, daß sich mit oralen Fluoropyrimidinen ähnliche Ergebnisse wie mit intravenösen 5-FU/FA-Protokollen im Vergleich zu keiner adjuvanten Chemotherapie erzielen lassen (Ito et al. 1996). Auch in Nordamerika wird derzeit eine Studie in den Stadien II und III im Rahmen der NSABP (Protokoll C-06) mit oralem UFT plus Folinsäure durchgeführt (Mamounas et al. 1997). Ergebnisse sind derzeit noch nicht verfügbar.

Oxaliplatin, ein Platinderivat, und Irinotecan, ein Topoisomerase-I-Hemmer, haben als Einzelsubstanz eine signifikante Aktivität beim colorectalen Carcinom (siehe Tab. 13). Auch die Kombinationen Oxaliplatin plus Irinotecan, Oxaliplatin plus 5-FU/FA sowie Irinotecan plus 5-FU/FA zeigen hervorragende Remissionsraten bei unbehandelten und vorbehandelten Patienten mit fortgeschrittenem colorectalem Carcinom. Bisher gibt es allerdings keine publizierten Studien zur adjuvanten Therapie mit diesen neuen Substanzen. In Frankreich werden derzeit randomisierte Studien im Stadium III UICC zur Standardtherapie versus 5-FU/FA plus Oxaliplatin (de Gramont-Protokoll) und Standardtherapie versus Irinotecan als Monosubstanz durchgeführt. Ergebnisse liegen noch nicht vor.

3. Chemotherapie des fortgeschrittenen colorectalen Carcinoms

Für Patienten mit fortgeschrittenem, d. h. metastasierendem colorectalem Carcinom gibt es auch mit den heute verfügbaren Behandlungsmöglichkeiten keine Aussicht auf einen kurativen Erfolg der durchgeführten Therapie. Die chemotherapeutische Behandlung dieser Patienten hat aus diesem Grund zwei wesentliche Ziele:

Die Dauer der verbleibenden Lebenszeit und die Lebensqualität in dieser Zeit sollen verbessert werden.

Die gewählte Therapieform sollte deshalb möglichst nebenwirkungsarm sein und nur in Ausnahmefällen stationär durchgeführt werden.

3.1 Palliative Chemotherapie – Ja oder nein?

Obwohl es in der gesamten Literatur zur Chemotherapie des colorectalen Carcinoms nur wenige Studien zu dieser Frage gibt, muß diese Frage eindeutig positiv für die Durchführung einer chemotherapeutischen Behandlung beantwortet werden. Eine Übersicht über randomisierte Studien, die eine palliative Chemotherapie mit supportiver Therapie alleine verglichen haben, zeigt Tab. 7. Aufgelistet sind sowohl Studien einer systemischen Chemotherapie als auch einer lokalen Therapie bei solitären Lebermetastasen.

Scheithauer et al. (Scheithauer et al. 1993) konnten in einer Studie durch den Einsatz einer systemischen Chemotherapie eine signifikante Verlängerung des Überlebens (von 5 auf 11 Monate) und eine Verbesserung der Lebensqualität im Vergleich zu supportiver Therapie alleine zeigen. Beretta et al. (Beretta et al. 1997) führten eine randomisierte Studie bei Patienten über 70 Jahre durch, und auch bei diesen Patienten konnte ein eindeutiger Vorteil (Gesamtüberleben) ohne wesentliche Einschränkung der Lebensqualität demonstriert werden. Eine kürzlich publizierte Studie von Cunningham et al. (Cunningham et al. 1998) konnte ebenfalls einen Vorteil für Chemotherapie sowohl in bezug auf das Überleben (9,5 versus 6,5 Monate) als auch die Lebensqualität nachweisen. Verglichen wurde hier allerdings bereits der Effekt einer Second-Line-Therapie, denn alle eingeschlossenen Patienten hatten bereits eine Krankheitsprogression unter ein oder zwei 5-FU-haltigen Vortherapien gezeigt. Smyth (Smyth et al. 1995) untersuchte in zwei Studien die Wertigkeit der Substanz Tauromustin im Vergleich zu supportiver Therapie und zu einem Bolus-5-FU-Protokoll. Tauromustin zeigte klinisch keine Aktivität beim colorectalen Carcinom. Aus diesem Grund kann man den chemotherapeutisch ineffektiven Tauromustin-Arm der zweiten Studie einer Kontrollgruppe mit lediglich supportiver Therapie gleichsetzen. Auch hier zeigte sich ein deutlicher Unterschied im Überleben für den 5-FU-Arm respektive den Chemotherapiearm.

Drei weitere Studien untersuchten die Wertigkeit einer lokalen Therapie mit oder ohne systemischer Zugabe von 5-FU bei nicht operablen Lebermetasen im Vergleich zu supportiver Therapie. Alle drei Studien zeigten einen signifikanten Überlebensvorteil und eine Verbesserung der Lebensqualität für die lokale Therapie.

Zusammenfassend bleibt festzuhalten, daß alle diese Studien unabhängig von der Applikationsart (lokal/systemisch) einen deutlichen Vorteil für eine chemotherapeutische Behandlung sowohl im Sinne einer Lebensverlängerung als auch einer verbesserten Lebensqualität belegen. Die genannte Studie von Cunningham et al. belegte außerdem erstmals den therapeutischen Nutzen einer Salvage-Therapie nach Versagen von 5-FU-haltigen Chemotherapieprotokollen.

Tabelle 7. Randomisierte Studien: Supportive Therapie vs. systemische oder lokale Chemotherapie

Autor/Jahr	Regime	Pat.	Überleben (Median, Monate)	p-Wert	Lebensqualität k. A. = keine Angaben
Systemische Therapie, unbehandelte Patienten					
NGTATG (The Nordic Gastrointestinal Tumor Adjuvant Therapy Group 1992)	Sofortige Therapie, 5-FU/FA/MTX **vs.** verzögerte Therapie, 5-FU/FA/MTX	92 91	14 9	< 0,02	k. A.
Scheithauer (Scheithauer et al. 1993)	Cisplatin/5-FU/FA **vs.** Supportive Therapie	20 20	11 5	< 0,01	verbessert
Smyth (Smyth et al. 1995)	Tauromustin **vs.** Supportive Therapie	85 85	6 5	nicht signifikant	k. A.
Smyth (Smyth et al. 1995)	Tauromustin **vs.** 5-FU	116 116	6 10	0,03	k. A.
Glimelius (Glimelius et al. 1995)	Chemotherapie **vs.** supportive Therapie	21	12 6	0,1	verbessert
Beretta (Beretta et al. 1997)	5-FU/*l*-FA **vs.** supportive Therapie (alle Pat. über 70 Jahre)	79 78	7,5 5,5	0,0016	k. A.
Systemische Therapie, vorbehandelte Patienten					
Cunningham (Cunningham et al. 1998)	Irinotecan **vs.** supportive Therapie	189 90	9,2 6,5	0,0001	verbessert
Lokale Therapie bei nicht operablen Lebermetastasen					
Rougier (Rougier et al. 1992a)	Intraarteriell FudR **vs.** supportive Therapie (± verzögerte syst. CTX)	81 82	15 11	< 0,02	k. A.
Hafstrom (Hafstrom et al. 1994)	Arterielle Okklusion plus intraportal FudR **vs.** supportive Therapie	32 28	17 8	< 0,005	k. A.
Allen-Mersh (Allen-Mersh et al. 1994)	Intraarteriell FudR **vs.** supportive Therapie	51 49	13,5 7,5	< 0,03	verbessert

In einer Übersicht von Glimelius aus dem Jahr 1995 (Glimelius et al. 1995) konnte zudem belegt werden, daß die Durchführung einer palliativen Chemotherapie durchaus kosteneffektiv sein kann.

Die Frage, wann eine chemotherapeutische Behandlung ohne kurative Chance beginnen sollte, wird nach wie vor kontrovers diskutiert. Bisher wurde die Meinung vertreten, daß eine Chemotherapie nur dann indiziert sei, wenn tumorbedingte Symptome auftreten oder bei fehlender Symptomatik eine rasche Tumorprogression innerhalb von 6–8 Wochen nachweisbar ist (Schmoll 1997). Argumente für diese Ansicht sind eine möglicherweise eingeschränkte Lebensqualität durch die Chemotherapie und der bisher fehlende Nachweis eines Überlebensvorteils durch einen frühen Einsatz der Chemotherapie. Ein früher Behandlungsbeginn kann andererseits auch Vorteile bieten: Weniger fortgeschrittene Tumoren mit geringerer Zellzahl haben theoretisch weniger zytostatikaresistente Klone; durch nicht oder nur gering eingeschränkte Organfunktion (Leber, Nieren) bei nicht symptomatischen Metastasen ist eine normale Pharmakokinetik der eingesetzten Zytostatika und damit eine geringere Toxizität zu erwarten, und Patienten mit einem (noch) guten Allgemeinzustand tolerieren eventuell auftretende Chemotherapie-assoziierte Toxizitäten besser.

Die Nordic Gastrointestinal Tumor Adjuvant Therapy Group (NGTATG) publizierte 1992 (The Nordic Gastrointestinal Tumor Adjuvant Therapy Group 1992) die Ergebnisse einer Studie, die sich mit dieser Fragestellung beschäftigt. 183 Patienten mit colorectalen Carcinomen wurden randomisiert in eine zweiarmige Studie, in der entweder sofort nach Diagnosestellung eine zytostatische Therapie eingeleitet wurde oder erst bei Auftreten tumorbedingter Symptome. Die Ergebnisse belegten eindeutig einen Vorteil für den frühen Einsatz einer Chemotherapie. Das symptomfreie Intervall, die Zeit bis zur Progression und das mediane Überleben waren signifikant besser bei den Patienten, die frühzeitig behandelt worden waren. Ein negativer Einfluß auf die Lebensqualität durch einen frühen Behandlungsbeginn konnte nicht belegt werden. Entgegen den Erwartungen betrug die Zeit bis zum Auftreten von Symptomen im „abwartenden" Studienarm nur median 2 Monate, und 43% der Patienten in diesem Arm verstarben, ohne je eine Chemotherapie erhalten zu haben. Auch diese Punkte sprechen eher für einen frühzeitigen Beginn der Chemotherapie. Während somit geklärt ist, daß nicht bis zum Auftreten von Symptomen abgewartet werden sollte, ist allerdings ungeklärt, ob die Progression abgewartet werden soll bzw. darf. Im Median kommt es 3 Monate nach Diagnose der Metastasen zur Progression, im Einzelfall aber erst nach 12 Monaten.

3.2 First-Line-Chemotherapie beim fortgeschrittenen colorectalen Carcinom

Auch 1999, über 40 Jahre nach der Entdeckung von 5-FU, bleibt 5-FU die wichtigste Substanz in der Behandlung des fortgeschrittenen colorectalen Carcinoms. 5-FU selbst ist eine inaktive Substanz und muß zunächst in seine aktiven zytotoxischen Nukleotide metabolisiert werden. Drei Metaboliten übernehmen dabei die Schlüsselpositionen:

– 5-Fluorodeoxyuridinmonophosphat (5-FdUMP) inhibiert die Thymidilat-Synthase und damit die DNA-Synthese (S-Phase abhängig).

Tabelle 8. Klinische Effektivität von 5-FU-Modulatoren

Modulation der Aktivität von 5-FU	Klinische Aktivität		
	Klinische Evidenz (Phase-II-Studien)	Geprüft in randomisierten Studien	
		RR/TTP	Überleben
Biochemische Modulation			
Folinsäure	+	+	−
Methotrexat	+	+	+ (M)
Trimethrexat	+	z.f.	z.f.
Azidothymidine	?	n.d.	n.d.
PALA	−	−	−
IFN-α	−	−	−
Dipyridamol	−	−	−
Levamisol	−	−	−
Hydroxyurea	(+)	−	−
Cisplatin	−	−	−
Applikationsvarianten			
Protrahierte Infusion	+	+	+ (M)
Kombination Bolus und protrahierte Infusion	+	+	−
Chronomodulierte protrahierte Infusion	+	(+)	−
Beeinflussung der intrazellulären 5-FU Konzentration (in der Tumorzelle)			
− Hemmung des DPD abhängigen 5-FU-Katabolismus			
CDHP	?	n.d.	n.d.
CNDP	?	n.d.	n.d.
UFT± Folinsäure	+	−	−
Eniluracil (776C85)	+	n.d.	n.d.
− Selektive intratumorale Aktivierung von 5-FU			
Capecitabine	+	z.f.	z.f.
Doxifluridine	+	n.d.	n.d.

– 5-Fluorouridintriphosphat (5-FUTP) wird als falsche Base in die RNA eingebaut.
– 5-Fluorodeoxyuridintriphosphat (5-FdUTP) oder Deoxyuridintriphosphat (dUTP) wird vermutlich an Stelle von Deoxythymidintriphosphat als falsches Substrat der DNA-Polymerase in die DNA eingebaut.

Der relative Anteil dieser drei Mechanismen an der zytotoxischen Aktivität von 5-FU ist allerdings immer noch unklar. Weiterhin gibt es eine Vielzahl von zusätzlichen Faktoren, die die Wirksamkeit von 5-FU beeinflussen, wie z. B. die Aktivität des 5-FU-Anabolismus, die Aktivität der Thymidilat-Synthase (TS) und ihre Affinität zu 5-FdUMP, die Stabilität des ternären Komplexes (TS/CH$_2$FH$_4$/FdUMP) in

Abhängigkeit von der Konzentration von 5,10-Methylentetrahydrofolat-Mono-/Polyglutamaten, die Aktivität von DNA-Repairsystemen und weitere Mechanismen, auf die hier nicht weiter eingegangen werden kann (Sobrero 1998).

Es verwundert nicht, daß bei einer solchen Vielzahl an Interaktionen und verschiedenen Metabolisierungsvorgängen sowohl die Aktivität als auch die Toxizität von 5-FU nicht nur dosis- und applikationsabhängig (Bolusgabe/protrahierte Infusion) sind, sondern auch durch Zugabe von anderen „biomodulierenden" Substanzen beeinflußt werden.

Seit etwa 20 Jahren wurden in zahlreichen Studien verschiedene Modulatoren, die die zytostatische Aktivität von 5-FU erhöhen sollten, klinisch geprüft. Eine Übersicht findet sich in Tab. 8. Von den bisher untersuchten Biomodulatoren haben sich nur Methotrexat (MTX) und Folinsäure (FA) auf breiterer Basis etabliert. Mehrere randomisierte Studien mit MTX und FA als Modulatoren von 5-FU im Vergleich zu 5-FU-Monotherapie wurden durchgeführt. In drei Meta-Analysen (Advanced Colorectal Cancer Meta-Analysis Project 1992, Advanced Colorectal Cancer Meta-Analysis Project 1994, Anonymous 1998a) wurden die einzelnen Studienergebnisse zusammengefaßt (Tab. 9). Bei allen 3 Meta-Analysen zeigten sich eine signifikante Verbesserung der Ansprechrate, aber nur marginale Unterschiede im Überleben. In der 1994 publizierten Meta-Analyse (Advanced Colorectal Cancer Meta-Analysis Project 1994), die verschiedene 5-FU/MTX-Bolus- oder Infusionsprotokolle im Vergleich zu (5-FU ± FA)-Protokollen untersuchte, konnte ein signifikanter Überlebensvorteil für die MTX-haltige Kombination gezeigt werden.

Tabelle 9. Ergebnisse der Meta-Analysen: 5-FU alleine vs. 5-FU plus Modulator (aus Köhne et al. 1998)

	Anzahl Studien	Pat.	Ansprechen (CR/PR) (%)	p-Wert	Überleben (Monate)	p-Wert
5-FU			11		11	
5-FU/FA			23		11,5	
(Advanced Colorectal Cancer Meta-Analysis Project 1992)	9	1381		< 0,001		0,57
5-FU			10		9,1	
5-FU/MTX			19		10,7	
(Advanced Colorectal Cancer Meta-Analysis Project 1994)	8	1178		< 0,001		0,024
5-FU Bolus			14		11,3	
5-FU Infusion			22		12,1	
(Anonymous 1998a)	6	1219		< 0,001		0,04

Im Laufe der Jahre wurde die Kombination 5-FU/MTX wegen des relativ komplizierten Protokolles und des Ausschlusses von Patienten mit Ergüssen („third space") trotz identischer klinischer Daten im Vergleich zu 5-FU/FA wieder verlassen zugunsten zweier 5-FU/FA-Bolus-Protokolle, die als gleichwertig angesehen werden und seit Anfang der 90er Jahre als Standardtherapie in der First-Line-Therapie des metastasierten colorectalen Carcinoms gelten. Wichtig ist dabei, daß unter Bolus-Applikation eine Injektion von 5-FU (Zeitdauer < 4 min!) und nicht eine Kurzinfusion verstanden wird, die eine deutlich schlechtere zytotoxische Aktivität hat, wie kürzlich in einer randomisierten Studie von Glimelius et al. (Glimelius et al. 1998) gezeigt wurde.

Außerhalb von Studien sollten Patienten deshalb entweder mit dem

Mayo-Clinic-Protokoll (Poon et al. 1991):
Folinsäure 20 mg/m^2 i.v. Bolus, gefolgt von
5-FU 425 mg/m^2 i.v. Bolus
Tag 1–5, Wiederholung Tag 29, ab Cyclus 3 Tag 36

oder dem

Roswell-Park/GITSG-Protokoll (Petrelli et al. 1989):
Folinsäure 500 mg/m^2 i. v. 2 h Infusion,
5-FU 500 mg/m^2 Bolus-Injektion 1 h nach Beginn der Folinsäure-Infusion
wöchentliche Gabe bis Progression

behandelt werden. Die Toxizität beider Regime ist ähnlich, wobei unter Behandlung mit dem Mayo-Clinic-Protokoll im Vergleich zum Roswell-Park-Protokoll vermehrt Mucositiden und Leucopenien auftreten, während beim Roswell-Park-Protokoll gehäuft Diarrhöen beobachtet werden. Das Roswell-Park-Protokoll bietet den Vorteil eines besseren Patienten-Monitorings durch die wöchentliche Vorstellung und damit die Möglichkeit einer Dosisanpassung oder Therapiepause, ist aber durch die hohe Folinsäuredosis deutlich kostenintensiver.

3.3 Protrahierte Infusion versus Bolus-Injektion von 5-FU

Der Mechanismus der zytotoxischen Aktivität von 5-FU bei verschiedenen Applikationsformen (Bolus vs. protrahierte Infusion) beruht auf unterschiedlichen pharmakodynamischen Effekten. Die protrahierte Infusion erlaubt klinisch eine bis zum Faktor 12 höhere Dosisintensität im Vergleich zur Bolus-Applikation und bietet ein anderes Toxizitätsprofil mit geringer Knochenmarktoxizität, Mucositis und Diarrhöe, aber mit einer relativ hohen Inzidenz von Hauttoxizität (Hand-Fuß-Syndrom). Die unterschiedliche hämatologische Toxizität ist wahrscheinlich mit der deutlich höheren Peak-Konzentration im Knochenmark nach Bolus-Injektion zu erklären. Das Auftreten der Hauttoxizität unter 5-FU-Infusionsprotokollen, die eine Rarität unter einem 5-FU-Bolus-Protokoll ist, ist ein Hinweis darauf, daß die unterschiedliche 5-FU-Applikationsart das Verhältnis der aktiven 5-FU-Metabolite verändert und deshalb unterschiedliche intrazelluläre Wirkungsmechanismen entfaltet.

Eine protrahierte Infusion bietet immer den Vorteil einer längeren Exposition der Tumorzellen, was besonders bei Tumoren mit relativ langsamer Proliferationsrate, wie colorectalen Carcinomen, interessant ist. Bei parenteraler Administration von 5-FU wird die Substanz rasch verteilt und mit einer Halbwertszeit von 8 bis 20 Minuten eliminiert (Diasio et al. 1989). Unter diesen Bedingungen kann der für die zytotoxische Wirkung notwendige Plasmaspiegel von mindestens 1 µmol/l bei einer Bolus-Injektion nur für wenige Stunden gehalten werden. Dieser Punkt ist insofern wichtig, da einer der Hauptmechanismen von 5-FU die Hemmung der Thymidilat-Synthase (TS) ist, die wiederum streng S-Phase-abhängig ist. Eine zytotoxische Wirkung über TS-Hemmung und damit DNA-Synthese-Hemmung ist sicherlich besser über eine protrahierte Infusion zu erreichen. Ein weiterer wichtiger zytotoxischer Mechanismus von 5-FU ist die Inkorporation in die RNA, die Zellzyklus-unabhängig und deshalb relativ unabhängig von der Applikationsart ist. Zusammenfassend kann man postulieren, daß der zytotoxische Effekt einer Bolus-Injektion hauptsächlich über RNA-Inkorporation und einer protrahierten Infusion hauptsächlich über eine DNA-Inkorporation funktioniert. Aufgrund dieser Beobachtungen könnte man 5-FU applikationsabhängig als zwei unterschiedliche Zytostatika ansehen (Sobrero et al. 1997).

Mehrere randomisierte Studien haben in den letzten Jahren die Vorteile einer protrahierten 5-FU-Infusion gegenüber einer Bolus-Injektion evaluiert. Untersucht wurden sehr unterschiedliche Protokolle, so z. B. die tägliche, niedrig dosierte Dauerinfusion, Infusion über eine Woche alle drei Wochen, wöchentliche oder zweiwöchentliche 24-Stunden- oder 48-Stunden-Infusion mit hochdosiertem 5-FU. Auch eine Kombination aus Bolus-Gabe und protrahierter Infusion wurde eingesetzt. Die meisten Studien konnten einen signifikanten Vorteil im Ansprechen und der progressionsfreien Überlebenszeit für protrahierte Infusionsprotokolle zeigen (Hansen et al. 1996, Lokich et al. 1991, Rougier et al. 1992b, Aranda et al. 1998, Fisher et al. 1988), aber nur eine Studie ergab dabei einen gering signifikanten Vorteil in bezug auf das Gesamtüberleben (Weh et al. 1998). 1998 wurden zwei große Meta-Analysen von der Advanced-Colorectal-Cancer-Meta-Analysis-Project-Gruppe (Anonymous 1998a, Anonymous 1998b) zur Effektivität und Toxizität von 5-FU-Bolus ± FA versus protrahierte Infusion von 5-FU ± FA publiziert. In Tab. 10 und 11 sind die Ergebnisse dieser Meta-Analysen (7 randomisierte Studien mit 1219 Patienten) und die von drei weiteren Studien, die später publiziert wurden, dargestellt. Die statistische Auswertung ergab einen signifikanten Anstieg im Ansprechen (14% auf 22%), keinen signifikanten Unterschied in der progressionsfreien Zeit (6,7 versus 7,1 Monate) und einen gering signifikanten Vorteil von 3 Wochen (11,3 zu 12,1 Monate) im Gesamtüberleben für die 5-FU-Infusionsprotokolle. Die Unterschiede in der jeweiligen Toxizität der verschiedenen 5-FU-Applikationsprotokolle entsprechen den bereits oben erwähnten (Tab. 11).

Es ist allerdings fraglich, ob ein so geringer Vorteil im Gesamtüberleben für die protrahierte Infusion eine Änderung der Definition der Standardtherapie des fortgeschrittenen colorectalen Carcinoms rechtfertigt. Ein Infusionsprotokoll ist mit seinem aufwendigen Management (venöser Port, wöchentliche Vorstellung) eine erheblich größere Belastung für den Patienten und in Hinblick auf den permanent-venösen Zugang auch mit einer höheren Komplikationsrate verbunden. Ein weiterer, nicht unwichtiger Aspekt ist auch der Kostenfaktor, da Infusionsprotokolle ins-

Tabelle 10. Randomisierte Studien, 5-FU protrahierte Inf. vs. Bolus ± FA beim fortgeschrittenen colorectalen Carcinom, Vergleich Ansprechen und Überleben

Studie	Pat.	5-FU-Bolus	RR	5-FU protrahierte Infusion	RR	Überlebens-vorteil für protrahierte Inf.
1) ECOG (Hansen et al. 1996)	324	5-FU 500 mg/m^2, d1–5, dann 5-FU 600 mg/m^2, d, q 7 d	17%	5-FU 300 mg/m^2/d protrahierte Inf.	28%	Nein
2) NCIC (Weinerman et al. 1992)	185	5-FU 400–450 mg/m^2, d1–5, q 28 d	7%	5-FU 350 mg/m^2, d1–15, q 28 d	12%	Nein
3) SWOG 1 (Leichman et al. 1995)	181	5-FU 500 mg/m^2, d1–5, q 35 d	23%	5-FU 350 mg/m^2, d1–15, q 35 d	18%	Nein
4) MAOP (Lokich et al. 1991)	173	5-FU 500 mg/m^2 d1–5, q 35 d	9%	5-FU 300 mg/m^2/d protrahiert	30%	Nein
5) Frankreich 1 (Rougier et al. 1992b)	155	5-FU 500 mg/m^2, d1–5, q 28 d	13%	5-FU 750 mg/m^2, d1–7, q 21 d	26%	Nein
Summe/Mittel	**1018**		**14%**		**23%**	

Tabelle 10 (Fortsetzung)

Studie	Pat.	5-FU-Bolus plus FA	RR	5-FU protrahierte Inf. plus FA	RR	Überlebensvorteil für protrahierte Inf.
6) SWOG 2 (Leichman et al. 1995)	175	5-FU 425 mg/m^2, d1–5 + FA 20 mg/m^2 d1–5, q 28 d x2, dann q 35 d	15%	5-FU 200 mg/m^2, d1–28, q 35 d + FA 20 mg/m^2 q 7 d	17%	Nein
7) Jerusalem (Isacson 1989)	26	5-FU 600 mg/m^2, d1–5 + FA 15 mg p.o./6 h, d1–5; q 21 d	7%	5-FU 600 mg/m^2 protrahierte Inf, d1–5 + FA 15 mg p.o./6 h, d1–5; q 21 d	9%	Nein
8) Spanische Studie (TTD) (Aranda et al. 1998)	306	5-FU 425 mg/m^2, d1–5 + FA 20 mg/m^2 d1–5, q 28 d x2, dann q 35 d	19%	5-FU 3500 mg/m^2, 48 hrs, wöchentlich	**30%**	Nein
9) Frankreich 2 (De Gramont et al. 1997)	433	5-FU 450 mg/m^2, d1–5, q 28 d FA 20 mg/m^2, d1–5, q 28 d	14%	5-FU 400 mg/m^2 Bolus, d1, 2; + 5-FU 600 mg/m^2 protra. Inf, d1, 2, q 14 FA 200 mg/m^2 d1, 2, q 14 d	33%	Nein
10) Deutsche Studie (Weh et al. 1998)	149	5-FU 425 mg/m^2, d1–5, q 28 d FA 20 mg/m^2, d1–5, q 28 d max. 6 Cyclen	18%	5-FU 2600 mg/m^2, 24 hrs, d1, 8, 15, 22 FA 500 mg/m^2, d1, 8, 15, 22; q 36 d max. 4 Cyclen	23%	Ja (p = 0,045)
Summe/Mittel	**1089**		**15%**		**22%**	
Meta-Analyse von Studie 1 bis 7 (Anonymous 1998a)	1219		14%		22%	Ja (p = 0,04)

Tabelle 11. Randomisierte Studien, 5-FU protrahierte Infusion vs. Bolus ± FA bei fortgeschrittenem colorectalem Carcinom, Vergleich der Toxizität

Studie	Pat.	Hämatologische Toxizität 3°/4°		Nicht-hämatologische Toxizität 3°/4°		Hand-Fuß-Syndrom	
		5-FU-Bolus	5-FU-Infusion	5-FU-Bolus	5-FU-Infusion	5-FU-Bolus	5-FU-Infusion
1) ECOG (Hansen et al. 1996)	324	42%	3%	11%	6%	36%	53%
2) NCIC (Weinerman et al. 1992)	185	17%	1%	3%	8%	6%	18%
3) SWOG 1 (Leichman et al. 1995)	181	49%	6%	18%	14%	6%	33%
4) MAOP (Lokich et al. 1991)	173	16%	5%	14%	11%	1%	35%
5) Frankreich 1 (Rougier et al. 1992b)	155	4%	0%	8%	18%	8%	27%
Summe/Mittel	1018	26%	3%	11%	11%	11%	33%
		5-FU-Bolus plus FA	5-FU-Infusion plus FA	5-FU-Bolus plus FA	5-FU-Infusion plus FA	5-FU-Bolus plus FA	5-FU-Infusion plus FA
6) SWOG 2 (Leichman et al. 1995)	175	49%	9%	26%	23%	0%	26%
7) Jerusalem (Isacson 1989)	26	7%	0%	33%	45%	0%	0%
8) Spanische Studie (TTD) (Aranda et al. 1998)	306	0%	0%	25%	33%	1%	4%
9) Frankreich 2 (De Gramont et al. 1997)	433	8%	3%	23%	9%	n.a.	n.a.
10) Deutsche Studie (Weh et al. 1998)	149	2%	0%	26%	18%	2%	2%
Summe/Mittel	1089	13%	2%	27%	26%	1%	8%
Meta-Analyse von Studie 1 bis 5 (Anonymous 1998b)	1081	29%	3%	11%	11%	15%	36%
Relatives Risiko Infusion : Bolus		0,12		0,94		1,84	
Meta-Analyse von Studie 6 bis 7 (Anonymous 1998b)	201	31%	4%	27%	26%	0%	23%
Relatives Risiko Infusion : Bolus		0,14		0,96		1,87	

besondere im Vergleich zum Mayo-Clinic-Regime erheblich teurer sind. Eine wichtige Studie in diesem Zusammenhang ist die dreiarmige EORTC-(European Organisation of Research and Treatment of Cancer)-Studie 40952, die das Mayo-Clinic-Protokoll mit dem AIO-Schema (HD 5-FU 24-Stunden-Infusion wöchentlich) mit und ohne Folinsäure vergleicht und im September 1998 abgeschlossen worden ist. Erste Ergebnisse dieser Studie können für Ende 1999 erwartet werden. Diese Studie wird mit großer Wahrscheinlichkeit zur Klärung des Vergleiches 5-FU-Bolus versus Infusion beitragen und außerdem die Rolle der Folinsäure, die ein erheblicher Kostenfaktor in Kombination mit 5-FU ist, beleuchten.

3.4 Second-Line-Therapie

Wie bereits oben erwähnt, beruht die antineoplastische Wirksamkeit von 5-FU-Bolus und protrahierter Infusion auf unterschiedlichen Angriffspunkten in der Tumorzelle. Es lag daher nahe, zu prüfen, ob eine Therapie mit einem 5-FU-Infusionsprotokoll nach Krankheitsprogression unter einem 5-FU-Bolus-Protokoll noch aktiv ist. Eine Übersicht über Studien zu diesem Thema zeigt Tab. 12. In mehreren Studien konnte gezeigt werden, daß durch alleinigen Wechsel der Applikationsart bei manchen Patienten noch einmal Remissionen und bei ca. 50% der Patienten zumindest eine erneute Krankheitsstabilisierung für 9 bis 12 Monate nach Beginn der Second-Line-Therapie induziert werden konnten. Eine Therapiesequenz mit primärer Gabe eines 5-FU-Bolus-Protokolls, gefolgt von nachfolgender Umstellung auf ein Infusionsprotokoll bei Progression der Erkrankung, stellt daher ein sinnvolles Behandlungskonzept für diese Patienten dar. Bei weiterer Progression ist die Addition von Oxaliplatin zu dem vorher verwendeten 5-FU-Infusionsprotokoll sinnvoll. Auch mit diesem Vorgehen ist eine erneute Remissionsinduktion möglich (siehe Abschnitt Oxaliplatin), wie wir in einer eigenen Untersuchung belegen konnten (Büchele et al. 1999). Bei erneuter Progression unter dieser Kombination sollte Irinotecan eingesetzt werden.

3.5 Neue Entwicklungen

Durch biochemische Modulation und Änderung des Applikationsmodus im Sinne einer protrahierten Infusion konnte die Aktivität von 5-FU-haltigen Therapien verbessert werden. Darüber hinaus wurden aber in den letzten Jahren mehrere neue Zytostatika entwickelt und in Phase-II/III-Studien bereits klinisch getestet, die ebenfalls eine relevante Aktivität beim colorectalen Carcinom besitzen und die die therapeutischen Möglichkeiten schon jetzt erheblich erweitern. Eine Übersicht der Monoaktivitäten zeigt Tab. 13.

3.5.1 Orale Fluoropyrimidine

Wie bereits erwähnt, ist die kontinuierliche Applikation von 5-FU der Bolusgabe hinsichtlich Remissionsrate und progressionsfreier Zeit überlegen. Die praktische

Tabelle 12. 5-FU 24 h-Infusion plus Folinsäure wöchentlich bei Patienten mit 5-FU-Bolus-Vorbehandlung (aus Schmoll et al. 1997)

Autoren	Jahr	Pat.	CR	PR	PR+MR+NC	Mediane Dauer der Remission (Monate)	Überleben (Monate)
Ardalan et al. (Ardalan et al. 1991)	1991	10	–	30%	n.b.	n.b.	10
Weh et al. (Weh et al. 1994)	1994	57	–	9%	65%	3	8
Jäger et al. (Jäger et al. 1995)	1995	69	–	25%	86%	7	9
Löffler et al. (Löffler et al. 1994)	1995	55	–	35%	81%	n.b.	n.b.
Lorenz et al. (Lorenz et al. 1997)	1997	38	–	32%	77%	n.b.	n.b.

n.b. = nicht berichtet

Tabelle 13. Monoaktivitäten verschiedener Zytostatika beim colorectalen Carcinom (vorbehandelte und chemotherapienaive Patienten)

Substanz	Objektive Remissionsrate
5-FU	
5-FU-Bolus	12–20%
5-FU-Bolus + Folinsäure	20%
5-FU kont./protrahierte Infusion ± Folinsäure	23%
Folat-Analoga	
Raltitrexed	18–26%
MTA	16%
Orale 5-FU-Prodrugs	
UFT	21–38%
Eniluracil	27%
Capecitabine	30%
S1	35%
Andere Substanzen	
Oxaliplatin	10–23%
Irinotecan	25%
Mitomycin C	12–30%

Durchführung ist für den Patienten allerdings belastend und mit einer höheren Komplikationsrate durch den Einsatz zentralvenöser Zugänge verbunden. Eine attraktive Alternative wäre eine fortlaufende orale Applikation von 5-FU, die eine kontinuierliche Infusion simulieren würde. 5-FU selbst unterliegt einem hohen „First-pass"-Effekt in der Leber, der interindividuell zudem einer erheblichen Variabilität unterliegt und deshalb zu erheblichen Toxizitäten oder geringer Effektivität führen kann. Eine orale Therapie mit 5-FU hat sich deshalb in der Praxis nicht etabliert.

In den letzten Jahren wurden aber verschiedene 5-FU-Analoga entwickelt, die erst nach Anabolisierung, im Idealfall spezifisch in der Tumorzelle, zytotoxisch wirksam werden. In der Regel werden diese Substanzen mit Inhibitoren der Dihydropyrimidin-dehydrogenase (DPD), dem geschwindigkeitsbestimmenden Enzym im 5-FU-Katabolismus, kombiniert, um eine bessere und reproduzierbare Bioverfügbarkeit zu erreichen. Eine Übersicht über diese 5-FU-Prodrugs und ihre Wirkmechanismen gibt Tab. 14. Die Aktivität dieser Prodrugs in ersten Phase-II-Studien entspricht in etwa der Aktivität von 5-FU-Infusionsprotokollen. Das Toxizitätsprofil ähnelt dabei ebenfalls Infusionsprotokollen. Ergebnisse randomisierter Studien im Vergleich zu 5-FU-Infusionsschemata gibt es derzeit nicht. Sollte die Aktivität aber vergleichbar sein, wären die oralen 5-FU-Prodrugs sowohl adjuvant als auch palliativ (First-Line) den intravenösen Applikationsformen von 5-FU vorzuziehen.

3.5.2 Thymidilat-Synthase-Inhibitoren

Die Hemmung der TS durch FdUMP ist immer selbstlimitierend, da es intrazellulär durch Rückkopplungsmechanismen zu einem Anstieg von dUMP, dem natürlichen Substrat der TS, kommt. Dies führt schließlich zu einer Verdrängung von FdUMP aus der Enzymbindung und damit zu einer Aufhebung der Enzyminhibition. Substanzen, die sich an die folatbindende Domäne der TS anlagern, stellen deshalb zumindest theoretisch bessere und spezifischere TS-Inhibitoren dar. Mehrere Vertreter dieser neuen Substanzklasse (Raltitrexed, Nolatrexed, LY231514 (MTA), ZD 9331, AG337) sind derzeit in klinischer Erprobung beim colorectalen Carcinom, wobei bisher nur Raltitrexed in größeren Studien geprüft ist. Drei randomisierte Studien mit insgesamt 1269 auswertbaren, nicht vorbehandelten Patienten wurden bisher durchgeführt (Tab. 15) (Cunningham et al. 1996, Pazdur et al. 1997, Cocconi et al. 1998). Verglichen wurde Raltitrexed jeweils mit einem 5-FU/FA-Bolus-Protokoll (2mal Mayo-Clinic-Protokoll, einmal Machover-Protokoll). Hinsichtlich Ansprechrate und progressionsfreier Zeit waren die Ergebnisse der Raltitrexed-Arme mit 5-FU/FA vergleichbar. In einer Studie zeigte sich allerdings ein längeres progressionsfreies Überleben für den 5-FU-Arm. Insgesamt kann man zur Zeit von einer identischen Wirksamkeit im Vergleich zu den Bolus-Protokollen ausgehen. Ein Vorteil für Raltitrexed ist sicherlich die einfache Infusion alle drei Wochen und die geringere Inzidenz einer Mucositis. Ein randomisierter Vergleich mit 5-FU-Infusionsprotokollen wurde bisher noch nicht durchgeführt. Derzeit gilt Raltitrexed als Reservesubstanz für Patienten, die zum Beispiel aufgrund einer vorbestehenden, schweren cardialen Erkrankung kein 5-FU-haltiges Protokoll erhalten können.

In einer kürzlich publizierten Studie (Seitz et al. 1999) konnte mit einer Kombination von Raltitrexed und Oxaliplatin bei voller Dosierung beider Substanzen eine Remissionsrate von 63% bei unbehandelten Patienten erzielt werden. Dies weist auf eine gute Kombinationsmöglichkeit dieser Substanzgruppe mit anderen Zytostatika hin.

3.5.3 Oxaliplatin

1,2-Diaminocyclohexan(DACH)-Oxalato-Platin (Oxaliplatin) ist ein Platinderivat der dritten Generation. Es unterscheidet sich von Cisplatin und Carboplatin insbe-

Tabelle 14. Übersicht über orale Fluoropyrimidine und ihre Wirkmechanismen

Substanz(en)	Zusammensetzung	Mechanismus Möglicher Vorteil über i.v 5-FU
UFT ± orale Folinsäure	Tegafur : Uracil = 1:4	„Doppelte" Modulation von 5-FU durch Uracil und orale Folinsäure. Uracil inhibiert die DPD kompetitiv
Doxifluridin ± orale Folinsäure	5-FU an Pseudopentose (1:1) gebunden	50% bis 80% erreicht oral verabreicht unverändert die systemische Zirkulation. Die Umwandlung in 5-FU erfolgt durch die Thymidin-Phosphorylase, deren Aktivität in Tumorzellen höher ist als in normalem Gewebe. Ziel ist es, höhere 5-FU-Spiegel im Tumor zu erreichen, um damit die Effektivität zu erhöhen und die Toxizität zu reduzieren
Capecitabine (CAP)	5'-Deoxy-5-fluoro-N-[(pentyloxy)-carbonyl]-cytidin	CAP passiert die Darmmucosa als intaktes Molekül (dadurch weniger Diarrhöe) und wird durch die Thymidine-Phosphorylase in 5-FU umgewandelt (siehe Doxifluridine)
5-FU + Eniluracil (EN)	EN : oral 5-FU = 10 :1	EN ist ein potenter Inhibitor der DPD und verzögert den Abbau von 5-FU zu nicht zytotoxischen Metaboliten

Tabelle 14 (Fortsetzung)

Substanz(en)	Zusammensetzung	Mechanismus Möglicher Vorteil über i.v 5-FU
S-1	Tegafur : Oxo : CDHP = 1 : 0,4 :1	CDHP ist ein etwa 200mal stärkerer Inhibitor der DPD als Uracil. Oxo soll die Phosphorylierung von 5-FU im Darm inhibieren und so das Auftreten von Diarrhöe reduzieren. Ziel ist es, die 5-FU-Aktivität zu steigern mit einer Reduktion der dosislimitierenden Toxizität von oralem Tegafur (Diarrhöe)
BOF-A2 (Emitefur)	EM-FU : CNDP = 1 :1	EM-FU ist eine maskierte Form von 5-FU. CNDP ist ein Inhibitor der DPD (siehe oben)

sondere im deutlich günstigeren Toxizitätsprofil. Es besteht keine Nephrotoxizität; die hämatologische Toxizität ist mild. Die wichtigste, die längerfristige Applikation von Oxaliplatin häufig einschränkende Nebenwirkung ist die Entwicklung einer transienten peripheren Neuropathie unter Oxaliplatin-Behandlung, die sich meist als Paraesthesien und Dysaesthesien der Extremitäten, häufig ausgelöst durch Kälteexposition, darstellt. Die Inzidenz dieser Neuropathie (Grad I–IV WHO) steigt mit zunehmender kumulativer Dosis von Oxaliplatin an und betrifft fast alle Patienten, die über 540 mg/m^2 Oxaliplatin erhalten haben. Bei funktionellen Einschränkungen sollte die Behandlung mit Oxaliplatin abgebrochen werden. Im Gegensatz zu Cisplatin ist diese Neurotoxizität aber bei ca. 80% der Patienten nach Abbruch der Behandlung mit Oxaliplatin innerhalb von Monaten (Median 12 Monate) reversibel (Extra et al. 1998).

Oxaliplatin ist sowohl als Einzelsubstanz als auch in Kombination mit 5-FU bei Patienten mit fortgeschrittenem colorectalem Carcinom untersucht worden. Als Monotherapeutikum konnte bei 5-FU-refraktären Patienten eine Ansprechrate von 10% und bei unbehandelten Patienten von 23% erzielt werden. In Kombination mit 5-FU (protrahierte Infusion oder chronomoduliert) konnten erstaunliche Remissionsraten erzielt werden. Die meisten klinischen Daten zur Kombination von Oxaliplatin und 5-FU sind von den Arbeitsgruppen um Lévi und De Gramont in Frankreich publiziert worden (Tab. 16 und 17). Lévi entwickelte ein chronomoduliertes Applikationsprotokoll von 5-FU und Oxaliplatin. In mehreren Phase-II/III-Studien konnten objektive Remissionen um 50% und ein medianes Überleben von über 15 Monaten bei relativ niedriger Toxizität erzielt werden. Die Gruppe um De Gramont entwickelte ein alle vierzehn Tage zu applizierendes Kombinationsprotokoll aus Bolus 5-FU und protrahierter 5-FU-Infusion über 48 Stunden mit Oxaliplatin (sog. FOLFOX-Protokolle) und konnte ähnliche Remissionsraten bei

Tabelle 15. Übersicht über randomisierte Phase-III-Studien zu 5-FU/FA vs. Raltitrexed

Schema	ausw. Pat.	Ansprechen (CR/PR)	p-Wert	Überleben Monate	p-Wert
Raltitrexed 3 mg/m² d1, q w 3 vs 5-FU 425 mg/m² + FA 20 mg/m² d1–5, q w 4–5 Studie 3 (Cunningham et al. 1996)	223 216	19,3% 16,7%	n.s.	10,1 10,2	n.s.
Raltitrexed 3 mg/m² d1, q w 3 vs 5-FU 425 mg/m² + FA 20 mg/m² d1–5, q w 4–5 Studie 10* (Pazdur et al. 1997)	199 179	14,3% 15,2%	n.s.	9,7 12,7	= 0,0109
Raltitrexed 3 mg/m² d1, q w 3 vs 5-FU 400 mg/m² + FA 200 mg/m² d1–5, q w 4 Studie 12 (Cocconi et al. 1998)	230 222	19% 18%	n.s.	10,9 12,3	n.s.

Bei Studie 3 und 10 wurden aktualisierte Daten aus Cunningham (1998) für die Tabelle verwendet.

* Studie 10 war ursprünglich dreiarmig, Arm 3 (Raltitrexed 4 mg/m²) wurde nach 32 Pat. wegen zu hoher Toxizität geschlossen.

Abkürzungen: n.s. = nicht signifikant; ausw. = auswertbar

allerdings deutlich höherer Toxizität (Diarrhöe/Neurotoxizität) wie Lévi erzielen. In beiden Studien mit unbehandelten Patienten konnte im Vergleich zum 5-FU-Arm die Remissionsrate verdoppelt und eine Verlängerung der progressionsfreien Zeit um 3 Monate erzielt werden (Giacchetti et al. 1997, De Gramont et al. 1998). Ein signifikanter Unterschied in der Überlebenzeit (Median 17 vs. 21 Monate) konnte wegen eines Cross-over-Designs und Second- und Third-Line-Therapien nicht gezeigt werden. Allerdings konnte bei einer kleinen Subgruppe von Patienten mit primär nicht resektablen Leber- oder Lungenmetastasen, die nach Chemotherapie doch noch chirurgisch entfernt werden konnten, eine mediane Überlebenszeit von 48 Monaten erzielt werden (Giacchetti et al. 1999).

Präklinische Daten belegen eine starke synergistische Zytotoxizität bei Kombination von Oxaliplatin mit 5-FU (Raymond et al. 1996), möglicherweise über eine Hemmung der Thymidilat-Synthase (Ward et al. 1998) und der damit verbundenen Modulation der DNA-Reparaturleistung. Eine interessante Eigenschaft von Oxaliplatin ist, daß die Substanz in der Lage ist, bei einem Anteil von 5-FU-refraktären Patienten diese erworbene 5-FU-Resistenz zu durchbrechen. Klinisch konnte in mehreren Phase-II-Studien ein solcher Effekt nachgewiesen werden (Tab.

Tabelle 16. 5-FU/FA/Oxaliplatin-Kombinationen bei vorbehandelten Patienten mit metastasiertem colorectalem Carcinom (modifiziert nach Raymond et al. 1998)

Autor/Studie/Infusionsmodus/Jahr	Pat.	Ansprechen	Medianes Überleben (Monate)
Vorbehandelte Patienten			
Lévi, Phase II, chronomoduliert, 1992	47	58%	15
De Gramont, Phase II, 1994	12	25%	n.b.
Bertheault-Cvitkovic, Phase II, chronomoduliert, 1996	37	40%	17
De Gramont, Phase II, 1997	46	46%	17
5-FU-refraktäre Patienten			
Garufi, Phase II, chronomoduliert, 1995	25	28%	12
André, Phase II, 1997	44	28%	n.b.
Maindrault-Goebel, Phase II, 1998 (Maindrault-Goebel et al. 1998)	39	31%	15
Janinis, Phase II, 1998 (Janinis et al. 1998)	27	22%	n.b.
Büchele, Phase II, 1999 (Büchele et al. 1999)	42	24%	7

n.b. = nicht berichtet

Tabelle 17. 5-FU/FA/Oxaliplatin-Kombinationen bei unbehandelten Patienten mit metastasiertem colorectalem Carcinom (modifiziert nach Raymond et al. 1998)

Autor/Studie/Infusionsmodus/Jahr	Pat.	Ansprechen	Medianes Überleben (Monate)
Lévi, Phase II, chronomoduliert, 1992	46	58%	15
Lévi, Phase II, chronomoduliert, 1997	90	67%	19
Lévi, Phase III, protrahierte Inf. vs.	47	32%	19
chronomoduliert, 1994	45	53%	23
Lévi, Phase III, protrahierte Inf. vs.	93	29%	17
chronomoduliert, 1997	93	51%	16
Giachetti, Phase III (Oxaliplatin-Arm), 1997	100	34%	18
De Gramont, Phase III (Oxaliplatin-Arm), 1998	200	51%	n.b.

n.b. = nicht berichtet

16). Bei Patienten mit dokumentierter Progression unter einer 5-FU-haltigen Therapie konnten erneut objektive Remissionen (20–30%) induziert werden, wenn das bisher verwendete 5-FU-Protokoll beibehalten und Oxaliplatin dazugegeben wurde.

Auch in Deutschland wird derzeit im Rahmen einer randomisierten, multizentrischen Studie der Stellenwert einer Kombination von Oxaliplatin mit dem AIO/ Ardalan-Protokoll im Vergleich zur Standardtherapie bei unbehandelten Patienten mit colorectalem Carcinom geprüft. Für die Second-Line-Therapie ist Oxaliplatin in Kombination mit 5-FU bereits in einigen europäischen Staaten zugelassen und stellt eine wichtige Option in der Behandlung des fortgeschrittenen colorectalen Carcinoms dar.

3.5.4 Topoisomerase-I-Inhibitoren/Irinotecan

Irinotecan wurde erstmals 1983 als wasserlösliches Derivat von Camptothecin synthetisiert. Seine Haupteigenschaften sind eine hohe zytotoxische Aktivität *in vitro* und *in vivo* bei deutlich geringerer Toxizität wie die Muttersubstanz Camptothecin.

Irinotecan gehört zur Gruppe der Topoisomerase-I-Inhibitoren. Die Topoisomerase I beseitigt die während des DNA-Replikationsprozesses an der Spitze der Replikationsgabeln entstehende topologische Spannung durch Einfügen eines DNA-Strangbruches. Während dieses Prozesses bleibt das Enzym in einem sehr instabilen, transienten Komplex („cleavable complex") an die DNA gebunden. SN-38, der eigentlich aktive zytotoxische Metabolit von Irinotecan, kann diesen Topoisomerase-I-DNA-Komplex durch Inhibierung des Relegationsprozesses stabilisieren. Es kommt dann zu einem letalen DNA-Doppelstrangbruch, wenn eine fortschreitende DNA-Replikationsgabel mit dem durch SN-38 stabilisierten „cleavable complex" kollidiert. Die Wirksamkeit von Irinotecan ist somit weitgehend S-Phase-abhängig.

Die häufigsten Nebenwirkungen von Irinotecan sind Neutropenie und Diarrhöe (sogenannte „delayed diarrhea"), die bei 80% (WHO Grad 1–4) der behandelten Patienten auftreten kann. Eine gute Patientenaufklärung/-schulung ist notwendig, da bereits bei erstem Auftreten einer Diarrhöe eine Behandlung mit hochdosiertem Loperamid begonnen werden sollte. Neue Ansätze zur Vermeidung bzw. Therapie der Irinotecan-induzierten Diarrhöe (u. a. β-Glukoronidase-Inhibitoren, IL-15, Budesomid) sind derzeit in der klinischen Erprobung. Weitere Nebenwirkungen sind ein akut-cholinerges Syndrom, das sich gut mit einer subcutanen Atropininjektion vor Infusionsbeginn vorbeugen läßt, Haarausfall und Asthenie.

Irinotecan ist sowohl in der Primärtherapie als auch in der Rezidivtherapie des colorectalen Carcinoms umfangreich untersucht worden und mittlerweile für die Rezidivtherapie nach Versagen von 5-FU-haltigen Therapien in Deutschland zugelassen worden. In Europa ist eine dreiwöchige Applikation von 350 mg/m^2 Irinotecan üblich, in Nordamerika eine wöchentliche Gabe von 125 mg/m^2 Irinotecan für 4 Wochen. Da das Nebenwirkungsprofil mit einer wöchentlichen Applikation besser zu steuern ist, setzt sich diese Applikationsform auch in Europa immer mehr durch. In zahlreichen Phase-II-Studien mit den oben erwähnten Applikationsprotokollen konnten kumulativ bei 5-FU-refraktären Patienten etwa 19% objektive

Remissionen und bei chemotherapienaiven Patienten etwa 25% objektive Remissionen erzielt werden (Conti et al. 1996, Rougier et al. 1997, Pitot et al. 1997, Shimada et al. 1993).

Aufgrund dieser Erfahrungen wurden 2 große randomisierte Phase-III-Studien durchgeführt, um den Stellenwert von Irinotecan in der Rezidivtherapie des colorectalen Carcinoms genauer zu definieren. In der Studie von Cunningham (Cunningham et al. 1998) wurde ein randomisierter Vergleich (Randomisationsverhältnis 2:1) zwischen Irinotecan 350 mg/m^2 alle 3 Wochen und rein supportiver Therapie bei 279 Patienten, die mit 5-FU vorbehandelt waren, durchgeführt. Wie bereits oben erwähnt, konnte nicht nur die Gesamtüberlebenszeit im Irinotecan-Arm signifikant verlängert werden, sondern auch die Lebensqualität dieser Patienten war trotz der nicht unerheblichen Toxizität von Irinotecan signifikant besser. In einer zweiten randomisierten Studie wurde die Aktivität von Irinotecan mit einem 5-FU-Infusionsprotokoll verglichen (Van Cutsem et al. 1998). Alle 256 eingeschlossenen Patienten waren bereits first-line mit 5-FU-haltigen Protokollen vorbehandelt und nachweisbar progredient gewesen. Auch in dieser Studie konnte ein signifikanter Überlebensvorteil (P = 0,035) für den Irinotecan-Arm gezeigt werden, wobei die 1-Jahres-Überlebensrate 45% im Irinotecan-Arm und 32% im 5-FU-Arm betrug. Auch die Zeit bis zur Progression konnte signifikant von 2,9 Monaten im 5-FU-Arm auf 4,2 Monate im Irinotecan-Arm verbessert werden, wobei einschränkend gesagt werden muß, daß die 5-FU-Infusionsprotokolle in dieser Studie (siehe Tab. 12) im Vergleich zu anderen Studien mit ähnlicher Patientenpopulation außergewöhnlich schlecht abschnitten.

Zur Kombination von 5-FU mit Irinotecan sind bisher nur Phase-I- und wenige Phase-II-Studien publiziert worden. Präklinische Daten weisen auf einen sequenzabhängigen Synergismus der zytotoxischen Aktivität hin. Bei Applikation von Irinotecan vor 5-FU konnte eine zumindest additive, meist aber synergistische zytotoxische Aktivität, bei umgekehrter Applikationssequenz eine antagonistische Aktivität gezeigt werden. In Tab. 18 sind die wichtigsten Phase-I-Studien zu dieser Kombination zusammengefaßt. Wie auch bei der Kombination Oxaliplatin/5-FU scheint eine Kombination von Irinotecan mit einem 5-FU-Infusionsprotokoll wirksamer zu sein als mit einem 5-FU-Bolus-Schema. Basierend auf den in Tab. 18 gezeigten Phase-I-Studien, die zum Teil eine hohe Rate objektiver Remissionen erzielt haben, wurde eine randomisierte Phase-III-Studie durchgeführt, deren Ergebnisse im Laufe dieses Jahres (1999) publiziert werden. Zusammenfassend kann man sagen, daß Irinotecan als Einzelsubstanz eine wichtige Rolle in der Second-Line-Therapie des colorectalen Carcinoms hat und eine gute Behandlungsoption für 5-FU-refraktäre Patienten darstellt. Die Kombination mit 5-FU ist sehr vielversprechend, muß aber noch weiter evaluiert werden (eine Phase-III-Studie der EORTC wurde im Juli 1999 gestartet).

Neben Irinotecan wurden in den letzten Jahren noch zwei weitere Topoisomerase-I-Inhibitoren in ersten klinischen Studien untersucht. Topotecan wurde in mehreren Phase-II-Studien bei Patienten mit colorectalem Carcinom eingesetzt. Die objektiven Remissionsraten lagen mit unterschiedlichen Applikationsschemata zwischen 5 und 9,5% und damit deutlich schlechter als mit Irinotecan. Zu 9-Aminocamptothecin (9-AC) liegen bisher nur limitierte Erfahrungen in der Therapie des colorectalen Carcinoms vor. Drei kleine Studien mit Remissionsraten von 0% bei

Tabelle 18. Phase-I-Studien zur Kombination 5-FU/Irinotecan (aus Harstrick et al. 1999)

Schema (MTD)	Dosislimitierende Toxizität	Pat.	Objektive Remission (Coloncarcinom)
Irinotecan 125 mg/m^2 5-FU 500 mg/m^2 FS 20 mg/m^2 d1, 8, 15, 22, q d 36	Neutropenie	12	17%
Irinotecan 175 mg/m^2, d1 5-FU 600 mg/m^2 kont. Inf., d3–7 FS 200 mg/m^2 kont. Inf., d3–7 q d 15	nicht erreicht	11	45%
Irinotecan 180 mg/m^2, d1 5-FU 400 mg/m^2 Bolus, d1, 2 5-FU 600 mg/m^2 kont. Inf., d1, 2 FS 200 mg/m^2, d1, 2 q d 15	Diarrhöe	13	31%
Irinotecan 80 mg/m^2 FS 500 mg/m^2 5-FU 2600 mg/m^2 24 h Inf. d1, 8, 15, 22, 29, 36, q d 50	Diarrhöe	25	63%

vorbehandelten Patienten und 8% bei chemotherapienaiven Patienten sind bisher publiziert (Harstrick et al. 1999). Weitere vielversprechende Camptothecin-Derivate sind DX-895 1F und Tas103, ein kombinierter Topoisomerase-I/II-Inhibitor.

4. Zusammenfassung

5-FU ist nach wie vor die wichtigste Substanz sowohl in der adjuvanten als auch in der palliativen Therapie des colorectalen Carcinoms. Der Stellenwert der protrahierten (Folinsäure-modulierten) 5-FU-Infusion als First-Line-Therapie ist noch nicht abschließend geklärt, da nach den zur Zeit vorliegenden Studienergebnissen das Gesamtüberleben durch diese recht aufwendige Therapie nur marginal verbessert wird. Derzeit sollten Infusionsprotokolle nach einer Progression unter einem Bolusprotokoll als Second-Line-Therapie eingesetzt werden. Orale 5-FU-Prodrugs werden wahrscheinlich Infusionsprotokolle ablösen und in naher Zukunft Standard sowohl in der adjuvanten als auch in der palliativen Therapie sein. Eine weitere wichtige therapeutische Option ist die Kombination von 5-FU mit Oxaliplatin, Irinotecan oder beiden Substanzen gemeinsam, da sowohl *in vitro* als auch *in vivo* eine synergistische zytotoxische Aktivität bei klinisch eher subadditiver Toxizität nachgewiesen werden konnte. Erste klinische Daten aus Studien zur First-Line-Therapie sind beeindruckend (Tab. 19). Die Wertigkeit dieser Ergebnisse wird der-

Tabelle 19. Ergebnisse aktueller Studien in der First-Line-Chemotherapie beim fortgeschrittenen colorectalen Carcinom

Protokoll	CR/PR [%] (Mittelwerte)	TTP (Monate)	Überleben (Monate)
5-FU Bolus	12–20%	3–4	9–12
5-FU/FA Bolus	20%	4–5	11–12
5-FU/MTX, Bolus/Infusion	20%	4–5	9–12
5-FU/±FA protrahierte Infusion	30%	7	10–15
5-FU-Prodrugs ± FA	20–40%	7	9–15
5-FU/±FA/Mitomycin C Infusion	54%	8	15
5-FU/FA/Oxaliplatin, Bolus/Infusion	50–60%	7–9	17–21
5-FU/FA/Irinotecan, Bolus/Infusion	50–70%	7–9	17

TTP = Zeit bis zur Progression

zeit in großen multizentrischen, randomisierten Studien geprüft. Außerhalb von Studien gelten weiterhin die Empfehlungen der Deutschen Krebsgesellschaft. Hier wird adjuvant und als palliative Primärtherapie ein Bolus-5-FU-Protokoll empfohlen. Bei Progression wird in der Therapiesequenz unserer Klinik außerhalb von Studien zunächst ein 5-FU-Infusionsprotokoll, bei erneuter Progression die Zugabe von Oxaliplatin und bei weiter progredienter Erkrankung Irinotecan eingesetzt. Das Ziel dieser gestaffelten Therapie ist, für möglichst lange Zeit eine Kontrolle des Tumorwachstums bei guter Lebensqualität der Patienten zu erreichen. Prinzipiell sollten aber, soweit möglich, alle Patienten in entsprechende klinische Studien eingeschlossen werden.

Literatur

[1] Advanced Colorectal Cancer Meta-Analysis Project (1992) Modulation of fluorouracil by leucovorin in patients with advanced colorectal cancer: Evidence in terms of response rate. J Clin Oncol 10: 896–903.

[2] Advanced Colorectal Cancer Meta-Analysis Project (1994) Meta-analysis of randomized trials testing the biochemical modulation of fluorouracil by methotrexate in metastatic colorectal cancer. J Clin Oncol 12: 960–969.

[3] Allen-Mersh TG, Earlam S, Fordy C, Abrams K, Houghton J (1994) Quality of life and survival with continuous hepatic-artery floxuridine infusion for colorectal liver metastases. Lancet 344: 1255–1260.

[4] Anonymous (1997) Portal vein chemotherapy for colorectal cancer: A meta-analysis of 4000 patients in 10 studies. J Natl Cancer Inst 89: 497–505.

[5] Anonymous (1998a) Efficacy of intravenous continuous infusion of fluorouracil compared with bolus administration in advanced colorectal cancer. J Clin Oncol 16: 301–308.

[6] Anonymous (1998b) Toxicity of fluorouracil in patients with advanced colorectal cancer: Effect of administration schedule and prognostic factors. J Clin Oncol 16: 3537–3541.

[7] Aranda E, Diaz-Rubio E, Cervantes A, Antón-Torres A, Carrato A, Massuti T, Tabernero JM, Sastre J, Trés A, Aparicio J, López-Vega JM, Barneto I, Garcia-Conde

J (1998) Randomized trial comparing monthly low-dose leucovorin and fluorouracil bolus with weekly high-dose 48-hour continuous-infusion fluorouracil for advanced colorectal cancer: A Spanish Cooperative Group for Gastrointestinal Tumor Therapy (TTD) study. Ann Oncol 9: 727–731.

[8] Arbeitsgemeinschaften der Deutschen Krebsgesellschaft (1994) Consensus der CAO, AIO und ARO zur adjuvanten Chemotherapie bei Colon- und Rectumcarcinom vom 11. 3. 1994. Onkologie 17: 291–293.

[9] Arbeitsgemeinschaften der Deutschen Krebsgesellschaft (1999) Aktualisierter Consensus der CAO/AIO/ARO zur adjuvanten Therapie bei Colon- und Rectumcarcinom. Onkologie 22: 154–156.

[10] Ardalan B, Chua L, Tian EM, Reddy R, Sridhar K, Benedetto P, Richman S, Legaspi A, Waldman S, Morrell L, Feun L, Savaraj N, Livingstone A (1991) A phase II study of weekly 24-hour infusion with high-dose fluorouracil with leucovorin in colorectal carcinoma. J Clin Oncol 9: 625–630.

[11] Arnaud JP, Buyse M, Nordlinger B, Martin F, Pector JC, Zeitoun P, Adloff A, Duez N (1989) Adjuvant therapy of poor prognosis colon cancer with levamisole: Results of an EORTC double-blind randomized clinical trial. Br J Surg 76: 284–289.

[12] Arnaud JP, Nordlinger B, Bosset JF, Boes GH, Sahmoud T, Schlag PM, Pene F (1997) Radical surgery and postoperative radiotherapy as combined treatment in rectal cancer. Final results of a phase III study of the European Organization for Research and Treatment of Cancer. Br J Surg 84: 352–357.

[13] Beretta G, Bollina R, Cozzi C, Beretta A (1997) Should we consider the weekly chemotherapy with fluorouracil plus racemic folinic acid a standard treatment for advanced / metastatic carcinoma of digestive tract in elderly patients. Proc Annu Meet Am Soc Clin Oncol 160: 259a (abstr).

[14] Boyle P (1998) Some recent developments in the epidemiology of colorectal cancer. In: Bleiberg H, Rougier P, Wilke HJ (eds) Management of Colorectal Cancer. Martin Dunitz, London, S. 19–34.

[15] Büchele T, Balleisen L, Beck M, Eckart M, Eisenhauer T, Heike M, Hurtz HJ, Kröning H, Lingenfelser T, Pasold R, Respondek M, Schlotzhauer S, Schmidt J, Spohn C, Stier G, Tessen W, Schmoll HJ (1999) Weekly High-Dose (HD) 5-Fluorouracil (5-FU) and Folinic Acid (FA) with Addition of Oxaliplatin (LOHP) after Documented Progression under High-Dose Infusional 5-FU/FA in Patients (PTS) with Advanced Colorectal Cancer (CRC): Final Results. Präsentiert in „Chemotherapeutic Strategies for Treatment of Colorectal Cancer – Present and Future Developments", Amsterdam, Netherlands.

[16] Buroker TR, Moertel CG, Fleming TR, Everson LK, Cullinan SA, Krook JE, Mailliard JA, Marschke RF, Klaassen DJ, Laurie JA, et al. (1985) A controlled evaluation of recent approaches to biochemical modulation or enhancement of 5-fluorouracil therapy in colorectal carcinoma. J Clin Oncol 3: 1624–1631.

[17] Buyse M, Zeleniuch-Jacquotte A, Chalmers TC (1988) Adjuvant therapy of colorectal cancer. Why we still don't know. JAMA 259: 3571–3578.

[18] Cocconi G, Cunningham D, Van Cutsem E, Francois E, Gustavsson B, Van Hazel G, Kerr D, Possinger K, Hietschold SM (1998) Open, randomized, multicenter trial of raltitrexed versus fluorouracil plus high-dose leucovorin in patients with advanced colorectal cancer. J Clin Oncol 16: 2943–2952.

[19] Conti JA, Kemeny NE, Saltz LB, Huang Y, Tong WP, Chou TC, Sun M, Pulliam S, Gonzales C (1996) Irinotecan is an active agent in untreated patients with metastatic colorectal cancer. J Clin Oncol 14: 709–715.

[20] Cunningham D (1998) Mature results from three large controlled studies with raltitrexed („Tomudex"). Br J Cancer 77: 15–21.

[21] Cunningham D, Pyrhönen S, James RD, Punt CJA, Hickish TF, Heikkila R, Johannesen TB, Starkhammer H, Topham CA, Awad L, Jacques C, Herait P (1998) Randomized trial of irinotecan plus supportive care versus supportive care alone after fluorouracil failure for patients with metastatic colorectal cancer. Lancet 352: 1413–1418.

[22] Cunningham D, Zalcberg JR, Rath U, Oliver I, Van Cutsem E, Svensson C, Seitz J, Harper P, Kerr D, Perez Manga G (1996) Final results of a randomized trial comparing „Tomudex" (raltitrexed) with 5-fluorouracil plus leucovorin in advanced colorectal cancer. „Tomudex" Colorectal Cancer Study Group. Ann Oncol 7: 961–965.

[23] Davis T, Borden E, Wolbert W, et al. (1982) Levamisole and 5-fluorouracil in metastatic colorectal carcinoma. Proc Annu Meet Am Soc Clin Oncol 1: abstr 396.

[24] De Gramont A, Bosset JF, Milan C, Rougier P, Bouché O, Etienne PL, Morvan F, Louvet C, Guillot T, Francois E, Bedenne L (1997) Randomized trial comparing monthly low-dose leucovorin and fluorouracil bolus with bimonthly high-dose leucovorin and fluorouracil bolus plus continuous infusion for advanced colorectal cancer: A French intergroup study. J Clin Oncol 15: 808–815.

[25] De Gramont A, Figer A, Seymour M, Homerin M, Le Bail N, Cassidy J, Boni C, Cortes-Funes H, Freyer G, Hendler D, Louvet C (1998) A randomized trial of leucovorin and 5-fluorouracil with or without oxaliplatin in advanced colorectal cancer. Proc Annu Meet Am Soc Clin Oncol 17: 257a.

[26] Diasio RB, Harris BE (1989) Clinical pharmacology of 5-fluorouracil. Clin Pharmacokinet 16: 215–237.

[27] Erlichman C, Marsoni S, Seitz JF, Skillings J, Shepard L, Zee B, Milan C, Bedenne L, Giovanni M, LeTruet YP, Torri V, Tardio B, Zaniboni A, Pancera G, Martignoni G, O'Connell M, Kahn M, Francini G (1997) Event free and overall survival is increased by FUFA in resected B colon cancer: A pooled analysis of five randomized trials (RCTS). Proc Annu Meet Am Soc Clin Oncol 16: 280a (abstr 991).

[28] Extra JM, Marty M, Brienza S, Misset JL (1998) Pharmacokinetics and safety profile of oxaliplatin. Semin Oncol 25 (Suppl 5): 13–22.

[29] Fisher B, Wolmark N, Rockette H, Redmond C, Deutsch M, Wickerham DL, Fisher ER, Caplan R, Jones J, Lerner H, Gordon P, Feldman M, Cruz A, Legault-Poisson S, Wexler M, Lawrence W, Robidoux A (1988) Postoperative adjuvant chemotherapy or radiation therapy for rectal cancer: Results from NSABP protocol R-01. J Natl Cancer Inst 80: 21–29.

[30] Gastrointestinal Tumor Study Group (1984) Adjuvant therapy of colon cancer – Results of a prospectively randomized trial. N Engl J Med 310: 737–743.

[31] Gastrointestinal Tumor Study Group (1985) Prolongation of the disease-free interval in surgically treated rectal carcinoma. N Engl J Med 312: 1465–1472.

[32] Giacchetti S, Itzhaki M, Gruia G, Adam R, Zidani R, Kunstlinger F, Brienza S, Alafaci E, Bertheault-Cvitkovic F, Jasmin C, Reynes M, Bismuth H, Misset JL, Lévi F (1999) Long-term survival of patients with unresectable colorectal cancer liver metastases following infusional chemotherapy with 5-fluorouracil, leucovorin, oxaliplatin and surgery. Ann Oncol 10: 663–669.

[33] Giacchetti S, Zidani R, Perpoint B, Pinel MC, Faggiuolo R, Focan C, Letourneau L, Chollet P, Llory JF, Coudert B, Bertheault-Cvitkovic F, Adam R, Le Bail N, Misset JL, Bayssas M, Lévi F (1997) Phase III trial of 5-fluorouracil, folinic acid, with or without oxaliplatin in previously untreated patients with metastatic colorectal cancer. Proc Annu Meet Am Soc Clin Oncol 16: 229a (abstr).

[34] Gilbert JM (1986) Trials of adjuvant chemotherapy in colorectal cancer. Drugs Exp Clin Res 12: 201–210.

[35] Glimelius B, Hoffman K, Graf W, Haglund U, Nyren O, Pahlman L, Sjoden PO

(1995) Cost-effectiveness of palliative chemotherapy in advanced gastrointestinal cancer. Ann Oncol 6: 267–274.

[36] Glimelius B, Jakobsen A, Graf W, Berglund A, Gadeberg C, Hansen P, Kjaer M, Brunsgaard N, Sandberg E, Lindberg B, Sellstrom H, Lorentz T, Pahlman L, Gustavsson B (1998) Bolus injection (2–4 min) versus short-term (10–20 min) infusion of 5-fluorouracil in patients with advanced colorectal cancer: A prospective randomised trial. Nordic Gastrointestinal Tumour Adjuvant Therapy Group. Eur J Cancer 34: 674–678.

[37] Hafstrom L, Engaras B, Holmberg SB, Gustavsson B, Jonsson PE, Lindner P, Naredi P, Tidebrant G (1994) Treatment of liver metastases from colorectal cancer with hepatic artery occlusion, intraportal 5-fluorouracil infusion, and oral allopurinol. A randomized clinical trial. Cancer 74: 2749–2756.

[38] Haller DG, Catalano PJ, Macdonald JS, Mayer RJ (1998) Fluorouracil (FU), leucovorin (LV) and levamisole (LEV) adjuvant therapy for colon cancer: Five-year final report of INT-0089. Proc Annu Meet Am Soc Clin Oncol 17: 256a (abstr).

[39] Hansen RM, Ryan L, Anderson T, Krzyda B, Quebbeman E, Benson A, Haller DG, Tormey DC (1996) Phase III study of bolus versus infusion fluorouracil with or without cisplatin in advanced colorectal cancer. J Natl Cancer Inst 88: 668–674.

[40] Harstrick A, Vanhoefer U, Seeber S (1999) Neue Chemotherapeutika für das fortgeschrittene colorectale Carcinom. Onkologe 5: 47–54.

[41] International Multicentre Pooled Analysis of Colon Cancer Trials (IMPACT) Investigators (1995) Efficacy of adjuvant fluorouracil and folinic acid in colon cancer. Lancet 345: 939–944.

[42] Isacson S (1989) 5-Fluorouracil and folinic acid in the treatment of colorectal carcinoma: A randomized trial of two different schedules of administration. Präsentiert in „Second International Conference on Gastro-Intestinal Cancer", Jerusalem, Israel.

[43] Ito K, Yamaguchi A, Miura K, Kato T, Baba S, Matsumoto S, Ishii M, Takagi H (1996) Oral adjuvant chemotherapy with carmofur (HCFU) for colorectal cancer: Five-year follow-up. Tokai HCFU Study Group – third study on colorectal cancer. J. Surg Oncol 63: 107–111.

[44] Jäger E, Klein O, Wachter B, Muller B, Braun U, Knuth A (1995) Second-line treatment with high-dose 5-fluorouracil and folinic acid in advanced colorectal cancer refractory to standard-dose 5-fluorouracil treatment. Oncology 52: 470–473.

[45] Janinis J, Fountzilas G, Papakostas P, Efstathiou E, Valagouti D, Skarlos D (1998) A phase II study of weekly oxaliplatin and high dose 5-FU with LCV as second line therapy in patients with advanced colorectal cancer. Ann Oncol 9 (Suppl 4): 44 (abstr).

[46] Köhne CH, Kretschmar A, Wils J (1998) First-line chemotherapy for colorectal carcinoma – We are making progress. Onkologie 21: 280–289.

[47] Krook JE, Moertel CG, Gunderson LL, Wieand HS, Collins RT, Beart RW, Kubista TP, Poon MA, Meyers WC, Mailliard JA, Twito DI, Morton RF, Veeder MH, Witzig TE, Cha S, Vidyarthi SC (1991) Effective surgical adjuvant therapy for high-risk rectal carcinoma. N Engl J Med 324: 709–715.

[48] Leichman CG, Fleming TR, Muggia FM, Tangen CM, Ardalan B, Doroshow JH, Meyers FJ, Holcombe RF, Weiss GR, Mangalik A, Macdonald JS (1995) Phase II study of fluorouracil and its modulation in advanced colorectal cancer: A southwest oncology group study. J Clin Oncol 13: 1303–1311.

[49] Löffler TM, Huck L, Hausamen TU (1994) Weekly high-dose continuous infusion fluorouracil, leucovorin and interferon-alpha (LIF) as second-line chemotherapy in metastatic colorectal cancer. Ann Oncol 5 (Suppl 8): 55–56 (abstr).

[50] Lokich JJ, Ahlgren JD, Cantrell J, Heim WJ, Wampler GL, Gullo JJ, Fryer JG, Alt DE

(1991) A prospective randomized comparison of protracted infusional 5-fluorouracil with or without weekly bolus cisplatin in metastatic colorectal carcinoma. A Mid-Atlantic Oncology Program study. Cancer 67: 14–19.

[51] Lorenz M, Staib-Sebler E, Gog C, Petrowsky H, Encke A (1997) Intravenous weekly high-dose infusion of 5-fluorouracil and folinic acid in pretreated patients with metastatic colorectal cancer. Onkologie 20: 222–225.

[52] Maindrault-Goebel F, De Gramont A, Louvet C, André T, Carola E, Gilles-Amar V, Izrael V, Krulik M (1998) Oxaliplatin with high-dose leucovorin (LV) and 5-fluorouracil (5FU) 48-hour infusion in pretreated metastatic colorectal cancer (FOLFOX6). Ann Oncol 9 (Suppl 4): 36 (abstr).

[53] Mamounas EP, Rockette H, Jones J, Wieand S, Wickerham DL, Fisher B, Wolmark N (1996) Comparative efficacy of adjuvant chemotherapy in patients with Dukes'B vs Dukes'C colon cancer: Results from four NSABP adjuvant studies (C 01, C 02, C 03, C 04). Proc Annu Meet Am Soc Clin Oncol 14: 205.

[54] Mamounas EP, Wieand HS, Jones J, Wickerham DL, Wolmark N (1997) Future directions in the adjuvant treatment of colon cancer. Oncology Huntingt 11: 44–47.

[55] Mansour EG, Cnaan A, Davis T, Hendrickson F, Schutt A (1990) Combined modality therapy following resection of colorectal carcinoma in patients with nonmeasurable intra-abdominal metastases. An ECOG study 3282. Proc Annu Meet Am Soc Clin Oncol 9: 412a (abstr).

[56] Medical Research Council Rectal Cancer Working Party (1996) Randomised trial of surgery alone versus surgery followed by radiotherapy for mobile cancer of the rectum. Lancet 348: 1610–1614.

[57] Moertel CG, Fleming TR, Macdonald JS, Haller DG, Laurie JA, Goodman PJ, Ungerleider JS, Emerson WA, Tormey DC, Glick JH, Veeder MH, Mailliard JA (1990) Levamisole and fluorouracil for adjuvant therapy of resected colon carcinoma. N Engl J Med 322: 352–358.

[58] Moertel CG, Fleming TR, Macdonald JS, Haller DG, Laurie JA, Tangen CM, Ungerleider JS, Emerson WA, Tormey DC, Glick JH, et al. (1995) Intergroup study of fluorouracil plus levamisole as adjuvant therapy for stage II/Dukes' B2 colon cancer. J Clin Oncol 13: 2936–2943.

[59] O'Connell MJ, Laurie JA, Kahn M, Fitzgibbons Jr. RJ, Erlichman C, Shepherd L, Moertel CG, Kocha WI, Pazdur R, Wieand HS, Rubin J, Vukov AM, Donohue JH, Krook JE, Figueredo A (1998) Prospectively randomized trial of postoperative adjuvant chemotherapy in patients with high-risk colon cancer. J Clin Oncol 16: 295–300.

[60] O'Connell MJ, Martenson JA, Wieand HS, Krook JE, Macdonald JS, Haller DG, Mayer RJ, Gunderson LL, Rich TA (1994) Improving adjuvant therapy for rectal cancer by combining protracted-infusion fluorouracil with radiation therapy after curative surgery. N Engl J Med 331: 502–507.

[61] Pahlman L, Glimelius B (1995) The value of adjuvant radio(chemo)therapy for rectal cancer. Eur J Cancer 31a: 1347–1350.

[62] Pazdur R, Vincent M (1997) Raltitrexed (Tomudex) versus 5-fluorouracil and leucovorin (5-FU+LV) in patients with advanced colorectal cancer: Results of a randomized, multicenter, North American trial. Proc Annu Meet Am Soc Clin Oncol 16: 228a (abstr).

[63] Petrelli N, Douglass HO, Herrera L, Russel D, Stablein DM, Bruckner HW, Mayer RJ, Schinella R, Green MD, Muggia FG, Megibow A, Greenwald ES, Bukowski R, Harris J, Levin B, Gaynor E, Loutfi A, Kalser MH, Barkin JS, Benedetto P, Wolley PV, Nauta R, Weaver DW, Leichman LP (1989) The modulation of fluorouracil with leucovorin in metastatic colorectal carcinoma: A prospective randomized phase III trial. J Clin Oncol 7: 1419–1426.

[64] Pitot HC, Wender DB, O'Connell MJ, Schroeder G, Goldberg RM, Rubin J, Mailliard JA, Knost JA, Ghosh C, Kirschling RJ, Levitt R, Windschitl HE (1997) Phase II trial of irinotecan in patients with metastatic colorectal cancer. J Clin Oncol 15: 2910–2919.

[65] Poon MA, O'Connell MJ, Wieand HS, Krook JE, Gerstner JB, Tschetter LK, Levitt R, Kardinal CG, Mailliard JA (1991) Biochemical modulation of fluorouracil with leucovorin: Confirmatory evidence of improved therapeutic efficacy in advanced colorectal cancer. J Clin Oncol 9: 1967–1972.

[66] Porschen R (1997) Adjuvante Chemotherapie des Coloncarcinoms – Stand 1997. Spektrum Onkologie 1: 13–16.

[67] Raymond E, Chaney SG, Taamma A, Cvitkovic E (1998) Oxaliplatin: A review of preclinical and clinical studies. Ann Oncol 9: 1053–1071.

[68] Raymond E, Djelloul C, Buquet-Fagot F, Goldwasser J, Mester E, Cvitkovic C, Louvet C, Gespach C (1996) Oxaliplatin and cisplatin in combination with 5-FU, specific thymidase synthase inhibitors (AG337, ZD1694), and topoisomerase I inhibitors (SN38, CPT-11), in human colonic, ovarian and breast cancers. Proc Am Assoc Cancer Res 37: 291 (abstr 1981).

[69] Riethmüller G, Holz E, Schlimok G, Schmiegel W, Raab R, Höffken K, Gruber R, Funke H, Pichlmaier H, Hirche H, Buggisch P, Witte J, Pichlmayr R (1998) Monoclonal antibody therapy for resected Dukes' C colorectal cancer: Seven-year outcome of a multicenter randomized trial. J Clin Oncol 16: 1788–1794.

[70] Riethmüller G, Schneider-Gädicke E, Schlimok G, Schmiegel W, Raab R, Höffken K, Gruber R, Pichlmaier H, Hirche H, Pichlmayr R, et al. (1994) Randomised trial of monoclonal antibody for adjuvant therapy of resected Dukes' C colorectal carcinoma. German Cancer Aid 17-1A Study Group. Lancet 343: 1177–1183.

[71] Rougier P, Bugat R, Douillard JY, Culine S, Suc E, Brunet P, Becouarn Y, Ychou M, Marty M, Extra JM, Bonneterre J, Adenis A, Seitz JF, Ganem G, Namer M, Conroy T, Negrier S, Merrouche Y, Burki F, Mousseau M (1997) Phase II study of irinotecan in the treatment of advanced colorectal cancer in chemotherapy-naive patients and patients pretreated with fluorouracil-based chemotherapy. J Clin Oncol 15: 251–260.

[72] Rougier P, Laplanche A, Huguier M, Hay JM, Ollivier JM, Escat J, Salmon R, Julien M, Roullet-Audy JC, Gallot D (1992a) Hepatic arterial infusion of floxuridine in patients with liver metastases from colorectal carcinoma: Long-term results of a prospective randomized study. J Clin Oncol 10: 1112–1118.

[73] Rougier P, Paillot B, Laplanche A, Morvan F, Benhamed M, Seitz JF, Laplaige P, Jacob J, Grandjouan S, Netter-Pinon G, Kamioner D, Combes M, Fabri MC, Luboinski M, Tigau JM (1992b) End results of a multicentric randomized trial comparing 5-FU in continuous systemic infusion to bolus administration in measurable metastatic colorectal cancer. Proc Annu Meet Am Soc Clin Oncol 11: 163 (abstr).

[74] Rougier P, Sahmoud T, Nitti D, Curran D, Doci R, De Waele B, Nakajima T, Rauschecker H, Labianca R, Pector JC, Marsoni S, Apolone G, Lasser P, Couvreur ML, Wils J (1998) Adjuvant portal-vein infusion of fluorouracil and heparin in colorectal cancer: A randomised trial. European Organisation for Research and Treatment of Cancer Gastrointestinal Tract Cancer Cooperative Group, the Gruppo Interdisciplinare Valutazione Interventi in Oncologia, and the Japanese Foundation for Cancer Research. Lancet 351: 1677–1681.

[75] Scheithauer W, Kornek GV, Marczell A, Karner J, Salem G, Greiner R, Burger D, Stoger F, Ritschel J, Kovats E, Vischer HM, Schneeweiss B, Depisch D (1998) Combined intravenous and intraperitoneal chemotherapy with fluorouracil + leucovorin vs. fluorouracil + levamisole for adjuvant therapy of resected colon carcinoma. Br J Cancer 77: 1349–1354.

[76] Scheithauer W, Rosen H, Kornek GV, Sebesta C, Depisch D (1993) Randomized comparison of combination chemotherapy plus supportive care with supportive care alone in metastatic colorectal cancer. Br Med J 306: 752–755.

[77] Schmoll HJ (1997) Kolorektales Karzinom. In: Schmoll HJ, Höffken K, Possinger K (eds) Kompendium Internistische Onkologie Band 2. Springer Verlag, Berlin, S. 694–759.

[78] Schmoll HJ (1998) Current controversies in cancer – Is there a standard adjuvant treatment for colon cancer? – Arbiter. Eur J Cancer 34: 1659–1663.

[79] Schmoll HJ, Büchele T, Schöber C (1997) The role of second-line chemotherapy in colorectal cancer. Onkologie 20: 288–294.

[80] Michel P, Seitz JF, Bonnouna J, Gamelin E, Francois E, Conroy T, Raoul JL, Becouarn Y, Bertheaul-Cvitkovic F, Nasca S, Ychou M, Jacob J, Douillard JY, Smith M, Fandi A (1999) First line chemotherapy with Tornudex (Raltitrexed) plus Oxaliplatin in previously untreated metastatic colorectal cancer patients: An active combination. Präsentiert in „EORTC-FFCD Joint Meeting Liver and Gastrointestinal Cancer", Paris, France.

[81] Shimada Y, Yoshino M, Wakui A, Nakao I, Futatsuki K, Sakata Y, Kambe M, Taguchi T, Ogawa N (1993) Phase II study of CPT-11, a new captothecin derivative, in metastatic colorectal cancer. J Clin Oncol 11: 909–913.

[82] Smyth JF, Hardcastle J, Denton G, Alderson D, Grace R, Mansi JL, Yosef HM, Nordle O, Lauri H, Wahlby S (1995) Two phase III trials of tauromustin (TCNU) in advanced colorectal cancer. Ann Oncol 6: 948–949.

[83] Sobrero A (1998) Mechanism of drug action in colorectal cancer treatment. In: Bleiberg H, Rougier P, Wilke HJ (eds) Management of Colorectal Cancer. Martin Dunitz, London, S. 199–210.

[84] Sobrero AF, Aschele C, Bertino JR (1997) Fluorouracil in colorectal cancer – A tale of two drugs: Implications for biochemical modulation. J Clin Oncol 15: 368–381.

[85] The Nordic Gastrointestinal Tumor Adjuvant Therapy Group (1992) Expectancy or primary chemotherapy in patients with advanced asymptomatic colorectal cancer: A randomized trial. J Clin Oncol 10: 904–911.

[86] Van Cutsem E, Bajetta E, Niederle N, Possinger K, Labianca R, Germa-Lluch JR, Morant R, Wils J, Rougier P, Dembak M, Cote C (1998) A phase III multicenter randomized trial comparing CPT-11 to infusional 5-FU regimen in patients with advanced colorectal cancer after 5-FU failure. Annu Meet Am Soc Clin Oncol 17: 256b (abstr).

[87] Vermorken JB, Claessen AME, van Tinteren H, Gall HE, Ezinga R, Meijer S, Scheper RJ, Meijer CJLM, Bloemena E, Ransom JH, Hanna Jr MG, Pinedo HM (1999) Active specific immunotherapy for stage II and stage III human colon cancer: A randomised trial. Lancet 353: 345–350.

[88] Ward S, Papamichael D, Locke K, Darke C, Joel S (1998) Synergistic interaction between oxaliplatin and 5-fluorouracil. Ann Oncol 9 (Suppl 4): 39 (abstr).

[89] Weh HJ, Wilke HJ, Dierlamm J, Klaassen U, Siegmund R, Illiger HJ, Schalhorn A, Kreuser ED, Hilgenfeld U, Steinke B, Weber W, Burkhard O, Zoller A, Pfitzner J, Subert R, Kriebel R, Hossfeld DK (1994) Weekly therapy with folinic acid (FA) and high-dose 5-fluorouracil (5-FU) 24-hour infusion in pretreated patients with metastatic colorectal carcinoma. A multicenter study by the Association of Medical Oncology of the German Cancer Society (AIO). Ann Oncol 5: 233–237.

[90] Weh HJ, Zschaber R, Baumann D, Hoelzer P, Hoffmann R, Becker K, Kleeberg UR, Pompecki R, Hoffknecht M, Benner A, Hossfeld DK (1998) A randomised phase III study comparing weekly folinic acid and high-dose 5-fluorouracil with monthly 5-FU/FA (days 1–5) in untreated patients with metastatic colorectal carcinoma. Onkologie 21: 403–407.

[91] Weinerman B, Shah A, Fields A, Cripps IC, Wilson K, McCormick R, Temple W,
      Maroun J, Bogues W, Pater J, et al. (1992) Systemic infusion versus bolus chemo-
      therapy with 5-fluorouracil in measurable colorectal cancer. Am J Clin Oncol 15:
      518–523.
[92] Wolmark N, Rockette H, Fisher B, Wickerham DL, Redmond C, Fisher ER, Jones J,
      Mamounas EP, Ore L, Petrelli NJ, Spurr CL, Dimitrov N, Romond EH, Sutherland
      CM, Kardinal CG, DeFusco PA, Jochimsen P (1993) The benefit of leucovorin-mo-
      dulated fluorouracil as postoperative adjuvant therapy for primary colon cancer:
      Results from National Surgical Adjuvant Breast and Bowel Project protocol C-03. J
      Clin Oncol 11: 1879–1887.
[93] Wolmark N, Rockette H, Mamounas EP, Jones J, Petrelli N, Atkins J, Dimitrov N,
      Pugh R, Wickerham DL, Wieand S, Fisher B (1996) The relative efficacy of 5-
      FU+leucovorin (5-FU-LV), 5-FU+levamisole (LEV), and 5-FU+LV+LEV (5-FU-
      LV-LEV) in patients with Dukes' B and C carcinoma of the colon: First report of
      NSABP C 04. Proc Annu Meet Am Soc Clin Oncol 14: 205.

Korrespondenz: Thomas Büchele, Dr. med. Axel Grothey, Dr. med. Wolfram Dempke,
Prof. Dr. med. Hans-Joachim Schmoll, Martin-Luther-Universität Halle-Wittenberg, Klinik
für Innere Medizin IV: Hämatologie/Onkologie, Ernst-Grube-Straße 40, D-06120 Halle,
Deutschland. Telefon: +49-(0)345-557-2924, Fax: +49-(0)345-557-2950, E-Mail:
hans-joachim.schmoll@medizin.uni-halle.de

Stellenwert der Radiotherapie bei Patienten mit operablem Rectumcarcinom

Joachim Widder und *Richard Pötter*

1. Einleitung

Die adjuvante Therapie des Rectumcarcinoms gehört zu den kontroversen Themen der gegenwärtigen Onkologie (Tveit et al. 1998). Welche adjuvante Therapie angewandt wird, variiert zwischen Europa und den USA, zwischen verschiedenen europäischen Ländern und auch zwischen Institutionen innerhalb eines Landes. Eine vollständige Analyse auf Basis von Krebsregistern aus acht europäischen Ländern ergab, daß nur 4% (Variation 1–12%) von 11.333 im Jahr 1987 behandelten Patienten mit Colorectalcarcinom eine adjuvante oder palliative Chemotherapie erhielten und nur 16% (1–43%) aller Rectumcarcinompatienten bestrahlt wurden (Gatta et al. 1996). Diese Zahlen sprechen für eine weit verbreitete Unterbehandlung, wenn man heute vorliegende Daten über die Wirksamkeit der adjuvanten Radiotherapie und Chemotherapie berücksichtigt. Die Einschätzung der Rolle für adjuvante Therapien – besonders für die Strahlentherapie – des Rectumcarcinoms hängt aber nicht nur von der Effektivität dieser Therapien selbst ab, sondern auch von der Qualität der Chirurgie (Kapiteijn et al. 1998). Die angegebenen Lokalrezidivhäufigkeiten mit alleiniger Chirurgie (allerdings in nicht randomisierten Serien einzelner Institutionen) schwanken zumindest in der gleichen Größenordnung wie die durch adjuvante Behandlung erzielbaren Erfolge. Wie einerseits beste Chirurgie einer breiten Patientengruppe zugänglich gemacht werden kann, und ob andererseits nicht auch gute chirurgische Resultate mit adjuvanter Therapie verbesserbar sind, ist derzeit noch offen (Dahlberg et al. 1998a). Es ist generell akzeptiert, daß adjuvante Therapie kein Ersatz für mangelnden chirurgischen Standard sein darf, sondern – beim radikal operablen Carcinom – die mit dem Messer unerreichbare mikroskopische Ausbreitung behandeln soll. Realität sind derzeit hohe Lokalrezidivraten in allen großen kontrollierten Studien. Adjuvante Bestrahlung bewirkte hier eine Halbierung des Lokalrezidivrisikos auf 18% gegenüber 36% bei alleiniger Operation (Metaanalyse über 7925 Patienten, Gray et al. 1995, Tveit et al. 1998). Wie sich die Indikationsstellung bei konsequenter totaler Mesorectumexcision (TME) tief und mittelhoch sitzender Tumoren in Zukunft entwickeln wird, ist derzeit noch nicht bekannt und daher Gegenstand laufender Studien (Kapiteijn et al. 1999; Wiig et al. 1998). Es wird auch vermutet, daß die berichteten hervorragenden Lokalrezidivraten mit TME zum Teil auf Patientenselektion beruhen könnten, ähnlich wie Studien einzelner Institutionen, die mit präoperativer Radiochemotherapie über Lokalrezidivraten von 0–5% berichten (Lit. bei Minsky 1997).

Adjuvante Therapie zur Operation des Rectumcarcinoms kann zumindest in zwei therapeutischen Intentionen eingesetzt werden: Erstens ist sie eine *sekundärprophylaktische* Maßnahme zur Senkung der Lokal- und Fernrezidivinzidenz, und zweitens wird sie zunehmend auch als Maßnahme gesehen, mit Hilfe derer eine *Erhöhung der Rate sphinctererhaltender Operationen* (Dobrowsky 1994) ermöglicht werden kann, ohne damit die Rezidivinzidenz zu erhöhen. Diese Situation erfordert entsprechend angelegte Studiendesigns zu ihrer Klärung, die alle eine große Zahl von Patienten benötigen. Aufgrund derzeit vorliegender Evidenz aller großen Studien bedarf die chirurgische Therapie des operablen Rectumcarcinoms (mit speziellen Ausnahmen, siehe unten) aus beiden Gründen einer adjuvanten Radio- und Chemotherapie.

Das Colorectalcarcinom ist eines der häufigsten Carcinome. Es steht an zweiter Stelle hinsichtlich der Inzidenz bei Frauen, an dritter Stelle bei Männern und an erster Stelle insgesamt (ACO Bulletin 1995) mit einer 5-Jahres-Überlebenswahrscheinlichkeit von etwas über 50%, wenn man alle Stadien inkludiert. Aus dieser Häufigkeit ergibt sich die nicht nur individuelle, sondern auch volksgesundheitliche Bedeutung einer optimierten Behandlung. Für das Stadium I (ohne Durchbruch der *Muscularis propria* und ohne Lymphknotenmetastasen) wird die alleinige Operation – und in ausgewählten Fällen die alleinige Strahlentherapie (siehe weiter unten) – als ausreichend angesehen, obwohl sich etwa in der Schwedischen Rectumcarcinomstudie (Swedish Rectal Cancer Trial 1997) auch für Dukes-A-Carcinome ein signifikanter Überlebensvorteil für präoperativ bestrahlte Patienten gezeigt hat. Für Tumoren ohne Fernmetastasen, die aufgrund der prätherapeutischen Diagnostik als nicht oder nur unsicher onkologisch radikal resektabel eingestuft werden, besteht eine klare Indikation für eine intensive neoadjuvante Therapie, meist in Form einer Radiochemotherapie. Chirurgisch nicht radikal entfernte Carcinome bedürfen aufgrund ihres sehr hohen Lokalrezidivrisikos ebenfalls einer adjuvanten Radio- und Chemotherapie; diese Situation sollte jedoch nach Möglichkeit schon durch den präoperativen Einsatz dieser Therapiemodalitäten vermieden werden. Gegenstand der Kontroverse sind onkologisch radikal resektable Carcinome der Stadien II und III, für die ein nennenswertes Lokalrezidiv- und Fernmetastasenrisiko besteht. In dieser Situation werden daher gegenwärtig verschiedene Kombinationen von Strahlen- und Chemotherapie sowie Immuntherapie in multizentrischen Studien untersucht.

2. Ziele der Primärbehandlung

Daraus ergeben sich folgende Ziele für die Primärbehandlung (Dobrowsky 1988):

1. *Lebensverlängerung* durch radikale Entfernung des Tumors und Verhinderung des Auftretens eines Lokalrezidivs oder einer Fernmetastasierung: Dieses Ziel

erfordert technisch adäquate Chirurgie (bei ausgewählten Patienten in frühen Stadien eventuell alleinige Radiotherapie), bei Überschreitung der *Muscularis propria* und besonders bei Lymphknotenbefall Kombination mit Strahlentherapie und Chemotherapie.

2. Die *Verhinderung des Lokalrezidivs* ist aufgrund der damit einhergehenden hohen Lebensqualitätseinschränkung (schwer beherrschbare Schmerzen, Blutungen und Kontinenzverlust) ein Ziel *per se*. Dies legt wiederum optimale Chirurgie und Kombination mit Radiotherapie und Chemotherapie nahe. Für dieses Ziel wäre eine adjuvante Therapie damit auch bei positiver Wirkung im Hinblick auf das Lokalrezidivrisiko unabhängig von ihrer positiven Auswirkung auf das Gesamtüberleben indiziert.

3. Möglichst hohe Frequenz *funktionserhaltender Therapie*, womit vor allem Sphinctererhaltung und Erhalt oder Rekonstruktion der Reservoirfunktion des Rectums gemeint ist. Die Erhöhung der Rate kontinenzerhaltender Operationen durch präoperative Radiochemotherapie konnte gezeigt werden (Hyams et al. 1997).

4. Therapieassoziierte *Morbidität* (und Mortalität) sowie *chronische negative Auswirkungen* der Chirurgie, Radiotherapie und Chemotherapie sollen so niedrig wie möglich gehalten werden, ohne dadurch die primären Therapieziele zu gefährden. Hier sind Stuhlinkontinenz und erhöhte Stuhlfrequenz, Potenzprobleme, Blasenentleerungsstörungen, Anastomoseninsuffizienz, perineale Wundheilungsstörungen, (Dünndarm-)Ileus und chronische Ileitis (Letschert et al. 1994), thromboembolische Komplikationen, postoperative Fisteln, Schenkelhals- und Beckenfrakturen, trockene Vagina, Harnblasenfibrose, Fertilitätsverlust, Blutbildveränderungen und passagerer Haarausfall zu nennen. Alle diese Nebenwirkungen gehen in unterschiedlichem Ausmaß auf die drei Therapieformen zurück. Vor allem für die lokale Situation ist es naturgemäß schwierig, die Anteile von Chirurgie und Strahlentherapie immer klar abzugrenzen. Für einige Nebenwirkungen ist das Risiko extrem gering (z. B. Ileus, Frakturen, Blasenfibrose). Eine Nutzen/Risiko-Abwägung legt daher bei nötiger Radikalität einen möglichst schonenden Einsatz aller genannten Therapien nahe, was oft durch Kombination am besten erreicht werden kann. Für die Strahlentherapie bedeutet dies generell einen Vorteil für die präoperative Therapie, weil hier eine geringere Dosis den gleichen positiven Effekt bei weniger negativen Effekten im Vergleich zu höheren Dosen im postoperativen Setting erzielt. Außerdem muß angemerkt werden, daß sich Berichte über erhöhte Nebenwirkungen der Radiotherapie auf Studien mit heute nicht mehr angewandter Bestrahlungstechnik beziehen (Holm et al. 1996a,b), so daß eine einfache Extrapolation auf moderne Technik nicht möglich erscheint.

3. Stadienabhängiger Einsatz der Radiotherapie

Wenn im folgenden die Anwendung der Strahlentherapie abhängig vom vorliegenden Krankheitsstadium diskutiert wird, so setzt dies eine entsprechende prätherapeutische Diagnostik voraus. Die meisten vorliegenden Studien unterscheiden lediglich zwischen primär resektablen und primär nicht resektablen Carcinomen. Dies reflektiert die Schwierigkeit, die Eindringtiefe (besonders die Unterscheidung zwischen T2 und T3) und das Vorliegen befallener Lymphknoten präoperativ exakt festzustellen. Da jedoch die Indikation zu einer präoperativen Radio- oder Radiochemotherapie kritisch von der lokalen Ausbreitung des Tumors abhängt, ist hier in Zukunft durch neuere bildgebende Verfahren (Endorectalsonographie, MRI des kleinen Beckens, siehe das entsprechende Kapitel in diesem Buch) als Ergänzung zur genauen digitorectalen (und vaginalen) Untersuchung eine bessere Selektion der Patienten zu erwarten. Vom Lokalbefund unabhängig muß vor Therapiebeginn Information über das Vorliegen von Fernmetastasen vorhanden sein, wobei Leber und Lunge unbedingt abgeklärt sein müssen.

3.1 T1/T2 ohne Lymphknotenbefall

Bei kleinen Tumoren, die das subseröse lymphatische Abflußgebiet noch nicht erreicht haben, stellt sich die Frage, ob sie nicht auch mit einem alleinigen lokalen Therapieansatz in curativer Absicht behandelt werden können. Hier kommen die lokale Excision, die Elektrocoagulation und die transanale Radiotherapie in Betracht. Auf die chirurgischen Optionen wird hier nicht eingegangen (siehe das entsprechende Kapitel).

Mit der *transanalen endocavitären* Radiotherapie wurde für T1- und T2-Tumoren eine Lokalrezidivrate von 5% nach fünf Jahren berichtet, 7,7% der Patienten starben am Carcinom (310 Patienten) (Papillon 1990; vgl. auch Sischy et al. 1980). Zur Therapie wird eine 50 kV Röntgenröhre verwendet, die transanal eingeführt und direkt an den Tumor herangebracht wird. In drei bis vier Sitzungen werden jeweils 20 bis 40 Gy dosiert auf die Tumoroberfläche bis zu einer cumulativen Gesamtdosis von 100–120 Gy appliziert. Aufgrund der Dosisverteilung bei 50 kV (hohe Dosis an der Kontaktstelle zwischen Röhre und Tumor, steiler Dosisabfall in die Tiefe) wird damit eine sehr hohe Dosis am Tumor appliziert und das umgebende Gewebe praktisch nicht bestrahlt. Der genannt gute therapeutische Erfolg setzt eine *genaue Selektion* geeigneter Patienten voraus: Es muß mit hoher Wahrscheinlichkeit ein lokalisiertes Tumorgeschehen ohne Lymphknotenbefall vorhanden sein. Die Tumoren müssen auf die Rectumwand beschränkt (T1 oder T2), also bei digitaler Untersuchung mobil sein, hohe oder zumindest mittelgradige Differenzierung (in mehreren Biopsien) zeigen, einen maximalen Durchmesser von 4 cm haben, eher polypös sowie für die Therapieröhre erreichbar sein, also höchstens 12 cm ab ano liegen. Die Endorectalsonographie wird als das wichtigste diagnostische Instrument für diese Behandlungsmethode angesehen. Bei initial ulcerierten Läsionen wird nach der endocavitären Therapie eventuell noch eine 192-Iridium-Implantation (weitere 20 Gy) angeschlossen. Ein Vorteil dieser Behandlung liegt nicht nur in der sehr hohen Kontinenzrate, sondern auch darin, daß bei einem etwaigen Rezidiv sowohl eine Operation (APR) wie auch eine adjuvante Teletherapie in voller Dosierung ohne erhöhte Komplikationen möglich ist, da das den Tumor umgebende Gewebe mit der endocavitären Radiotherapie praktisch unbestrahlt ist.

Ob sich eine Gruppe von Patienten definieren läßt, die von einer lokalen Excision in Kombination mit Tele-, Röntgenorthovolt- oder Brachytherapie profitieren könnte, ist derzeit noch unklar, könnte aber in Zukunft eine Rolle spielen (Barrett 1998, Cummings 1995).

3.2 Studien zur präoperativen Radiotherapie

Eine norwegische Studie (309 Patienten) untersuchte den Effekt einer niedrig dosierten präoperativen Radiotherapie (31,5 Gy in 18 Fraktionen in dreieinhalb Wochen; Dahl et al. 1990). Die Tumoren waren als primär resezierbar eingestuft, tatsächlich curativ reseziert wurden aber nur 259 (84%). Lymphknotenmetastasen waren bei 27,5% der nicht bestrahlten, bei 18,4% der bestrahlten Operationspräparate vorhanden (p < 0,05); außerdem waren die letzteren Tumoren auch signifikant kleiner. Die Endpunkte Überleben, Fernmetastasierung und Lokalrezidivrate (21,1% vs. 13,7%, ns) waren nicht signifikant verschieden, jedoch traten sowohl Lokalrezidive (median 27,2 Monate vs. 12,3 Monate, p < 0,01) als auch Fernmetastasen (median 29,4 Monate vs. 13,3 Monate, p < 0,01) bei den vorbestrahlten Patienten signifikant später auf. Dies läßt darauf schließen, daß eine Dosis von 31,5 Gy *konventionell fraktioniert* zwar die Tumorzellzahl reduziert, für eine Senkung der Rezidivrate aber zu niedrig ist. Frühere Studien mit noch geringeren präoperativen Radiotherapiedosen zeigten keinen Vorteil für die bestrahlten Patienten (Übersicht bei Bosset et al. 1993).

Die EORTC Studie 40761 verwendete eine etwas höhere präoperative Dosis (34,5 Gy in 15 Fraktionen in 3 Wochen; Gerard et al. 1988). Damit wurde die Lokalrezidivinzidenz von 30% auf 15% (p = 0,003) für kurativ operierte Patienten gesenkt. Die adjuvante präoperative Bestrahlung senkte in dieser Studie das 5-Jahres-Gesamtüberleben von 69% auf 59%, obwohl dieser Unterschied statistisch nicht signifikant war. Beide genannten Studien deuten darauf hin, daß eine verbesserte Lokalkontrolle indirekt sowohl das Fernmetastasenrisiko als auch das Überleben günstig beeinflussen kann.

Dies hat sich dann in der „schwedischen Rectumcarcinomstudie" (Swedish Rectal Cancer Trial 1997) deutlich gezeigt, die adjuvant eine alleinige präoperative „Kurzzeit-Radiotherapie" ohne Chemotherapie anwandte. Neben einem positiven Effekt, bezogen auf die Lokalkontrolle, war hier auch ein signifikanter Überlebensvorteil für präoperativ bestrahlte und mit kurativer Intention operierte Patienten zu verzeichnen. Von 1168 eingeschlossenen Patienten wurden 908 (78%) kurativ operiert, die Rate sphinctererhaltender Operationen war bei bestrahlten und nicht bestrahlten Patienten gleich (45%). Bei bestrahlten Patienten wurden im Operationspräparat seltener positive Lymphknoten gefunden (32% vs. 41% bei alleiniger OP), ein Dukes-Stadium A wurde bei 33% der bestrahlten, bei 28% der nicht vorbehandelten Patienten festgestellt. Diese Unterschiede waren signifikant (p = 0,008) und wurden auf einen Downstagingeffekt der Radiotherapie zurückgeführt. Dieser Effekt zeigt eine starke Abhängigkeit vom Intervall zwischen Ende der Radiotherapie und Operation. Er zeigte sich wesentlich deutlicher, wenn die Operation später als drei bis fünf Tage nach Radiotherapieende durchgeführt wurde (Graf et al. 1997). In der schwedischen Rectumcarcinomstudie wurde eine neoadjuvante Dosis von 25 Gy in Einzelfraktionen von 5 Gy täglich appliziert. Diese Dosis wird als Äquivalent einer Gesamtdosis von 42–50 Gy, konventionell mit 2 Gy täglicher Einzeldosis verabreicht, eingeschätzt. Es wurde eine Drei- oder Vierfeldertechnik mit oberer Feldgrenze an der Oberkante des fünften Lendenwirbels angewandt. Die Lokalrezidivrate für alle Patienten war mit 11% (RT) gegenüber 27% (alleinige OP) signifikant geringer (p < 0,001); für die kurativ operierten

Gruppen waren die Zahlen 9% und 23%. Dieser positive Effekt war für alle Dukes-Stadien ähnlich, nicht nur für Dukes B und C, sondern auch für Dukes A (4% vs. 12%, p = 0,02). Das Gesamtüberleben nach 5 Jahren betrug 48% für die nur operierten Patienten, 58% für präoperativ bestrahlte (p = 0,004). Die postoperative Mortalität betrug 4% mit und 3% ohne Radiotherapie, jedoch erschreckende 15% (7 von 48 Patienten), wenn das Protokoll verletzt und in Zweifeldertechnik therapiert wurde. Continenzerhaltend operierte Patienten wurden mittels eines Fragebogens im Hinblick auf ihre Anorectalfunktion evaluiert (Dahlberg et al. 1998b). Bestrahlte Patienten hatten eine höhere Stuhlfrequenz (20/Woche vs. 10/Woche, p < 0,01), waren häufiger für weichen Stuhl inkontinent (50% mit RT, 24% nach alleiniger OP, p < 0,001) und gaben öfter eine Beeinträchtigung ihres sozialen Lebens durch behinderte Darmfunktion an (30% mit RT, 10% nach alleiniger OP, p < 0,01). Wie oft bei den Operationen ein Colon-Pouch angelegt wurde, eine Maßnahme, die insgesamt die Kontinenzfunktion verbessert (siehe Kapitel Chirurgie in diesem Buch), wird nicht berichtet. Da in dieser Studie nur präoperative Radiotherapie angewendet wurde, ist nicht bekannt, ob die berichteten Nebenwirkungsraten niedriger oder vergleichbar einer postoperativen sind. Einige Argumente und Ergebnisse postoperativer Studien sprechen dafür, daß sie bei vergleichbar effektiven Dosen im postoperativen Setting eher höher liegen (Birnbaum 1998). In einer früheren Studie, die prä- mit postoperativer Radiotherapie direkt verglichen hat, waren Spätnebenwirkungen an Darm (Ileus) und Blase (Cystitis) in der präoperativen Gruppe gegenüber alleiniger Chirurgie nicht erhöht, im postoperativ bestrahlten Kollektiv waren sie höher (siehe weiter unten, Frykholm et al. 1993).

3.3 Postoperative Radiotherapie

Seit den achtziger Jahren wurde in zahlreichen Studien in den USA und in Europa postoperative adjuvante Radiotherapie (45–54 Gy) untersucht. Eine Studie hatte eine Senkung der Lokalrezidivrate von 25% auf 16% auch bei alleiniger adjuvanter Radiotherapie gezeigt (Fisher et al. 1988), bei anderen ergab sich ein positiver Effekt auf Lokalkontrolle und Überleben bei Kombination der Bestrahlung mit Chemotherapie auf Basis von 5-FU. In den folgenden Jahren wurden mehrere Studien durchgeführt, die – neben der Schlüsselsubstanz Fluorouracil – verschiedene Substanzen erprobten respektive die Administrationsart des 5-FU variierten.

Die Mayo-Clinic/NCCTG-Studie (79-47-51) konnte zeigen, daß eine kombinierte postoperative Radiochemotherapie (50,4 Gy mit 5-Fu und MeCCNU) gegenüber alleiniger adjuvanter Radiotherapie die Lokalrezidivrate (13,5% vs. 25%, p = 0,036) und das Auftreten von Fernmetastasen (46% vs. 28,8%, p = 0,011) senken konnte. Gravierende Spätnebenwirkungen traten bei 6,7% aller Patienten auf (Krook et al. 1991). In einer Folgestudie der gleichen Gruppe wurde die Radiotherapiedosis geringfügig auf 54 Gy erhöht (wenn der Dünndarm genügend mobil war). Es zeigte sich bei Kombination der Radiotherapie mit kontinuierlicher 5-FU-Infusion im Gegensatz zur Bolusinfusion eine Steigerung des Gesamtüberlebens nach vier Jahren auf 70% (gegenüber 60%). Für MeCCNU ergab sich keinerlei Vorteil (O'Connell et al. 1994), jedoch traten bei dieser Substanz Leucämien auf. Bisher zeigte sich in einer weiteren Studie, die die beste Chemotherapiekombination zur Radiotherapie untersucht, kein Unterschied im Ergebnis, ob 5-FU mit Leucovorin, Levamisol oder beiden kombiniert wurde (Lokalrezidivrate nach 3 Jahren 9%; krankheitsfreies Überleben 64%; Tepper et al. 1997).

Eine Studie der EORTC untersuchte die Wirkung postoperativer Radiotherapie gegenüber alleiniger Operation. Es wurde eine für postoperative Verhältnisse relativ geringe Dosis von 46 Gy angewandt. Bei insgesamt eher negativem Ergebnis (Lokalrezidivrate cumulativ 49% für alleinige OP, 35% mit RT) zeigte sich kein signifikanter Vorteil der Bestrahlung (Arnaud et al. 1997). Dieses Ergebnis veranlaßte die EORTC, in der Folgestudie nur noch präoperative Radiotherapie ohne und mit prä- und/oder postoperativer Chemotherapie zu untersuchen (Horiot et al. 1995).

Eine norwegische Studie konnte mit einer postoperativen Radiotherapie (46 Gy) concomitant mit einer kurzen 5-FU-Therapie eine signifikante Reduktion der Lokalrezidivrate auf 12% gegenüber 30% bei alleiniger Operation (p = 0,01) zeigen. Die 5-Jahres-Gesamtüberlebensrate betrug mit der adjuvanten Therapie 64%, mit alleiniger Chirurgie 50% (p = 0,05; Tveit et al. 1997). Es scheint auch in dieser Studie das verbesserte Gesamtüberleben auf durch Radiotherapie erhöhter Lokalkontrolle zu beruhen.

3.4 Lokal nicht (sicher) resektables Rectumcarcinom

Ziel jeder Therapie des nicht-metastasierten Rectumcarcinoms ist die vollständige Entfernung des Tumors. Ist primär aufgrund der lokalen Ausdehnung eine onkologisch radikale Resektion nicht möglich oder unsicher, wird daher üblicherweise präoperativ eine Radiotherapie mit oder ohne concomitanter Chemotherapie angewandt. Es liegen mehrere meist monozentrische Studien vor, die eine gute Effektivität und Tolerabilität der präoperativen Therapie zeigen. Bei Dosen von 45–50 (–55) Gy concomitant mit 5-FU (und Leucovorin) werden R0-Resektionsraten von über 90% erreicht, und in etwa 10% der Operationspräparate ist kein Tumor mehr nachweisbar (pT0). Da bei dieser präoperativen Therapie das vorrangige Ziel in der Tumorverkleinerung besteht, ist hier entscheidend, einen ausreichenden Zeitabstand von mindestens 4 Wochen zwischen Radiochemotherapie und Operation einzuhalten, da der gesamte Downstagingeffekt zu Ende der Radiotherapie noch nicht ausgeschöpft ist. Mit dieser Kombinationstherapie wurden 4-Jahres-Überlebensraten von 76% bei einer Lokalrezidivrate von 30% berichtet (Minsky et al. 1997).

Für das lokal weit fortgeschrittene Rectumcarcinom wird an einzelnen Institutionen auch eine intraoperative Radiotherapie, meist mit Elektronen (IOERT) oder mit Brachytherapie, durchgeführt. Die primäre therapeutische Intention auch in diesem Setting besteht darin, eine möglichst weitgehende Resektion des Tumors zu erzielen. Aus diesem Grund wird auch hier zunächst eine präoperative Downstaging-Radiochemotherapie (45–50 Gy mit Chemotherapie), wie oben erwähnt, durchgeführt. Läßt sich bei der Operation dennoch keine R0-Resektion erzielen, kann ein Boost von 10–20 Gy auf den offenen Situs (IOERT) appliziert werden. Aufgrund dennoch hoher systemischer und – wenn nicht zumindest eine R1-Resektion erreicht wird – lokaler Rezidivraten bedarf diese Therapie in Zukunft noch wirksamerer systemischer Therapiekomponenten (Gunderson 1996).

4. Prä- versus postoperative Radiotherapie: Eine Frage der therapeutischen Intention

Aufgrund einer Analyse vorliegender klinischer Studien scheint eine Dosis-Wirkungs-Beziehung für die adjuvante Radiotherapie zu bestehen. Präoperative Dosen, die unter einer *konventionell fraktionierten* Äquivalentdosis von etwas über 30–35 Gy liegen, haben keine ausreichende Wirkung gezeigt. Für den gleichen Effekt wird postoperativ eine um 15–20 Gy höhere Dosis im Vergleich zur präoperativen Therapie benötigt (Glimelius et al. 1997).

Der gezielte Einsatz präoperativ adjuvanter Radiotherapie hängt naturgemäß wesentlich stärker von einem exakten prätherapeutischen Staging ab (Aleman et al. 1995) als die postoperative Therapie, die lediglich auf dem histologischen Befund des Operationspräparats beruht. Daher fallen bei zunehmender Verfügbarkeit vor allem der Endorectalsonographie (und hochsensitiver bildgebender Abklärung von Lebermetastasen) Argumente gegen die präoperative Radiotherapie weg, weil dadurch eine Überbehandlung lymphknotennegativer, auf die Rectumwand beschränkter Carcinome – optimale Rectumchirurgie vorausgesetzt – vermieden werden kann.

Hat die postoperative adjuvante Radiotherapie eine einzige Intention, nämlich das Lokalrezidiv zu verhindern und damit indirekt auch eine mögliche Quelle für Fernmetastasen auszuschalten, gilt dies für die präoperative Radiotherapie wegen des möglichen Downstagings und der Ermöglichung sphinctererhaltender Operationen auch bei sehr tiefsitzenden Carcinomen nicht. Daraus ergibt sich, daß hinsichtlich der therapeutischen Intention die präoperative „niedrig dosierte" Kurzzeittherapie (25 Gy in einer Woche) mit *unmittelbar darauf folgender* Operation mit einer postoperativen Radiotherapie (45–60 Gy in 5–6 Wochen) vergleichbar ist. Präoperative Radiotherapie in höherer Dosierung (45–50 Gy in 5 Wochen), mit oder ohne Chemotherapie, mit Operation *vier bis fünf Wochen nach Abschluß* der präoperativen Therapie zielt neben der genannten Intention auch auf ein „Downstaging" des Tumors. Damit soll einerseits – wenn dies aufgrund des Ausgangsbefunds zweifelhaft scheint – das Ziel onkologisch radikaler Resektabilität erreicht, andererseits die Rate sphinctererhaltender Operationen erhöht werden. Wenn chirurgische Resektabilität, besonders mit sphinctererhaltendem Vorgehen, primär gegeben scheint, ergibt sich die Frage, ob eine solche doch intensivere und längere Therapie (9–10 Wochen präoperative Phase) einen Vorteil gegenüber der einwöchigen Vorbehandlung im Hinblick auf Lokalrezidiv und Überleben hat. Diese Frage ist derzeit noch von keiner Studie behandelt worden.

Es gibt damit Argumente für prä- wie auch für postoperative Anwendung der Radiotherapie, beide haben unterschiedliche Vorteile (Molls et al. 1994), wobei im Hinblick auf die Nebenwirkungen eine präoperative Therapie günstiger erscheint (Heriot et al. 1998).

Eine Studie aus Schweden (471 Patienten) hat prä- mit postoperativer Radiotherapie, bezogen auf die Endpunkte Überleben und Rezidivfreiheit, sowie in bezug auf Nebenwirkungen verglichen, wobei sich dort die präoperative Therapie sowohl für Effektivität als auch hinsichtlich der Nebenwirkungen als günstiger herausgestellt hat (Frykholm et al. 1993). Präoperativ wurden 99,5% der randomisierten Patienten bestrahlt, in der „postoperativen Gruppe" erhielten jedoch nur Patienten mit Dukes-B- oder Dukes-C-Carcinomen eine Radiotherapie (61%), bei Dukes A wurde keine postoperative Radiotherapie durchgeführt (39%). Dies schränkt die Vergleichbarkeit der Gruppen etwas ein. So erlitten 13% der präoperativ bestrahlten Patienten ein Lokalrezidiv, 22% aus der „postoperativen Gruppe" (p = 0,02). Eine stadienstratifizierte Analyse wird nicht berichtet. Signifikante Spätnebenwirkungen, an Darm, Blase, Haut und Nerven zusammengenommen, wurden für die präoperative Gruppe bei 20% berichtet, für die nur operierte bei 23%, aber bei 41% der postoperativ bestrahlten Patienten notiert.

In der Praxis haben sich an den verschiedenen Institutionen Traditionen herausgebildet, die die Argumente für die jeweils geübte Applikationsform für überzeugender halten. Es gibt nur die eine erwähnte Studie mit direktem Vergleich. Zusätzliche Evidenz in dieser Frage ist vom derzeit laufenden NSABP-Protocol R-03 zu erwarten (Hyams et al. 1997), wenngleich hier angemerkt werden muß, daß diese Studie eine ungewöhnlich lange präoperative Phase von 22 Wochen hat (ein achtwöchiger Cyclus Chemotherapie, gefolgt von sechs Wochen Radiochemotherapie, gefolgt von 8 Wochen Pause bis zur Operation). Bisher wurden in drei Jahren 116 von 900 geplanten Patienten inkludiert.

5. Bestrahlungstechnik

Es herrscht Consens, daß für die Teletherapie des Rectumcarcinoms eine Mehrfeldertechnik an einem Hochvoltgerät angewandt werden soll. Die Feldanordnung ist im wesentlichen für die präoperative und für die postoperative Therapie die gleiche. Entweder kann eine sogenannte Vier-Felder-Beckenbox mit oder ohne Keilfilter für die seitlichen Felder verwendet werden oder eine Dreifeldertechnik mit Keilfiltern für die seitlichen Felder. Die Behandlung soll mit möglichst gefüllter Blase und in Bauchlage stattfinden. Dadurch wird eine maximale Verdrängung des Dünndarms aus dem behandelten Volumen erreicht. Sowohl mit drei als auch mit vier Feldern wird die Integraldosis signifikant gegenüber einer Zweifeldertechnik mit antero-posterior opponierenden Feldern reduziert. Kommen Dosen über 45–50 Gy zur Anwendung, muß das Bestrahlungsvolumen für die darüber hinausgehende Dosis im Sinn einer „Shrinking-field-Technik" verkleinert werden, um den gesamten Dünndarm aus den Feldern zu excludieren. Das Zielgebiet besteht aus Tumor und primärem Lymphabflußgebiet. Die obere Feldgrenze soll am Übergang L5/S1 liegen und die vordere knöcherne Begrenzung des Sacrum in das Zielvolumen eingeschlossen werden. Der Anus ist bei sehr tiefsitzenden Tumoren in das Zielgebiet eingeschlossen, bei höherem Sitz sollte er nicht bestrahlt werden. Die seitliche und vordere Begrenzung des Zielvolumens ergibt sich aus dem Verlauf der inneren Iliacalgefäße. Besonders bei Tumoren an der Rectumvorderwand müssen der hintere Blasen- und Prostatapol eingeschlossen werden.

In älteren Studien kam teilweise eine Zweifeldertechnik mit ap-pa opponierenden Feldern zur Anwendung, wobei die obere Feldgrenze über L2 lag. Wohl durch auf diese Art massiv größeres Bestrahlungsvolumen wurden in diesen Studien eine erhöhte Nebenwirkungsrate und (vor allem bei Patienten über 75 Jahre) eine erhöhte postoperative Mortalität beobachtet (Cedermark et al. 1995).

6. Schlußfolgerung

Es liegen einige Empfehlungen zur adjuvanten Therapie des operablen Rectumcarcinoms vor. Der NIH-Consensus (NIH Consensus Conference 1990) hat, obwohl er auf einer vergleichsweise geringen Patientenzahl basierte, zweifellos den größten Einfluß auf dem Gebiet der adjuvanten Therapie des Rectumcarcinoms ausgeübt, wenn seine Empfehlung auch nicht allgemein übernommen wurde. Der NIH-Consensus empfiehlt postoperative adjuvante Radiotherapie (45–55 Gy) in Kombination mit Chemotherapie auf Basis von 5-FU. Als einziges Argument für postoperative gegenüber präoperativer Radiotherapie wird die Möglichkeit des histopathologischen Stagings am nicht vorbehandelten Operationspräparat angeführt, womit nur Hochrisikopatienten in den Stadien II und III der adjuvanten Therapie zugeführt werden sollten. Dem steht jedoch in gewisser Weise das Ergebnis der schwedischen Rectumcarcinomstudie entgegen, die auch für Patienten im Dukes-Stadium A einen Vorteil mit Radiotherapie gezeigt hat. Da zum Zeitpunkt der Empfehlung positive Studien, die eine Kombination von Radiotherapie und Chemotherapie in den USA untersucht hatten, nur für das postoperative Setting vorlagen, lag eine Empfehlung in diese Richtung auf der Hand. Es wird jedoch im Bericht zum Consensus erwähnt, daß eine ausreichend dosierte präoperative eine ähnlich positive Wirkung wie eine postoperative Radiotherapie auf die Vermeidung von Lokalrezidiven hat. Dosiseffizienzüberlegungen, verminderte Nebenwirkungen und zunehmendes Interesse, durch ein präoperatives Downstaging die Rate sphinctererhaltender Chirurgie steigern zu können, haben jedoch seither dazu geführt, in vielen großen Studien eine präoperative Radiotherapie einzusetzen. Eine wichtige Weichenstellung (vor allem in den USA) ist von den Ergebnissen des NSABP-Projekts R-03 zu erwarten. Hier werden Patienten mit operablem Rectumcarcinom bei UICC-Stadium II und III zwischen präoperativer und postoperativer Radiochemotherapie randomisiert (jeweils 50,4 Gy plus 7 Cyclen 5-FU und Leucovorin, zwei davon concomitant mit der Radiotherapie). Ein erstes Zwischenergebnis deutet auf gleiche Frequenz von Nebenwirkungen hin (insgesamt jeweils 30%), in der präoperativen Gruppe ist die Anzahl von T0- bis T2-Stadien niedriger als in der postoperativen (33% vs. 16%), sphinctererhaltende Operationen wurden bei 50% präoperativ radiochemotherapierten, bei 33% nicht vorbehandelten Patienten durchgeführt (Hyams et al. 1997).

Auch die EORTC hat mit ihrer derzeit laufenden Studie (22921) eine präoperative Bestrahlung gewählt. Sie untersucht eine obligate präoperative Radiotherapie (45 Gy in 25 Fraktionen in 5 Wochen) in verschiedenen zeitlichen Kombination mit einer 5-FU-Leucovorin-Chemotherapie für T3/T4-Rectumcarcinome (Horiot et al. 1995).

Die deutsche Empfehlung zur adjuvanten Therapie des radikal resezierten Rectumcarcinoms von 1994 lehnt sich an die Empfehlung des NIH von 1990 an (Rödel et al. 1998a). Im UICC-Stadium II und III wird eine postoperative Radiochemotherapie mit sechs Cyclen 5-FU, kombiniert mit 50,4 Gy, während des dritten und vierten Cyclus empfohlen. Während der Radiotherapie kann die 5-FU-Gabe als Bolus oder als Dauerinfusion erfolgen. Für die primär inoperable Situation wird eine präoperative Radiochemotherapie empfohlen. Derzeit läuft aber auch in

Deutschland eine kooperative Studie (CAO/ARO/AIO 94-Protokoll), in der für die UICC-Stadien II und III eine präoperative Radiochemotherapie (50,4 Gy in 5 Wochen mit 5-FU-Dauerinfusion in der ersten und letzten Bestrahlungswoche) mit postoperativer Radiochemotherapie (idente Therapie plus Boost von 5,4 Gy nach abdominoperinealer Resektion) verglichen wird (Rödel et al. 1998b). Erste Ergebnisse betreffend Toxizität einer kleinen Patientengruppe weisen auf keine erhöhte Toxizität und keine Erhöhung der postoperativen Komplikationen in der präoperativ behandelten Gruppe hin.

In Holland läuft derzeit eine Studie, die schon mehr als tausend Patienten randomisiert hat und das schwedische präoperative Schema von 5 x 5 Gy in einer Woche in Kombination mit der totalen Mesorectumexcision untersucht (TME mit und ohne präoperativer RT) (Kapiteijn et al., 1999). Diese Studie ist vor allem im Hinblick auf die Rolle der adjuvanten Radiotherapie bei standardisierter Chirurgie interessant.

In Österreich wurde im Sommer 1997 eine kooperative Studie der ACO/ÖGHO/ÖGRO aufgelegt, die bei obligater präoperativer Radiotherapie und postoperativer Chemotherapie (5-FU und Leucovorin) die Wirkung des monoclonalen Antikörpers MAb 17-1A (Riethmüller et al. 1998) bei Patienten mit operablem Rectumcarcinom im UICC-Stadium II und III untersucht.

Neben weiterer Präzisierung des morphologischen präoperativen Stagings des Rectumcarcinoms durch bildgebende Verfahren, besonders Endorectalsonographie, wäre in Zukunft auch eine Charakterisierung zellbiologischer prädiktiver Faktoren denkbar, anhand derer die adjuvante Therapie optimiert werden könnte. So zeigten Tumoren mit einem sehr guten Ansprechen auf präoperative Radiochemotherapie einen signifikant höheren spontanen Apoptoseindex in der prätherapeutischen Biopsie als jene mit schlechtem Response (Scott et al. 1998). Hinsichtlich differenzierter Indikationsstellung für adjuvante Therapien müßten solche prädiktive Response-Assays aber mit prognostischen Indikatoren mit hoher Sensitivität für ein Rezidiv kombiniert werden, weil nur damit die Radikalität der Therapie für Patienten mit einer günstigen Prognose tatsächlich eingeschränkt werden könnte. So werden in der anlaufenden CALG-B-Coloncarcinomstudie Angiogenese, DCC, DNA ploidie, p27, Sucrase-Isomaltase, p53 und Thymidilat-Synthase mitbestimmt (Jessup et al. 1998).

Weitestgehender Consens besteht im Hinblick auf die präoperative Radiotherapie in Kombination mit Chemotherapie beim primär inoperablen Mastdarmkrebs, um so bei möglichst vielen Patienten eine onkologisch radikale Resektion erreichen zu können.

Literatur

[1] ACO Bulletin (1995) Carcinome – Fakten und Statistik.

[2] Aleman BMP, Bartelink H, Gunderson LL (1995) The current role of radiotherapy in colorectal cancer. Eur J Cancer 31A: 1333–1339.

[3] Arnaud JP, Nordlinger B, Bosset JF, Boes GH, Sahmoud T, Schlag PM, Pene F (1997) Radical surgery and postoperative radiotherapy as combined treatment in rectal cancer. Final results of a phase III study. European Organization for Research and Treatment of Cancer. Br J Surg 84: 352–357.

[4] Barrett MW (1998) Chemoradiation for rectal cancer: Current methods. Sem Surg Oncol 15: 114–119.

[5] Birnbaum E (1998) Invited editorial. Dis Colon Rectum 41: 549–551.

[6] Bosset JF, Horiot JC (1993) Adjuvant treatment in the curative management of rectal cancer. A critical review of the results of clinical randomised trials. Eur J Cancer 29A: 770–774.

[7] Cedermark B, Johansson H, Rutqvist LE, Wilking N (1995) The Stockholm I trial of preoperative short term radiotherapy in operable rectal carcinoma. A prospective randomized trial. Cancer 75: 2269–2275.

[8] Cummings BJ (1995) Radiation treatment for rectal cancer. World J Surg 19: 275–281.

[9] Dahl O, Horn A, Morild I, Halvorsen JF, Odland G, Reinertsen S, Reisäter A, Kalvi H, Thunold J (1990) Low-dose preoperative radiation postpones recurrences in operable rectal cancer. Cancer 66: 2286–2294.

[10] Dahlberg M, Pahlman L, Bergström R, Glimelius B (1998a) Improved survival in patients with rectal cancer. A population-based register study. Br J Surg 85: 515–520.

[11] Dahlberg M, Glimelius B, Graf W, Pahlman L (1998b) Preoperative irradiation affects functional results after surgery for rectal cancer. Dis Colon Rectum 41: 543–549.

[12] Dobrowsky W (1988) Radio-Onkologie beim Rectum- und Anal-Carcinom. Springer, Wien New York.

[13] Dobrowsky W (1994) Adjuvante Radiotherapie beim Rectumcarcinom unter besonderer Berücksichtigung sphinctererhaltender Operationen. Acta Chir Austr 26: 146–150.

[14] Fisher B, Wolmark N, Rockette H, Redmond C, Deutsch M, Wickerham DL, Fisher ER, Caplan R, Jones J, Lerner H, Gordon P, Feldman M, Cruz A, Legault-Poisson S, Wexler M, Lawrence W, Robidoux A, other NSABP investigators (1988) Postoperative adjuvant chemotherapy or radiation therapy for rectal cancer: Results from NSABP protocol R-01. J Natl Cancer Inst 80: 21–29.

[15] Frykholm GJ, Glimelius B, Pahlman L (1993) Preoperative or postoperative irradiation in adenocarcinoma of the rectum: Final treatment results of a randomized trial and an evaluation of late secondary effects. Dis Colon Rectum 36: 564–572.

[16] Gatta G, Sant M, Coebergh JW, Halukinen and the EOROCARE Working Group (1996) Substantial variation in therapy for colorectal cancer across Europe: EOROCARE analysis of cancer registry data for 1987. Eur J Cancer 32A: 831–835.

[17] Gerard A, Buyse M, Nordlinger B, Loygue J, Pene F, Kempf P, Bosset J-F, Gignoux M, Arnaud J-P, Desaive C, Duez N (1988) Pre-operative radiotherapy as adjuvant treatment in rectal cancer. Final results of a randomized study of the EORTC Gastrointestinal Tract Cancer Cooperative Group. Ann Surg 208: 606–614.

[18] Glimelius B, Isacsson U, Jung B, Pahlman L (1997) Radiotherapy in addition to radical surgery in rectal cancer: Evidence for a dose-response effect favoring preoperative treatment. Int J Radiat Oncol Biol Phys 37: 281–287.

[19] Graf W, Dahlberg M, Osman MM, Holmberg L, Pahlman L, Glimelius B (1997) Short-term preoperative radiotherapy results in down-staging of rectal cancer: A study of 1316 patients. Radiother Oncol 43: 133–137.

[20] Gray R (1995) Results of a metaanalysis on adjuvant radiotherapy in rectal cancer. Colorectal Cancer Meeting: From Gene to Cure. Amsterdam.

[21] Gunderson LL (1996) Past, present, and future of intraoperative irradiation for colorectal cancer. Int J Radiat Oncol Biol Phys 34: 741–744.

[22] Heriot AG, Kumar D (1998) Adjuvant therapy for resectable rectal and colonic cancer. Br J Surg 85: 300–309.

[23] Holm T, Singnomklao T, Rutqvist LE, Cedermark B (1996a) Adjuvant preoperative radiotherapy in patients with rectal carcinoma. Adverse effects during long-term fol-

low-up of two randomized trials. Cancer 78: 968–976.

[24] Holm T, Rutqvist LE, Johansson H, Cedermark B (1996b) Postoperative mortality in rectal cancer treated with or without preoperative radiotherapy: Causes and risk factors. Br J Surg 83: 964–968.

[25] Horiot JC, Bosset JF, Maingon P (1995) Improvement of the curative management of rectal cancers by better use of radiotherapy. Eur J Cancer 31A: 1382–1384.

[26] Hyams DM, Mamounas EP, Petrelli N, Rockette H, Jones J, Wieand HS, Deutsch M, Wickerham DL, Fisher B, Wolmark N (1997) A clinical trial to evaluate the worth of preoperative multimodality therapy in patients with operable carcinoma of the rectum. A progress report of the National Surgical Adjuvant Breast and Bowel Project Protocol R-03. Dis Colon Rectum 40: 131–139.

[27] Jessup JM, Loda M (1998) Prognostic markers in rectal carcinoma. Sem Surg Oncol 15: 131–140.

[28] Kapiteijn E, Klein Kranenbarg E, Steup WH, Taat CW, Rutten HJ, Wiggers T, van Krieken JHJM, Hermans J, Leer JWH, van de Velde CJH (1999) Total mesorectal excision (TME) with or without preoperative radiotherapy in the treatment of primary rectal cancer. Prospective randomized trial with standard operative and histopathological techniques. Eur J Surg. 165: 410–420.

[29] Kapiteijn E, Marijnen CAM, Colenbrander AC, Klein Kranenbarg E, Steup WH, van Krieken JHJM, van Houwelingen JC, Leer JWH, van de Velde CJH (1998) Local recurrence in patients with rectal cancer diagnosed between 1988 and 1992: A population-based study in the West Netherlands. Eur J Surg Oncol 24: 528–535.

[30] Krook JE, Moertel CG, Gunderson LL, Wieand HS, Collins RT, Beart RW, Kubista TP, Poon MA, Meyers WC, Mailliard JA, Twito DI, Morton RF, Veeder MH, Witzig TE, Cha S, Vidyarthi SC (1991) Effective surgical adjuvant therapy for high-risk rectal carcinoma. N Engl J Med 324: 709–715.

[31] Letschert JGJ, Lebesque JV, Aleman BMP, Bosset JF, Horiot JC, Bartelink H, Cionini L, Hamers JP, Leer JWH, van Glabbeke M (1994) The volume effect in radiation-related late small bowel complications: Results of a clinical study of the EORTC Radiotherapy Cooperative Group in patients treated for rectal carcinoma. Radiother Oncol 32: 116–123.

[32] Minsky BD, Cohen AM, Enker WE, Saltz L, Guillem JG, Paty PB, Kelsen DP, Kemeny N, Ilson D, Bass J, Conti J (1997) Preoperative 5-FU, low-dose leucovorin, and radiation therapy for locally advanced and unresectable rectal cancer. Int J Radiat Oncol Biol Phys 37: 289–295.

[33] Minsky BD (1997) The role of radiation therapy in rectal cancer. Sem Oncol 24: S18-25–S18-29.

[34] Molls M, Fink U (1994) Perioperative radiotherapy ± chemotherapy in rectal cancer. Ann Oncol 5: S105–S113.

[35] NIH Consensus Conference (1990): Adjuvant therapy for patients with colon and rectal cancer. JAMA 264: 1444–1450.

[36] O'Connell MJ, Martenson JA, Wieand HS, Krook JE, Macdonald JS, Haller DG, Mayer RJ, Gunderson LL, Rich TA (1994) Improving adjuvant therapy for rectal cancer by combining protracted infusion fluorouracil with radiation therapy after curative surgery. N Engl J Med 331: 502–507.

[37] Papillon J (1990) Present status of radiation therapy in the conservative management of rectal cancer. Radiother Oncol 17: 275–283.

[38] Riethmüller G, Holz E, Schlimok G, Schmiegel W, Raab R, Höffken K, Gruber R, Funke I, Pichlmaier H, Hirche H, Buggisch P, Witte J, Pichlmayr R (1998) Monoclonal antibody therapy for resected Dukes' C colorectal cancer: Seven-year outcome of a multicenter randomized trial. J Clin Oncol 16: 1788–1794.

[39] Rödel C, Hohenberger W, Sauer R (1998a) Adjuvante und neoadjuvante Therapie des Rectumcarcinoms. Aktueller Stand. Strahlenther Onkol 174: 497–504.

[40] Rödel C, Schick CH, Raab R, Sauer R, Fietkau R, Wittekind C, Hohenberger (1998b) Prospectively randomized trial of preoperative versus postoperative radiochemotherapy (RCT) for advanced rectal cancer – First results regarding surgical morbidity and toxicity of (neo-)adjuvant treatment. Eur J Surg Oncol 24: 208.

[41] Scott N, Hale A, Deakin M, Hand P, Adab FA, Hall C, Williams GT, Elder JB (1998) A histopathological assessment of the response of rectal adenocarcinoma to combination chemo-radiotherapy: Relationship to apoptotic activity, p53 and bcl-2 expression. Eur J Surg Oncol 24: 169–173.

[42] Sischy B, Remington JH, Sobel SH (1980) Treatment of rectal carcinomas by means of endocavitary irradiation: A progress report. Cancer 46: 1957–1961.

[43] Swedish Rectal Cancer Trial (1997) Improved survival with preoperative radiotherapy in resectable rectal cancer. N Engl J Med 336: 980–987.

[44] Tepper JE, O'Connell MJ, Petroni GR, Hollis D, Cooke E, Benson III AB, Cummings B, Gunderson LL, Macdonald JS, Martenson JA (1997) Adjuvant postoperative fluorouracil-modulated chemotherapy combined with pelvic radiation therapy for rectal cancer: Initial results of intergroup 0114. J Clin Oncol 15: 2030–2039.

[45] Tveit KM, Guldvog I, Hagen S, Trondsen E, Harbitz T, Nygaard K, Nilsen JB, Wist E, Hannisdal E on behalf of the Norwegian Adjuvant Rectal Cancer Project Group (1997) Randomized controlled trial of postoperative radiotherapy and shortterm timescheduled 5-fluorouracil against surgery alone in the treatment of Dukes B and C rectal cancer. Br J Surg 84: 1130–1135.

[46] Tveit KM, Nordlinger B, Penna C, Schmoll HJ (1998) Current controversies in cancer. Is there a standard treatment for rectal cancer? Eur J Cancer 34: 1827–1835.

[47] Wiig JN, Carlsen E, Soreide O (1998) Mesorectal excision for rectal cancer: A view from Europe. Sem Surg Oncol 15: 78–86.

Korrespondenz: Dr. Joachim Widder, Univ.-Prof. Dr. Richard Pötter, Universitätsklinik für Strahlentherapie, Allgemeines Krankenhaus, Währinger Gürtel 18–20, A-1090 Wien, Österreich.

Chirurgische Therapie von Lebermetastasen nach colorectalem Carcinom

Peter M. Schlag, Tahar Benhidjeb und *Berit Kilpert*

Lebermetastasen sind bei über 30–50% aller Patienten mit einem Malignom zu erwarten, wobei annähernd 90% aller resektablen Lebermetastasen colorectalen Ursprungs sind. In 15 bis 25% der Fälle treten colorectale Metastasen synchron und in 25 bis 30% der Patienten metachron auf. Retrospektive Untersuchungen haben gezeigt, daß ohne Behandlung die mittlere Überlebenszeit dieser Patienten ca. 24 Monate beträgt [27, 48]. Eine Verbesserung der Überlebenschancen dieser Patienten kann heute nur durch eine radikale Lebermetastasenresektion erreicht werden. Gelingt eine komplette Tumorentfernung, so kann eine durchschnittliche 5-Jahres-Überlebensrate um 30% (15–45%) erzielt werden [25]. Leider kommen nur 10–25% der Patienten für einen potentiell kurativen leberresezierenden Eingriff in Frage, da in den meisten Fällen das Tumorleiden bereits fortgeschritten ist bzw. eine okkulte Dissemination intra- und extrahepatisch vorliegt. Ein Prognosegewinn kann nur durch R_0-Resektion bei Ausschluß extrahepatischer Metastasen und eines Lokalrezidivs erreicht werden. Ziel der präoperativen diagnostischen Untersuchungen ist somit die Abklärung folgender Fragen:

– Ist der Patient für einen radikalen Eingriff geeignet (Feasibility)?
– Ist eine R_0-Resektion der Metastasen technisch möglich (Resektabilität)?
– Ist der Tumor nur auf die Leber beschränkt (Kurabilität)?

1. Präoperative Patientenvorbereitung und Operationsrisikoabschätzung

Neben der Abklärung von Risikofaktoren mittels Standarduntersuchungen, wie Röntgenthorax-Übersichtsaufnahme, EKG, Spirometrie und Blutgasanalyse, ist hierunter die Abschätzung der Leber-Syntheseleistung durch Bestimmung von Cholinesterase, Albumin und Gerinnungsparametern zu rechnen. Der Stellenwert funktioneller Lebertests als Entscheidungsgrundlage zur Resektion ist bisher eher gering. Inwieweit ein kürzlich vorgeschlagener Leberresektionsindex, welcher funktionelle und morphometrische Daten sowie das Patientenalter berücksichtigt, sich zur Abschätzung des Risikos einer Leberresektion durchsetzen wird, muß offen bleiben [8].

2. Resektabilität

Die Resektabilität wird durch die lokale Ausdehnung und Verteilung der Metastasen in der Leber bestimmt. Des weiteren muß die Beziehung der Metastasen zu den großen Lebervenen und Pfortaderästen sowie zu den Gallengängen abgeklärt werden. Die *percutane Sonographie* ist oft die erste diagnostische Maßnahme, die durchgeführt wird. Die Sensitivität beträgt ca. 94% für Läsionen, die größer als 2 cm sind [39], aber nur noch 56% bei Metastasen unter 2 cm. Das dynamische *Computertomogramm* (CT) ist mit einer Sensitivität von 99% für Läsionen > 1 cm und 68% bei Metastasen < 1 cm effektiver [73]. Allerdings können mittels CT in 7% aller Patienten keine Metastasen dargestellt werden, und in 33% der Fälle wird die Metastasenverteilung in beiden Leberlappen unterschätzt [9]. Durch eine Kombination von CT mit einer Arteriographie können kleinere Läsionen besser erfaßt werden. Das *Porto-CT* erfordert jedoch ummittelbar vor der CT-Untersuchung eine Katheterisierung der *Arteria mesenterica superior* für die Kontrastmittelapplikation. Mit dieser invasiven Untersuchung kann in 88% der Fälle eine verläßliche Aussage zur Resektabilität gemacht werden, während der positive prädiktive Wert hinsichtlich Irresektabilität bei 73% liegt [47]. Ein Nachteil des Porto-CT ist das Auftreten von flow-induzierten Perfusionsdefekten in der Leber, die in 5 bis 40% der Fälle Metastasen vortäuschen können und somit falsch-positive Befunde ergeben [41]. Des weiteren ist mit dieser Untersuchung eine Aussage zur Gefäßinvasion ziemlich beschränkt, da Metastasen in der Leber die Gefäße eher verdrängen als befallen. In einer neueren Untersuchung wurde mit dem Porto-CT eine falsch-positive Rate von 35% ermittelt [45]. Auch die *Magnetresonanztomographie* (MRT) trägt zu einer Erhöhung der Sensitivität in der Erfassung der anatomischen Lagebeziehungen von Metastasen zum intrahepatischen Gefäß- und Gallenwegssystem bei [7]. Mit einer Sensitivität von 50 bis 80% und einer Spezifität von bis zu 85% hat sich die *Immunszintigraphie* mit monoclonalen anti-CEA Antikörpern als Ergänzungsuntersuchung beim Nachweis colorectaler Lebermetastasen bewährt [9, 23]. Zur weiteren Optimierung des präoperativen Staging ist der Stellenwert der *Laparoskopie* in den letzten Jahren zunehmend untersucht worden. Es erwies sich, daß durch eine Kombination von diagnostischer Laparoskopie und laparoskopischer Sonographie die Ausdehnung und Lagebestimmung von Lebermetastasen besser beurteilt werden kann [43]. Zwei unabhängige Studien zeigten, daß 45% der ursprünglich als resektabel eingestuften Lebermetastasen sich im Rahmen der Staginglaparoskopie als irresektabel herausstellten. Diese Einschätzung konnte durch Laparotomie verifiziert werden [3, 26]. Mit Hilfe der laparoskopischen Sonographie fanden sich in 33% der Fälle zusätzliche Lebermetastasen [23]. Der Staginglaparoskopie sollte daher zunehmend Beachtung bei der Indikationsstellung zur Lebermetastasenresektion geschenkt werden. Neben der unmittelbaren Exploration erlaubt hierbei der laparoskopische, intraoperative Ultraschall (IOUS), den Bezug von Metastasen zu anatomischen Strukturen besser herauszuarbeiten und anatomische Variationen zu identifizieren.

3. Kurabilität

Da bei 10 bis 25% der Patienten mit Lebermetastasen bereits ein Lymphknoten-befall im *Ligamentum hepatoduodenale* oder eine Peritonealcarcinose vorliegt, kann in dieser Situation mit einer Leberresektion keine Kurabilität erzielt werden. Weiterhin muß davon ausgegangen werden, daß in bis zu 30% der Fälle eine Infiltration der Lebermetastasen *per continuitatem* der Nachbarorgane vorliegt [22, 48]. Es ist deshalb wünschenswert, hierüber möglichst ohne großen invasiven Eingriff eine bestmögliche Information zu erhalten. In vielen Arbeiten ist versucht worden, eine verbindliche Aussage über die Sensitivität unterschiedlicher bildge-bender Verfahren zu diesem Problemkreis abzugeben. Ein solcher Vergleich ist prinzipiell aufgrund wechselnder Eingangskriterien der Patienten, differenter Gerätetypen und auch unterschiedlicher Erfahrungen der einzelnen Untersucher mit den jeweiligen Techniken schwierig. Generell gilt aber, daß alle bildgebenden Diagnoseverfahren derzeit im wesentlichen limitiert sind, Metastasen unter 1 cm Durchmesser sicher zu detektieren. Gerade diese „okkulten" Metastasen haben aber sicher eine große Bedeutung im Hinblick auf das Langzeitüberleben der Patienten [11]. In verschiedenen Studien konnte nachgewiesen werden, daß wiederum der IOUS im Vergleich zu CT und MRT teilweise sensitiver und spezifischer in Hin-blick auf den Nachweis von kleinen Lebermetastasen sein kann. Insbesondere auch Metastasen in den tiefen zentralen Anteilen der Leber lassen sich oft erst durch in-traoperativen Ultraschall auffinden. Neben der Detektion kleiner Lebermetastasen (unter 5 mm) können auch vergrößerte metastasen-suspekte Lymphknoten im *Liga-mentum hepatoduodenale* mit IOUS nachgewiesen werden. Unter Umständen kann als nicht invasive Methode die *Positronenemissionstomographie* (PET) eine dia-gnostische Lücke schließen, da sie offensichtlich ein besonderes Potential in der Detektion von Lymphknotenmetastasen und Lokalrezidiven colorectaler Mali-gnome besitzt [9, 46]. Eine kürzlich erschienene Arbeit zeigte, daß bei der Erfas-sung von Lebermetastasen die Treffsicherheit mit PET (92%) höher ist als mit CT (78%) und Porto-CT (80%). Besonders bewährt hat sich PET in der Darstellung von Lymphknotenmetastasen und Lokalrezidiven. Bei 28% der Patienten mußte das the-rapeutische Vorgehen durch den Nachweis extrahepatischer Metastasen revidiert werden [9, 46].

4. Chirurgische Therapie

Patienten mit Lebermetastasen, bei welchen eine Resektion erwogen wird, sollten sich in einem ausreichenden Allgemeinzustand ohne größere Komorbidität befin-den und eine normale Leberfunktion aufweisen. Ein extrahepatisches Tumorwachs-tum sollte ebenso wie ein lokales Tumorrezidiv ausgeschlossen sein. Inwieweit bei ungünstigen Prognosefaktoren, insbesondere bei einem kurzen symptomfreien Intervall, eine Lebermetastasenresektion nicht primär, sondern erst nach einer neo-adjuvanten Chemotherapie durchgeführt werden sollte, um so auch die biologische Aggressivität der Metastasierung besser einschätzen zu können, ist noch nicht abschließend geklärt. Verbesserung und Verfeinerung von operativen Techniken, bessere Patientenselektion und Fortschritte auf dem Gebiet der Anästhesie und

Intensivtherapie haben zu einer deutlichen Senkung der Morbidität (um 10%) und der Mortalität (unter 5%) und damit zur Akzeptanz und Etablierung der operativen Behandlung als Standardtherapie von Lebermetastasen geführt. Durch diese positive Entwicklung ist die Operationsindikation zur Lebermetastasenresektion in der letzten Dekade aber auch zunehmend großzügiger gestellt worden [38]. Durch die Ausweitung der Indikation zur Metastasenresektion wurden damit auch andererseits über die Jahre deren Ergebnisse ungünstiger [36]. Lebermetastasenresektionen wurden selbst bei extrahepatischer Tumormanifestation und in Fällen durchgeführt, bei welchen keine R_0-Resektion möglich war. Die meisten Autoren stimmen darin überein, daß eine kurative Leberresektion nicht mehr möglich oder zumindest äußerst fragwürdig wird, sobald Metastasen die *V. cava inferior,* die *V. portae* oder das Zwerchfell und/oder Retroperitoneum ausgedehnt infiltrieren.

4.1 Ergebnisse der Resektion colorectaler Lebermetastasen

Ungefähr 50% aller potentiell kurativ resezierten Patienten mit einem colorectalen Carcinom sterben innerhalb von 5 Jahren an Metastasen oder einem Tumorrezidiv. Die Leber stellt in 50–80% aller Fälle den häufigsten Metastasierungsort dar. Singuläre Lebermetastasen (< 4 Metastasen) treten in 15 bis 25% der Fälle auf. Ohne Behandlung beträgt die Überlebenszeit dieser Patienten 5 bis 25 Monate mit einem Median von weniger als 10 Monaten [27, 40, 48]. Autopsieuntersuchungen an Patienten mit einem colorectalen Carcinom haben gezeigt, daß in annähernd 40% der Fälle die Leber alleiniger Metastasierungsort ist [13]. Das bedeutet, daß einem Teil der Patienten mit resektablen colorectalen Lebermetastasen durch eine radikale Resektion effektiv geholfen werden kann.

4.2 Morbidität und Mortalität nach Resektion colorectaler Lebermetastasen

Da insgesamt der Benefit einer Leberresektion colorectaler Metastasen im Hinblick auf ein rezidivfreies Langzeitüberleben begrenzt ist, müssen auch für die Indikationsstellung die perioperative Morbidität und Mortalität betrachtet werden. Insbesondere letztere muß deutlich geringer sein als das projektierte 5-Jahres-Überleben des zu operierenden Patienten. Obgleich die Daten bezüglich der postoperativen Morbidität und Mortalität in den publizierten Studien erheblich differieren, besteht doch ein weitgehender Konsens hinsichtlich des allgemein zu akzeptierenden Risikos. Die Mortalität des Eingriffs sollte unter 5% liegen (Tab. 1). Dabei sind sogar große Leberresektionsserien ohne postoperative Mortalität durchgeführt worden. Die häufigsten schwerwiegenden Komplikationen sind neben der intraoperativen Blutung die intraabdominale Infektion von Hämatomen oder devitalisiertem Lebergewebe sowie Gallenfisteln und cardiopulmonale Insuffizienz. Die meisten der operationsbezogenen Komplikationen sind durch eine sorgfältige chirurgische Technik und adäquate perioperative Therapie vermeidbar. Ein Leberausfall nach Metastasenresektion ist selten. Bei normaler Leberfunktion sind 35% verbleibendes Restparenchym in der Regel ausreichend. Je ausgedehnter die Leberresektion, um so größer ist die Wahrscheinlichkeit postoperativer Komplikationen. Prinzipiell

Tabelle 1. Ergebnisse der Resektion colorectaler Lebermetastasen (Literaturübersicht 1978–1998)

Autor	n	PO-Mortalität (%)	5-JÜR (%)
Foster 1978[a]	168	5	20
Adson 1984	141	4	25
Fortner 1984	65	7	30
Iwatsuki 1986[a]	60	0	45
Hughes 1988[a]	859	–	33
Schlag 1990	122	4	30
Doci 1991	100	5	30
Steele 1991[a]	150	2,7	–
Van Oijen 1992[a]	118	7,6	21
Rosen 1992	280	4	25
AFC 1992[a,b]	1818	2,4	25
Gayowski 1994	204	0	32
Scheele 1995	434	4,4	39
Fong 1997	456	3	38
Ohlsson 1998	128	6	25
Eigene Serie (1993–1997)	49	4	29

[a] Multicenter-Studien
[b] AFC = Association Francaise de Chirurgie (Französische Gesellschaft für Chirurgie)

sollten diese aber unter 30% liegen. Für die Metastasenchirurgie hat sich daher die segmentorientierte Resektion durchgesetzt. Wedge-Resektionen oder Metastasectomien sind unter kurativer Zielsetzung keine adäquaten Verfahren. Diskutabel bleibt, inwieweit eine Leberresektion, in Kombination mit der Primärtumorresektion am Colon oder Rectum unter kurativen Gesichtspunkten simultan durchgeführt werden sollte. Zum einen ist nicht auszuschließen, daß Patienten mit synchronen Lebermetastasen prognostisch ungünstiger einzustufen sind als solche mit metachronen [36]. Inwieweit dies auf eine unterschiedliche Tumorbiologie oder nur durch ein ungenügendes präoperatives Staging zu erklären ist, bleibt derzeit eine noch ungelöste Frage. Teilweise sind auch die postoperativen Komplikationsraten beim kombinierten Vorgehen (abhängig von der Lokalisation des Primärtumors) ungünstiger.

4.3 Überleben nach Resektion colorectaler Lebermetastasen

Die Resektion colorectaler Lebermetastasen eröffnet derzeit die einzige Chance zur Heilung. Die der Literatur zu entnehmenden Überlebensraten schwanken hierbei zwischen 16 und 45%. Die Schwankungen ergeben sich aufgrund teilweise unzureichender Nachbeobachtungszeiten, Variationen der Patienten- und Methodenselektion sowie differenter peri- und postoperativer Behandlungsstrategien. Niemals wurde eine kontrollierte Studie durchgeführt, welche die Resektionsbehandlung mit einem konservativen Behandlungsprotokoll verglichen hat. Die Überlebensdaten werden vor allem unbehandelten historischen Kontrollgruppen gegenübergestellt.

Es ist klar, daß gerade im Hinblick auf eine Verfeinerung unserer diagnostischen Möglichkeiten solche Vergleiche problematisch sind. Auf der anderen Seite kann klar festgehalten werden, daß praktisch nur äußerst wenige Patienten ohne operative Therapie 5 Jahre nach Diagnose einer Lebermetastasierung überleben. Im Gegensatz hierzu kann bei nahezu allen Überlebenskurven von Patienten mit colorectalen Lebermetastasen eine Plateaubildung im Überleben ab dem 5. postoperativen Jahr festgestellt werden. Patienten mit resezierten colorectalen Lebermetastasen, welche 5 Jahre überlebten, haben eine vergleichbare Überlebenszeit mit altersgleichen Nichttumorpatienten. Allerdings entwickelt die überwiegende Zahl von Patienten auch mit potentiell kurativ resezierten Lebermetastasen innerhalb der ersten 3 bis 5 Jahre Rezidivmetastasen in der Leber selbst. Ein Teil der Rezidivpatienten lebt aber ebenfalls länger als 5 Jahre, so daß auch unter diesem Gesichtspunkt die operative Therapie zwar nicht zur Kuration führt, aber den Gesamtverlauf der Erkrankung mit großer Wahrscheinlichkeit günstig beeinflussen kann.

4.4 Neoadjuvante Therapie

Patienten mit primär nicht resektablen Lebermetastasen können unter Umständen durch Vorbehandlung mittels Hochdosischemotherapie einer Resektabilität zugeführt werden. Bismuth et al. konnten die Effizienz eines solchen Vorgehens in einer prospektiven Studie aufzeigen [5]. Von 434 Patienten mit colorectalen Lebermetastasen konnten 104 (24%) primär operiert werden. Die restlichen 330 primär nicht resektablen Patienten erhielten eine intravenöse chronomodulierte Chemotherapie mit 5-FU, Folinsäure und Oxaliplatin. Hiervon konnten 53 Fälle (12%) nach der neoadjuvanten Therapie einer Operation zugeführt werden. Die 5-Jahres-Überlebensrate für diese Patientengruppe betrug 40% bei einer Komplikationsrate von 26% und einer postoperativen Letalität von 0%. Ein Metastasenrezidiv trat bei 34 Patienten (66%) auf, von denen 15 re-reseziert wurden. Die Überlebenszahlen der präoperativ zytostatisch behandelten Patienten sind mit denen der primär resezierten Patienten vergleichbar (55% nach 3 Jahren und 40% nach 5 Jahren). Neoadjuvante Therapiestrategien sind somit ein interessanter neuer Ansatz, um die Resektabilität bei Patienten mit ausgedehnter Lebermetastasierung zu erhöhen.

4.5 Resektion bei Lebermetastasenrezidiv

Wie bereits vorangehend dargestellt, muß bei der überwiegenden Mehrzahl von Patienten nach Resektion colorectaler Lebermetastasen mit einem Rezidiv gerechnet werden, welches häufig erneut in der Leber selbst lokalisiert ist. Bei ungefähr 20% dar Patienten ist eine Resektion möglich. Ein intrahepatisches Rezidiv kann Ausdruck einer inadäquaten und somit nicht kurativen Primärresektion oder durch primär nicht erkannte (Mikro-)Metastasen bedingt sein. Mittlerweile liegen mehrere Berichte über Serien von wiederholten Lebermetastasenresektionen bei colorectalen Carcinomen vor. Diese sind zahlenmäßig meist relativ klein, so daß absolut verläßliche Schlußfolgerungen nicht gezogen werden können. Zwei Drittel der Resektionen wurden bei Patienten durchgeführt, bei welchen die Rezidivmetastasen contralateral zu den ursprünglich resezierten Lebermetastasen auftraten.

Die Chancen einer kurativen Re-Resektion waren ebenfalls abhängig von dem Ausmaß der Erstoperation und am günstigsten bei limitierten vorausgegangenen Leberresektionen. Wiederholungsoperationen können aufgrund der Verwachsungssituation besonders zum Retroperitoneum, zur *Vena cava,* aber auch zum Leberhilus schwierig sein. Auch sind die anatomischen Resektionslinien oft nicht so klar wie bei der Erstoperation.

Besonders für die Durchführung kurativer Re-Resektionen ist die Anwendung der intraoperativen Sonographie entscheidend. Obgleich der Blutverlust bei Re-Resektionen generell höher liegt, können unter Einhaltung subtiler Operationstechniken die operationsbedingte Morbidität und Mortalität offensichtlich in erfahrenen Zentren gering gehalten werden (Tab. 2). Die Morbidität nach Re-Resektion liegt zwischen 19 und 52% [20]. Die Angaben zur Mortalität variieren zwischen 0 und 3% [20, 49]. Adam und Mitarbeiter berichteten kürzlich über 64 von 243 Patienten mit einem colorectalen Lebermetastasenrezidiv, bei denen 83 Re-Resektionen vorgenommen wurden [1]. Es gab keine intraoperative oder postoperative Mortalität. Morbidität und Klinikaufenthaltsdauer waren mit denen der ersten Leberresektion vergleichbar. Die Überlebensraten und das rezidivfreie Überleben betrugen jeweils 60% und 42% nach 3 Jahren bzw. 41% und 26% nach 5 Jahren [1]. In der französischen Multicenterstudie konnte allerdings nach Re-Resektion eine 3-Jahres-Gesamtüberlebensrate von nur 30% erzielt werden [30]. Im Vergleich dazu überlebten 26% der nichtresezierten Patienten mit Lebermetastasenrezidiv 3 Jahre. Die Morbidität nach Re-Resektion liegt zwischen 19 und 52% [20]. Besonders für Re-Resektionen gilt, daß eine extrahepatische Tumorinfiltration prognostisch äußerst ungünstig ist und somit in der Regel eine Kontraindikation für eine kurative Zweitresektion darstellt. Um die Chancen der kurativen Zweitresektion möglichst hoch zu halten, ist ein intensives Nachsorgeprogramm gerechtfertigt. Soweit Rezidivmetastasen R0-resektabel erscheinen und keine anderen patientenbezogenen Kontraindikationen bestehen, sollte die Möglichkeit der kurativen Re-Resektion gegenüber palliativen Behandlungsmaßnahmen in jedem Fall erwogen werden.

Tabelle 2. Rezediv-Resektionen bei colorectalen Lebermetastasen (Literaturübersicht 1988–1997)

Autor	Zahl der Re-Resektion/Resektion (%)	OP-Mortalität	3-JÜR
Fortner 1988	3/77 (4)	0/3	1/3
Lange 1989	10/92 (11)	0/10	1/9
Griffith 1990	9/106 (8)	1/9	2/9
Bozzetti 1992	11/120 (9)	1/11	1/11
AFC 1992[a]	161/1979 (8)	2/161	30%
Vaillant 1993	16/189 (8)	1/16	4/16
Fong 1994	25/499 (5)	0/25	2/25
Lehnert 1995	18/182 (10)	–	35%
Pinson 1996	10/95 (11)	0/10	27%
Eigene Serie (1993–1997)	7/49 (14)	1/7	18%

[a] AFC = Association Francaise de Chirurgie (Französische Gesellschaft für Chirurgie)

5. Prognosefaktoren bei colorectalen Lebermetastasen

5.1 Scoring-System

Es ist mittlerweile hinreichend bekannt, daß die 5-Jahre-Überlebensrate nach Resektion colorectaler Lebermetastasen zwischen 30–40% liegen kann, aber nur 10–15% der Patienten tatsächlich rezidivfrei bleiben. Ein Großteil der Patienten erfährt einen Rückfall in der Leber selbst [37]. In zahlreichen Studien konnte festgestellt werden, daß unterschiedliche Faktoren für ein Langzeitüberleben nach Lebermetastasenresektion wichtig sind. Die multivariate Analyse verschiedener prognostischer Faktoren kann als Hilfestellung für die Indikationsstellung colorectaler Lebermetastasen herangezogen werden.

Die hierzu analysierten Faktoren beinhalten die Anzahl der Metastasen, deren Verteilung und Größe, die Sicherheitszone des Resektionsrandes, Zeitpunkt und Art der durchgeführten Leberresektion, das Alter und Geschlecht des Patienten, Charakteristika des Primärtumors und der Metastasen (Wachstumsform, histologisches Grading) und schließlich auch den intraoperativen Blutverlust. Die teilweise widersprüchlichen Angaben hierüber aus unterschiedlichen multivariaten Analysen sind in Tab. 3 sowie Tab. 4 wiedergegeben. Einer der wichtigsten Parameter, anhand welchem sich mit sehr hoher Sicherheit zumindest postoperativ die Kurativität einer Resektion colorectaler Lebermetastasen bewerten läßt, ist die Normalisierung eines präoperativ erhöhten CEA-Wertes [21].

Erst kürzlich publizierte die Association Francaise de Chirurgie die Ergebnisse einer 1818 Patienten umfassenden retrospektiven Multicenterstudie [25]. In dieser bisher größten Datensammlung von Patienten nach kurativer Resektion colorectaler Lebermetastasen wurden die Charakteristika derjenigen Fälle, die länger als 5 Jahre überlebten, analysiert. Hierbei erwiesen sich in einer multivariaten Analyse folgende 3 Risikofaktoren als signifikant unabhängig:

– Serosainfiltration des Primärtumors.
– Positiver Lymphknotenstatus des Primärtumors.
– Sicherheitsabstand < 1 cm bei der Leberresektion.

Andere Faktoren, wie Lokalisation des Primärtumors, Anzahl, Größe und Lokalisation der Lebermetastasen sowie das Leberresektionsverfahren, zeigten keinen signifikanten Unterschied zu den Patienten, die weniger als 5 Jahre überlebten.

Durch eine Integration dieser Parameter in ein Scoring-System sollte es möglich sein, bereits präoperativ die Prognose von Patienten mit Lebermetastasen abzuschätzen bzw. diejenigen mit kurativer Chance besser zu identifizieren (Tab. 5). Folgende 7 Parameter wurden für ein aussagekräftiges Scoring-System vorgeschlagen [31]:

– Serosainfiltration des Primärtumors.
– Positiver Lymphknotenstatus des Primärtumors.
– Zeitabstand zwischen Auftreten der Lebermetastasen und Diagnose des Primärtumors < 2 Jahre.
– Anzahl der Lebermetastasen < 4.

- Lebermetastasendurchmesser > 5 cm.
- Sicherheitsabstand < 1 cm bei der Leberresektion.
- Patientenalter > 60 Jahre.

Tabelle 3. Prognosefaktoren nach Resektion colorectaler Lebermetastasen I (Literaturübersicht multivariater Analysen 1988–1998 mit Serien > 100 Patienten

Autor	N	Metastasen Anzahl	Metastasen Durchmesser	Lokalisation (uni/bilobar)	Solitär/multipel	Extrahep. Metastasen	Stadium Primär-Tm	Durchmesser Primär-Tm
Hughes 1988[a]	859	+	+	−		−	+	
Doci 1991	100	−			−		+	−
van Oijen 1992[a]	118	+		−			−	−
Rosen 1992	280	+	−		+	+	+	−
AFC 1992[a,b]	1818	+	+			+	+	−
Gayowski 1994	204	+	−				−	−
Scheele 1995	434	-	+	−	−	−	+	−
Fong 1997	456	−	+	−		+		
Ohlsson 1998	128					+		
Bakalakos 1998	301	−	−	+			−	

[a] Multicenter-Studien
[b] AFC = Association Francaise de Chirurgie (Französische Gesellschaft für Chirurgie)
+ = signifikant; − = nicht signifikant

Tabelle 4. Prognosefaktoren nach Resektion colorectaler Lebermetastasen II (Literaturübersicht multivariater Analysen 1988–1998 mit Serien > 100 Patienten)

Autor	N	Sicherheitsabstand	Resektionsausmaß	Synchron/metachron	Metastasenstadium	Geschlecht	Alter	Bluttransfusion	CEA
Hughes 1988[a]	859	−	−	+			+		
Doci 1991	100		−	−	+	−			
van Oijen 1992[a]	118	−	−	−		−		+	
Rosen 1992	280	−	−	+		−		+	
AFC 1992[a,b]	1818	+	−	+		−	−		+
Gayowski 1994	204	+			+	−		−	
Scheele 1995	434	−	+	+		−	−		
Fong 1997	456	+							−
Ohlsson 1998	128							+	+
Bakalakos 1998	301							−	

[a] Multicenter-Studien
[b] AFC = Association Francaise de Chirurgie (Französische Gesellschaft für Chirurgie)
+ = signifikant; − = nicht signifikant

Durch das Addieren dieser Parameter wurden 3 Risikogruppen definiert:

- Hohes Risiko: 5–6 Faktoren.
- Mittleres Risiko: 3–4 Faktoren.
- Niedriges Risiko: 0–2 Faktoren.

Die Praxisrelevanz dieses Scoring-Systems besteht darin, daß diese Parameter bereits präoperativ mittels konventioneller Diagnostik und Staginglaparoskopie erfaßt werden können. Inwieweit mit diesem Scoringsystem die Indikationsstellung zur Lebermetastasenresektion allgemein verbessert werden kann, müssen weitere prospektive Studien, deren Durchführung allerdings methodisch und ethisch schwierig sein wird, überprüfen.

5.2 Staging-System

Verschiedene Staging-Systeme, die vor allem Metastasengröße, -zahl und -lokalisation berücksichtigen, sind vorgeschlagen worden, ohne daß sich bisher eines davon global durchsetzen konnte. Grund hierfür ist, daß letztendlich mit keinem der bisherigen Systeme eine vollständig zufriedenstellende prognostische Subklassifikation erzielt werden konnte. Gayowski analysierte zum Beispiel 204 Patienten mit potentiell kurativer Resektion colorectaler Lebermetastasen anhand des Stagingsystems der UICC [17]. Die Wertigkeit dieses Systems bezüglich unterschiedlicher prognostischer Gruppen konnte hierbei zwar prinzipiell bestätigt werden, es zeigte sich aber auch, daß in der Gruppe mit schlechter Prognose (Stadium IV) immerhin noch fast 10% der Patienten vier Jahre nach Lebermetastasenresektion am Leben waren [17]. Die Analyse verdeutlicht, daß somit die Entscheidung gegen eine Lebermetastasenoperation nicht allein vom Stadium abhängig gemacht werden sollte.

Tabelle 5. Scoring-System mit Einfluß auf Rezidivrate und Überleben für Patienten mit colorectalen Lebermetastasen (n = 1568 Patienten; nach der AFC[a])

Risikofaktoren	1. Positiver Lymphknotenstatus des Primärtumors
	2. Serosainfiltration des Primärtumors
	3. Zeitabstand zwischen Auftreten der Lebermetastasen und Diagnose des Primärtumors < 2 Jahre
	4. Sicherheitsabstand < 1 cm bei der Leberresektion
	5. Anzahl der Lebermetastasen > 4
	6. Lebermetastasendurchmesser > 5 cm
	7. Patientenalter > 60 Jahre
Risikogruppen	
I	Hohes Risiko = 5–6 Faktoren
II	Mittleres Risiko = 3–4 Faktoren
III	Niedriges Risiko = 0–2 Faktoren

[a] Multicenter-Studie der AFC = Association Francaise de Chirurgie (Französische Gesellschaft für Chirurgie)

6. Fazit

Heute stellt die Resektion von Lebermetastasen die Methode der Wahl für einen kurativen Therapieansatz dar. Langzeit-Überlebensraten können jedoch nur erreicht werden, wenn keine extrahepatische Tumormanifestation vorliegt. Es ist daher wichtig, durch ein sorgfältiges Staging, insbesondere unter Einbeziehung der Staging-Laparoskopie, diejenigen Patienten, die von einer kurativen Resektion profitieren könnten, zu selektionieren. Beim Metastasenrezidiv gelten bei der Operationsindikation die gleichen Prinzipien und Selektionskriterien wie für die erste Resektion.

Literatur

[1] Adam R, et al. (1997) Repeat hepatectomy for colorectal liver metastases. Ann Surg 225: 51.

[2] Adson MA, et al. (1984) Resection of hepatic metastases from colorectal cancer. Arch Surg 119: 647.

[3] Babineau TJ, et al. (1994) Role of staging laparoscopy in the treatment of hepatic malignancy. Am J Surg 167: 151.

[4] Bakalakos EA, et al. (1998) Determinants of survival followhlg hepatic resection for metastatic colorectal cancer. World J Surg 22: 399.

[5] Bismuth H, et al. (1996) Resection of nonresectable liver metastases from colorectal cancer after neoadjuvant chemotherapy. Ann Surg 224: 509.

[6] Bozzetti F, et al. (1992) Repeated hepatic resection for recurrent metastases from colorectal cancer liver. Br J Surg 79: 146.

[7] Chezmar JL, et al. (1988) Liver and abdominal screening in patients with cancer: CT versus MR imaging. Radiology 168: 43.

[8] Cohnert TU, et al. (1997) Preoperative risk assessment of hepatic resection for malignant disease. World J Surg 21: 396.

[9] Delbeke D, et al. (1997) Staging recurrent metastatic colorectal carcinoma with PET. J Nucl Med 38: 1196.

[10] Doci R, et al. (1991) One hundred patients with hepatic metastases from colorectal cancer treated by resection: Analysis of prognostic determinants. Br J Surg 78: 797.

[11] Finlay IG, et al. (1986) Occult hepatic metastases in colorectal carcinoma. Br J Surg 73: 732.

[12] Fong Y, et al. (1994) Repeat hepatic resections for metastatic colorectal cancer. Ann Surg 220: 657.

[13] Fong Y, et al. (1997) Liver resection for colorectal metastases. J Clin Oncol 15: 938.

[14] Fortner JG, et al. (1984) Multivariate analysis of a personal series of 247 consecutive patients with liver metastases from colorectal cancer. Ann Surg 199: 306.

[15] Fortner JG (1988) Recurrence of colorectal cancer after hepatic resection. Am J Surg 155: 378.

[16] Foster JH (1978) Survival after liver resection for secondary tumors. Am J Surg 135: 389.

[17] Gayowski TJ, et al. (1994) Experience in hepatic resection for metastatic colorectal cancer – Analysis of clinical and pathological risk factors. Surgery 116: 703.

[18] Griffith KD, et al. (1990) Repeated hepatic resections for colorectal metastases. Br J Surg 77: 230.

[19] Hasemann MK, et al. (1992) Radioimmunodetection of occult carcinoembryonic antigen producing cancer. J Nucl Med 33: 1750.

[20] Herfarth Ch, et al. (1995) Rezidiv-Resektionen an der Leber bei primären und sekundären Lebermalignomen. Chirurg 66: 949.
[21] Hohenberger P, et al. (1994) Preoperative and postoperative carcinoembryonic antigen determinations in hepatic resections for colorectal metastases – Predictive value and implications for adjuvant treatment based on multivariate analysis. Ann Surg 219: 135.
[22] Hughes KS, et al. (1988) Resection of the liver for colorectal carcinoma metastases: A multiinstitutional study of indications for resection. Surgery 103: 278.
[23] Imdahl A, et al. (1994) The value of CEA immunoscintigraphy for diagnosis of colorectal cancer and its metastases: Results of a prospective study. Zbl Chir 119: 17.
[24] Iwatsuki S, et al. (1986) Liver resection for metastatic colorectal cancer. Surgery 101: 804.
[25] Jaeck D, et al. (1997) Long-term survival following resection of colorectal hepatic metastases. Br J Surg 84: 977.
[26] John TG, et al. (1994) Superior staging of liver tumors with laparoscopy and laparoscopic ultrasound. Ann Surg 220: 711.
[27] Lahr CJ, et al. (1983) A multifactorial analysis of prognostic factors in patients with liver metastases from colorectal carcinoma. J Clin Oncol 1: 720.
[28] Lange JF, et al. (1989) Repeated hepatectomy for recurrent malignant tumors of the liver. Surg Gynecol Obstet 169: 119.
[29] Lehnert T, et al. (1995) Therapeutic modalities and prognostic factors for primary and secondary liver tumors. World J Surg 19: 252.
[30] Nordlinger B, et al. (1992) Surgical resection of hepatic metastases. Multicentric retrospective study by the French Association of Surgery. In: Nordlinger B, Jaeck D (ed) Treatment of Hepatic Metastases of Colorectal Cancer, S. 129. Springer, Paris, Berlin.
[31] Nordlinger B, et al. (1996) Surgical resection of colorectal carcinoma metastases to the liver. A prognostic scoring system to improve case selection, based on 1568 patients. Cancer 77: 1254.
[32] Ohlsson B, et al. (1998) Resection of colorectal liver metastases: 25-year experience. World J Surg 22: 268.
[33] Pinson CW, et al. (1996) Repeat hepatic surgery for colorectal cancer metastasis to the liver. Ann Surg 223: 765.
[34] Rosen CB, et al. (1992) Perioperative blood transfusion and determinants of survival after liver resection for metastatic colorectal carcinoma. Ann Surg 216: 492.
[35] Scheele J, et al. (1995) Resection of colorectal liver metastases. World J Surg 19: 59.
[36] Schlag PM, et al. (1990) Resection of liver metastases in colorectal cancer. Competitive analysis of treatment results in synchronous versus metachronous metastases. Eur J Surg Oncol 16: 360.
[37] Schlag PM, et al. (1991) Operative Möglichkeiten und therapeutische Chancen bei Lebermetastasen. Chirurg 62: 715.
[38] Schlag PM, et al. (1996) Surgical resection of metastatic cancer to the liver. Acta Chir Austr 28: 27.
[39] Shen JC, et al. (1984) Sonography of small hepatic tumors using high resolution linear-array real time instruments. Radiology 150: 797.
[40] Steele Jr G, et al. (1991) A prospective evaluation of hepatic resection for colorectal carcinoma metastases to the liver: Gastrointestinal tumor study group protocol 6584. J Clin Oncol 9: 1105.
[41] Tubiana JM, et al. (1992) Imaging of hepatic colorectal metastases. Diagnosis and resectability. In: Nordlinger B, Jaeck D (ed): Treatment of Hepatic Metastases of Colorectal Cancer, S. 55. Springer, Paris, Berlin.
[42] Vaillant JC, Balladur P, Nordlinger B (1993) Repeat liver resections for recurrent colorectal liver metastases. Br J Surg 80: 340.

[43] Van der Meer TJ, et al. (1997) The approach to the patient with single and multiple liver metastases, pulmonary metastases, and intra-abdominal metastases from colorectal carcinoma. Hematology/Oncology Clinics of North America 11: 759.
[44] van Ooijen B, et al. (1992) Hepatic resection for colorectal metastases in the Netherlands – A multiinstitutional 10-year study. Cancer 70: 28.
[45] van Ooijen B, et al. (1996) Detection of liver metastases from colorectal carcinoma: Is there a place for routine computed tomography arteriography? Surgery 199: 511.
[46] Vitola JV, et al. (1996) Positron emission tomography to stage metastatic colorectal carcinoma to the liver. Am J Surg 171: 21.
[47] Vogel SB, et al. (1994) Prediction of surgical resectability in patients with hepatic colorectal metastases. Ann Surg 219: 508.
[48] Wagner JS, et al. (1984) The natural history of hepatic metastases from colorectal cancer. Ann Surg 199: 502.
[49] Wanebo HJ, et al. (1996) Current perspectives on repeat hepatic resection for colorectal carcinoma: A review. Surgery 119: 361.

Korrespondenz: Univ.-Prof. Dr. Peter M. Schlag, Klinik für Chirurgie und Chirurgische Onkologie, Universitätsklinikum Charité, Campus Berlin-Buch, Robert-Rössle-Klinik am Max-Delbrück-Centrum für Molekulare Medizin, Lindenberger Weg 80, D-13125 Berlin, Deutschland, Tel.: +49-30-9417-1400, Fax: +49-30-9417-1404, E-Mail: schlag@rrk-berlin.de

Regionale Chemotherapie zur Prävention oder Palliation von Lebermetastasen colorectaler Carcinome

Manuela Schmidinger, Catharina Wenzel und *Günther Steger*

1. Hintergrund

Die Leber ist jenes Organ, das am häufigsten von Metastasen colorectalen Ursprungs betroffen ist (Pickren et al. 1989). 10 bis 15% der Patienten weisen bereits zum Zeitpunkt der Diagnose des Primärtumors metastatische Absiedelungen in der Leber auf (Yomanaka et al. 1984, Egglin et al. 1990, Sitzmann et al. 1990), und es stellt dies die häufigste Todesursache bei dieser Tumorentität dar.

Eine chirurgische Behandlung im Sinne einer Metastasectomie mit kurativer Intention ist nur nach Erfüllung bestimmter Kriterien (Steele und Ravikumar 1989), wie Anzahl der Herde, Ausschluß von extrahepatischem Befall und anderen (Latham und Foster 1967), sinnvoll. Derzeit werden 5-Jahres-Überlebensraten von 23–40% durch Metastasenresektion berichtet (Foster und Lundy 1981, Adson et al. 1984, Fortner et al. 1984a, Fortner et al. 1984b, Hughes et al. 1989, Scheele et al. 1990, Steele et al. 1991, Jaeck et al. 1997, Bakalakos et al. 1998, Elias et al. 1998). Für Patienten, die für einen solchen Eingriff nicht in Frage kommen, sowie für jene mit Rezidiven nach Leberresektionen, stellt eine internistisch onkologische Vorgangsweise im Sinne einer chemotherapeutischen Behandlung die wichtigste therapeutische Option dar (Bismuth et al. 1996).

Innerhalb der letzten 45 Jahre haben sich fluorierte Pyrimidine wie 5-Fluorouracil als wirksame Substanzen in der Behandlung fortgeschrittener colorectaler Carcinome etabliert, wobei durch biochemische Modulation mit Leucovorin, Veränderungen der Therapieintervalle und zusätzliche Verabreichung von biologischen Immunmodulatoren versucht wurde, die Dosisintensität und damit das Ansprechen zu steigern: Durch systemische Chemotherapie mit 5-FU konnten durchschnittliche Ansprechraten von 20% und mediane Überlebenszeiten von 6 Monaten erreicht werden (Kemeny und Schneider 1989). Durch Zugabe von Leucovorin konnten die Ansprechraten verdoppelt werden (Machover et al. 1986).

Überlegungen, wie die Dosis des Zytostatikums am Zielort gesteigert werden kann, ohne dafür schwere systemische Nebenwirkungen in Kauf nehmen zu müssen, führten zur Entwicklung der locoregionären Chemotherapie. Im Falle von Lebertumoren ist dies aufgrund der doppelten Blutversorgung der Leber ein besonders interessanter therapeutischer Ansatz:

Basierend auf der Erkenntnis (Breedes und Young 1954), daß Lebermetastasen ihr Blut vor allem aus der *A. hepatica* beziehen, während normale Hepatozyten größtenteils via Portalkreislauf versorgt werden, wurde von Sullivan (Sullivan et al. 1964, Sullivan und Zurek 1965) die hepatische intraarterielle Chemotherapie (HIA) mittels externem Pumpsystem eingeführt.

2. Entwicklung und pharmakologische Erkenntnisse

Zwischen 1970 und 1980 war das Interesse an HIA-Chemotherapie besonders hoch: Lebermetastasen colorectaler Tumoren erwiesen sich oftmals als therapierefraktär, und es gab noch zuwenig Erfolge in der Entwicklung neuer Substanzen. Daher war ein Therapieverfahren, das möglicherweise bessere Ergebnisse als die systemische Therapie versprach, zu diesem Zeitpunkt von besonderer Bedeutung.

In zahlreichen pharmakologischen Studien wurden die hepatische Extraktion sowie verbleibende systemische Spiegel diverser Substanzen untersucht (Ensminger und Gyves 1984). Es konnte gezeigt werden, daß eine hohe hepatische Extraktion, wie beispielsweise die des FUDR, zu vergleichsweise geringen systemischen Substanzspiegeln führt (Ensminger et al. 1978, Collins 1990) und damit die jeweils von Toxizität betroffenen Organsysteme auch vom Ausmaß der hepatischen Extraktion abhängen.

3. Technische Erkenntnisse

Externe Pumpsysteme, die operativ oder radiologisch in Seldinger Technik plaziert wurden, waren mit einer hohen Komplikationsrate assoziiert: Es wurden Katheterverlagerungen, Sepsis, Blutungen und Thrombosen der *Arteria hepatica* (Oberfield et al. 1979) beobachtet. Mit Entwicklung der implantierbaren Pumpen konnten schließlich zum Teil lebensbedrohliche technische Komplikationen dieses Verabreichungsmodus weitgehend vermieden werden (Blackshear et al. 1972, Buchwald et al. 1980). Wenngleich technische Schwierigkeiten damit größtenteils überwunden waren, blieben verfahrensspezifische Toxizitäten als limitierendes Ereignis im Vordergrund.

4. Toxizitäten

Locoregionäre Chemotherapien können eine Vielzahl von Toxizitäten hervorrufen, die bei systemischer Chemotherapie nicht beobachtet werden. Während bei systemischer Chemotherapie myelosuppressive Nebenwirkungen im Vordergrund stehen, ergeben sich Toxizitäten hier in erster Linie durch die hohe lokale Konzentration am Wirkort und an den benachbarten Organen. In den frühen Studien (Kemeny et al. 1984, Niederhuber et al. 1984, Kemeny et al. 1985, Shepard et al. 1985, Hohn et al. 1986, Kemeny et al. 1987) liegt die Inzidenz dieser Toxizitäten bei 50%.

4.1 Gastrotoxizität

Der primäre Mechanismus der Gastrotoxizität ist durch einen direkten Blutfluß zum Magen über Gefäße distal der Eintrittstelle des Chemotherapeutikums zu erklären. Die klinischen Manifestationen sind Ulcera, Dyspepsien, Pyloroduodenitis und Pancreatitis (Narsete et al. 1977, Chuang et al. 1981). Laut Hohn et al. (1985) kann dies durch implantierbare Pumpen verhindert werden. Eine intraoperative Fluorescininfusion kann eine residuelle gastroduodenale Perfusion aufzeigen, wodurch die entsprechenden Gefäße rechtzeitig ligiert werden könnten. Es scheint also, daß die ventrikuläre Nebenwirkung der HIA-Chemotherapie durch intraoperative Fluorescingabe sowie durch Patientenselektion, d. h. Ausschluß von Patienten mit AV-Shunts, weitgehend minimiert werden kann.

4.2 Intestinale Toxizität

Durch Restspiegel von 5-FU im systemischen Blutkreislauf kann es, wie schon bei systemischer Gabe vielfach beobachtet, zu Diarrhöen kommen, die durch entsprechende Dosisadaptierung vermieden werden können.

4.3 Hepatobiliäre Schädigung

Die schwersten Nebenwirkungen der HIA-Therapie stellen hepatobiliäre Schädigungen, wie Cholecystitis, chemische Hepatitis, und biliäre Sclerose dar (Carrasco et al. 1983, Niederhuber und Ensminger 1983).

4.3.1 Cholecystitis

Northover et al. fanden 1979 heraus, daß die Gallenblase direkt aus der *Arteria hepatica* versorgt wird, während Hepatozyten zu 33% von der *A. hepatica* und zu 66% aus der *Vena porta* Blut beziehen (Northover und Terblanche 1979). Daher ist bei HIA-Therapie die Gallenblase dreimal mehr der Chemotherapie ausgesetzt als die Leber. Kemeny et al. (1984) beschrieben bei 33% der Patienten, die mittels angiographisch plazierten percutanen Katheters einer intraarteriellen Therapie mit 5-FUDR zugeführt wurden, das Auftreten einer Cholecystitis, weswegen man dazu übergegangen ist, eine prophylaktische Cholecystectomie anzustreben.

4.3.2 Gallenwegstoxizitäten

Ein weitaus diffizileres Problem stellen die sclerosierenden Cholangitiden dar: In den ersten Studien mit implantierten Pumpen haben 25% der Patienten während der

Therapie einen Icterus entwickelt (Ensminger et al. 1981). Kemeny et al. haben bei 17,4% der Patienten eine sclerosierende Cholangitis beschrieben, was bei 2 von 8 betroffenen Patienten einen letalen Ausgang fand. In der Studie von Hohn et al. (1985) wiesen 35 Patienten, die intraarteriell 5-FUDR erhalten hatten, eine signifikante Steigerung der alkalischen Phosphatase auf, und bei 7 Patienten zeigten sich cholangiographisch nachweisbare Sclerosen der intra- oder extrahepatischen Gallenwege.

Die biliäre Sclerose ist eine ernstzunehmende Toxizität, die für den Patienten lebensbedrohlich sein kann. Sie wurde am häufigsten im Zusammenhang mit über einen längeren Zeitraum höher dosiertem 5-FUDR (über 0,3 mg/kg) beschrieben (Hohn et al. 1988). Erste Zeichen sind ein Anstieg der Leberparameter im Blut, allen voran der alkalischen Phosphatase. Um diese Komplikationen zu vermeiden, wurden Modifikationen der Dosierungen und Verabreichungsintervalle untersucht. Einige Autoren (Kemeny et al. 1987, Hohn et al. 1989, Niederhuber und Grochow 1989, Von Roemeling und Hrushesky 1990) konnten klar zeigen, daß man mit weniger aggressiven Vorgangsweisen und engmaschigen Kontrollen der Patienten erfolgreicher ist. Kemeny et al. (1992) erreichte eine Reduktion der Toxizität durch Zugabe von Dexamethason, wobei gleichzeitig ein signifikant besseres Therapieansprechen (71% vs. 40%) beobachtet werden konnte.

4.3.3 Chemische Hepatitis

Obwohl die biliäre Sclerose als predominante Nebenwirkung der intraarteriellen Chemotherapie betrachtet wird, beschrieben Doria et al. (1986) zusätzlich pathologisch veränderte Hepatozyten, wie sie bei Hepatitis typisch sind, bzw. klinisch manifeste Hepatitiden bei 8 Patienten. Diese gingen mit Übelkeit, Erbrechen, abdominellen Schmerzen, Icterus sowie steigenden Werten von Transaminasen, Bilirubin und alkalischer Phosphatase im Serum einher. In der Histologie wurden Necrosen der Hepatozyten, Steatose, Cholestase und Zentralvenensclerose vorgefunden. Wenngleich diese Nebenwirkungen meist reversibel sind, erfordern sie dennoch eine Therapieunterbrechung.

4.4 Klinische Richtlinien

Als laborchemischer Richtwert für die Therapiepausierung gilt derzeit in etwa ein Anstieg der Transaminasen auf das Dreifache der Norm oder mehr, wobei natürlich klinische Symptome schon früher Anlaß zum Therapieabbruch geben können (Hohn et al. 1986, Kemeny und Schneider 1989, Stagg et al. 1991). Aus diesem Grund ist die engmaschige, d. h. wöchentliche, Kontrolle der alkalischen Phosphatase – als erstes Zeichen einer Toxizität –, sowie des Serumbilirubins erforderlich. Eine Verdreifachung des Bilirubin-Normalwertes sollte bereits eine klare Indikation zum Therapieabbruch sein. Ein Wiederbeginn der HIA-Therapie sollte erst bei Normalisierung des Wertes erfolgen, und dann nur mit 50%iger Dosisreduktion.

Als Beispiel für Studien mit geringer biliärer Toxizität sind jene von Patt et al. (1997) und Hartmann et al. (1998) zu nennen: Bei Patt et al. kam es unter intraarteriell verabreichtem 5-FU und IFN alpha bei keinem der 48 Patienten zur biliären Toxizität, wobei eine Ansprechrate von 33% und eine mediane Überlebenszeit von 15 Monaten erreicht werden konnte. Hartmann et al. konnten in einer rezenten Phase-1-Studie mit intraarteriell verabreichtem Fotemustine an 15 evaluierbaren Patienten von nur sehr geringen lokalen Nebenwirkungen mit lediglich unbedeutender und reversibler Erhöhung der Leberparameter berichten und eine Ansprechrate von 27% (1 CR, 3 PR, 1 MR, 7 SD) erreichen. Die in dieser Studie empfohlene Dosierung von Fotemustine beträgt 125 mg/m^2 d1–3.

5. Klinische Studien

5.1 Palliatives Therapieziel

5.1.1 Ausschließliche intraarterielle Chemotherapie

In den letzten 15 Jahren sind eine Vielzahl von Phase-I- und -II-Studien mit intraarterieller Chemotherapie durchgeführt worden (Tab. 1). Dabei konnten Ansprechraten zwischen 35% und 83%, und mediane Überlebenszeiten von 6 bis 27 Monaten erreicht werden. Man kann nur sehr schwer dem einen oder anderen verwendeten Therapieregime den Vorzug geben, da sich diese Studien aufgrund des Patientenkollektivs sehr voneinander unterscheiden:

1. Die Auswahl der Patienten: Die Studien unterscheiden sich dahingehend, daß die Patienten eine divergierende Anzahl an Metastasenlokalisationen haben, das heißt, isoliert hepatale (Howell et al. 1997, Stagg et al. 1994) oder mehrfache viscerale Lokalisationen (Shepard et al. 1985).

2. Vorbehandlung: Manche Studien berichten über Ergebnisse der intraarteriellen Chemotherapie als gewähltem „First-Line"-Regime (Hubermann 1983), in anderen Untersuchungen wurden nur jene Patienten dieser Therapiemodalität zugeführt, die bereits unter anderen systemischen Therapien progredient waren (Lorenz et al. 1998, Stagg et al. 1994, Cohen et al. 1986).

Dennoch sind Ansprechraten von zum Beispiel 83% (Niederhuber et al. 1984) sehr beeindruckend. Dem gegenüber stehen eher enttäuschende Überlebenszeiten, die eigentlich nicht das halten, was das Ansprechen auf hepatisch-intraarterielle Therapie verspricht. Einerseits liegt das sicher daran, daß auch rein hepatal metastasierte Patienten als systemisch krank zu werten sind. Demnach kann auf eine zusätzliche systemische Therapie nicht verzichtet werden, insbesondere wenn als HIA-Therapie eine Substanz mit exzellenter hepatischer Extraktion zur Anwendung kommt, da hier kaum systemisch wirksame Spiegel zu erwarten sind. Andererseits ist man bei dieser Therapieform sicher durch die mögliche lokale Toxizität limitiert, was Studien, die sich mit einer Verringerung der Nebenwirkungen befassen, besonders interessant macht. So konnten beispielsweise Kemeny et al. (1992) in einer randomisierten Studie beobachten, daß durch Zugabe von Dexamethason nicht nur signifikant weniger biliäre Sclerosen, sondern auch signifikant höhere Ansprechraten und ein Trend zu längerem Überleben erreicht werden kann.

Tabelle 1. Phase-I + II-Studien zur ausschließlichen hepatisch-intraarteriellen (HIA) Therapie

Autor	Quelle	Pat. (n=)	Therapie	Ansprechen	Medianes Überleben (in Monaten)
Cohen	Ann Surg 1983	50	FUDR MMC BCNU	72%	Ne
Niederhuber	Cancer 1984	93	FUDR	83%	25
Shepard	JCO 1985	62	1) FUDR MMC vs. 2) FUDR Dichloro-MTX	40% 69%	17[a] 9[b]
Cohen	Cancer 1986	36	FUDR MMC BCNU	Vortherapie 67% Erst-TH 71%	Responder 13,7 Non Responder 6
Borner	Ann Oncol 1990	28	5-FU MMC	50%	19,5
Kemeny	Cancer 1990	24	FUDR LV	72%	27
Roughier	Eur J Cancer 1991	48	5-FU MMC	60%	14,4
Stagg	J Natl Cancer Inst 1991	64	FUDR 5-FU	50%	22,4
Arai	Cancer Chemoth. Pharmacol 1992	50	5-FU Adriamycin MMC	67%	12
Kemeny	Cancer 1992	50	FUDR Dexamethas on vs. FUDR	71% 40% p = 0,03	23 16 p = 0,06
Kemeny	JCO 1993	95	FUDR Carmustin vs. MMC	39% kein Unterschied der Gruppen	16,8 kein Unterschied der Gruppen

Tabelle 1 (Fortsetzung)

Autor	Quelle	Pat. (n=)	Therapie	Ansprechen	Medianes Überleben (in Monaten)
Stagg	Proc Asco 1994	39 nur hepatale Metastasen	FUDR 5-FU	35%	27,3 1a 74% 2a 26%
Stagg	Proc Asco 1994	39	FUDR 5-FU	40%	27,3
Valeri	Anti Cancer Research 1994	31	5-FU MTHF	27%	Ne
Warren	Br J Cancer 1994	31	5-FU LV	48%	19
Kemeny	Cancer 1994	42	FUDR LV	56%	24,2 1a 86% 2a 62%
Kemeny	Cancer 1994	42	FUDR LV	56%	24,2
Davidson	Am J Surg 1996	57	FUDR FU (alternierend)	54,4%	Responder 19 Non-Responder 12
Howell	Br J Cancer 1997	40 nur hepatale Metastasen	5-FU LV	46%	19
Hartmann	Eur J Cancer 1998	17	Fotemustine dosissteigernd	27%	Ne
Lorenz	Oncology 1998	11 vorbehandelt	5-FU LV	45%	Ne

[a] Wenn Metastasen auf Leber beschränkt sind.
[b] Plus extrahepatische Metastasen.

Der Überlegung, daß man aufgrund der ohnehin nicht zufriedenstellenden Überlebensraten ebensogut einer systemischen Chemotherapie oder nur einer Symptomenpalliation den Vorzug geben könnte, da diese vielleicht für den Patienten weniger aufwendig seien, steht eine randomisierte Untersuchung von Allen-

Mersh et al. (1994) an 100 Patienten gegenüber: Hier wurde eine signifikant (p = 0,04) längere Überlebenszeit mit guter Lebensqualität, das heißt, eine signifikant längere angstfreie Überlebenszeit (p = 0,04), eine signifikant längere depressionsfreie Überlebenszeit (p = 0,04) und eine signifikant längere symptomenarme Überlebenszeit (p = 0,04) beobachtet. Da man sich vorstellen kann, wie motivierend eine dramatische Befundbesserung für den Patienten ist – selbst wenn sie oft die Prognose nur wenig ändert –, ist es verständlich, daß diese Ergebnisse mit ausschließlich supportiver Therapie und/oder systemischer Chemotherapie nicht erreicht wurden.

Was den Vergleich der einzelnen Substanzen angeht, so fanden Link et al. (1993) in einer 4armigen Studie, daß der Quotient aus Effektivität und Toxizität bei intraarteriellem 5-FU mit LV höher als bei 5-FUDR zu werten ist, weswegen der Autor dieser Kombination den Vorzug gibt. Auch Hanazaki et al. (1998) berichteten über bessere Ansprechraten mit 5-FU im Vergleich zu anderen Substanzen (50% vs. 25%), und zeigten weiters, daß ein Abfall des Serum-CEA-Spiegels innerhalb der ersten 6 Monate nach Therapiebeginn dramatisch mit dem Ansprechen korreliert.

Ob jedoch intraarterielle Chemotherapie einer systemischen überlegen ist, kann nur durch randomisierte Studien geklärt werden.

5.1.2 Studien mit systemischer und HIA-Therapie

5.1.2.1 Randomisierte Studien mit systemischer Therapie versus HIA-Therapie

Abgesehen von der Metaanalyse aus 7 Studien von Kemeny et al. (1994) mit insgesamt 62 Patienten zeigen alle anderen einen hochsignifikanten Vorteil bezüglich Ansprechraten für die intraarterielle Therapieform. Eine Aussage betreffend den Überlebensvorteil durch das eine oder andere Regime kann in einigen dieser Untersuchungen nicht getroffen werden, da sie ein „Cross-Over"-Design beinhalteten, was den Patienten erlaubte, nach Versagen der systemischen Therapie in den intraarteriellen Arm zu wechseln. Studien, bei denen ein Wechsel des Therapiearmes nicht möglich war, erbrachten diesbezüglich unterschiedliche Ergebnisse: Roughier et al. (1990) konnte einen signifikanten (p = 0,02) Vorteil der 2-Jahres-Überlebensrate für Patienten mit intraarterieller Therapie beobachten (22% vs. 10%); Chang et al. (1987) behandelte in einer prospektiv randomisierten Studie 64 Patienten entweder mit intraarteriell oder intravenös verabreichtem FUDR und erreichte signifikant höhere Ansprechraten bei den Patienten des HIA-Armes. Ein signifikanter Überlebensunterschied zwischen den beiden Gruppen konnte jedoch nicht beobachtet werden. Bei Martin et al. (1990) konnte weder ein Unterschied des Gesamtüberlebens noch des progressionsfreien Intervalls gefunden werden, auch wenn die Ansprechraten mit 48% vs. 21% signifikant (p = 0,02) besser für den intraarteriellen Arm ausfielen. Auch diese Studie ist hinsichtlich des Überlebens nur bedingt aussagekräftig, da ein sehr unterschiedliches Patientenkollektiv gewählt wurde. Buyse (1996) untersuchte im Rahmen einer Metaanalyse die Studienergebnisse aus 6 verschiedenen Arbeiten: Dabei fand sich ein Vorteil für intraarterielles FUDR mit einer Ansprechrate von 43%, verglichen zu systemischem FUDR

Tabelle 2. Randomisierte Studien: Systemische (i.v.)-Therapie versus hepatisch-intraarterielle (HIA) Therapie

Autor	Quelle	Patienten (n =)	Therapie HIA	Therapie i.v.	Design	Ansprechen HIA-Th. (CR+PR %)	Ansprechen i.v. (CR+PR %)	Sig. Überlebensvorteil J/N, HIA/i.v.
Chang 1987	Ann Surg	64	FUDR R	FUDR R	–	62% p<0.003	17%	Ja[a]
Kemeny	Ann Intern Med 1987	162	FUD R	FUD R	Cross over	50%	20% p = 0,001	Nein
Hohn	JCO 1989	143	FUDR R	FUDR R	Crossover	42%	10% p = 0,001	Nein
Roughier	Proc Am Soc Clin Oncol 1990	168	FUD R	5-FU	–	49%	14% p < 0,05	Ja[c]
Martin	Arch Surg 1990	74	FUD R	5-FU	–	48%	21% p = 0,02	Nein
Kemeny (Metaanalyse)	JCO 1994	62	FUD R	FUD R Oder 5-FU		ns	Ns[b]	Ne

[a] Signifikanter Vorteil für HIA Pat. versus i.v. Pat. (47% vs. 13%, p = 0,03) bei negativem Lymphknoten-Befall.
[b] Nur signifikant für HIA Pat. versus Kontrollpatienten.
[c] p = 0,02.

oder 5-FU mit einer Ansprechrate von 14%. Bezüglich des Überlebensvorteils ergab sich zwar ein hochsignifikanter Unterschied (p = 0,0009) zwischen HIA-Gruppe und unbehandelter Kontrollgruppe, jedoch nicht zwischen HIA-Gruppen und i.v. Gruppen (p = 0,14). In der Memorial-Sloan-Kettering-Studie (Cohen et al. 1986), wo intraarterielles 5-FUDR im Vergleich zu intravenösem 5-FU getestet wurde, kam es bei nur 37% der Patienten mit HIA-Therapie zur Progression innerhalb der Leber, im Vergleich zu 82% der Patienten mit systemischer Therapie. Ein extrahepatales Krankheitsfortschreiten fand sich bei 56% der HIA-Patienten, im Vergleich zu 37% der systemisch behandelten Gruppe. Das bedeutet, daß bei der hohen hepatischen Extraktion von mehr als 95% von FUDR nur sehr wenig Substanz auch in den systemischen Kreislauf gelangt.

Zusammenfassend kann aus diesen Analysen also nur geschlossen werden, daß oftmals durch HIA-Therapien signifikant höhere Ansprechraten als bei systemischer Therapie erreicht werden können. Randomisierte Studien konnten bislang jedoch keinen Überlebensvorteil für das intraarterielle im Vergleich zum systemischen Verfahren beweisen. Limitierend auf eine generelle Überlegenheit der intrahepatischen Therapie im direkten Vergleich zur systemischen wirken wiederum die möglichen Toxizitäten des HIA-Therapieverfahrens wie auch die mögliche Entwicklung extrahepatischer Metastasen, die oft ein Grund für den Therapieabbruch ist (Patt et al. 1997). Vor allem aus letzterem Grund erscheinen Studien mit kombinierter intraarterieller und systemischer Vorgangsweise besonders interessant.

5.1.2.2 Kombination aus systemischer und HIA-Therapie

Safi et al. (1989) haben im Rahmen einer randomisierten Studie Doppelpumpen implantiert, welche simultan eine systemische und intraarterielle FUDR-Therapie ermöglichten. Patienten mit diesem Therapieverfahren haben seltener (33%) eine extrahepatische Progression entwickelt als jene mit reiner HIA-Therapie (61%), allerdings gab es keinen signifikanten Unterschied im Überleben. Seiter et al. (1991) haben durch sequentielle Verabreichung einer systemischen Therapie nach 14tägiger HIA-Therapie vor allem eine Zunahme der Toxizität beobachtet. Walther et al. (1991) berichteten über Ansprechraten von 58% unter intraarteriell verabreichtem 5-FU, Leucovorin und Mitomycin C. Trotz des systemischen Potentials dieses Therapieschemas wurde bei 58% der Patienten ein extrahepatisches Fortschreiten beobachtet. O'Connell et al. (1998) konnten durch sequentielle HIA- und systemische Therapie Ansprechraten von 62% bei einer medianen Überlebenszeit von 18 Monaten erreichen.

5.1.3 Weitere palliative Therapieoptionen

5.1.3.1 Biologische Immunmodulatoren

Interferone (IFN): Medenica und Huschart (1991) untersuchten an 78 Patienten die Wirkung von intraarteriellem IFN alpha und diversen chemotherapeutischen Substanzen. Dabei wurden 23 komplette und 35 partielle Remissionen, das heißt ein Ansprechen von 73%, erreicht. Patt et al. (1997) erzielten bei 48 Patienten durch intraarterielles rIFN alpha 2b in einer Dosierung von 5 Mio/m^2 d1–5 und 1500 mg/m^2

5-FU d1–5 eine Ansprechrate von 33% (CR 3/48, PR 12/48, Ansprechdauer 7 Monate). Das mediane Überleben betrug 15 Monate. Die Therapie wurde wegen hepataler Progression bei 23 und extrahepatischer Progression bei 16 Patienten vorzeitig beendet.

Interleucin-2 (IL-2): Durch HIA-Infusion von IL-2 können wesentlich höhere Dosen verabreicht werden, als dies bei systemischer Gabe möglich wäre. Dadurch kann eine Stimulierung von Tumor-infiltrierenden Lymphocyten (TIL-Zellen) der Leber erreicht werden, ohne schwere systemische Nebenwirkungen in Kauf nehmen zu müssen. Die intraarterielle Infusion von IL-2 in die *Arteria lienalis* führt zur Bildung von Lymphocin-aktivierten Killerzellen (LAK-Zellen) aus Milz-Vorläuferzellen, welche über die *Vena lienalis* in die Leber gelangen (Klasa und Silver 1989). In zahlreichen Studien wurden zwar zum Teil eindrucksvolle Ergebnisse erzielt, doch sind hier die Patientenzahlen viel zu klein und die Tumorentitäten innerhalb einzelner Studien zu unterschiedlich, um eine derzeitige Bedeutung dieser Therapie zur Behandlung colorectaler Lebermetastasen zu erkennen (Okuno et al. 1966, Cohen et al. 1990, Okuno et al. 1992, Okuno et al. 1993, Okuno et al. 1994, Okuno et al. 1996, Okuno et al. 1998).

Tumornecrosefaktor (TNF): TNF-alpha besitzt die Fähigkeit, haemorrhagische Tumornecrosen hervorzurufen, ist jedoch bei systemischer Applikation mit erheblicher Toxizität assoziiert. Mavligit et al. (1992) verabreichten erstmals an 22 Patienten, die auf Chemotherapie resistent waren, TNF alpha intraarteriell. Von 14 Patienten mit Metastasen colorectalen Ursprungs konnten 2 eine partielle Remission erreichen. Wenngleich diese Therapie vom immunologischen Aspekt interessant scheint, ist sie doch allen anderen Verfahren deutlich unterlegen (Hafstrom und Naredi 1998).

5.1.3.2 Chemoembolisation der Arteria hepatica, intraarterielle Strahlen- und Mikrosphärentherapie

Zahlreiche Verfahren mit dem gemeinsamen Ziel der Tumorischämie wurden bei Metastasen verschiedenster Tumorentitäten untersucht. Die hierfür verwendeten Substanzen, wie Stärke, Lipiodol, Kollagen und andere, wurden teilweise, vor allem bei chemoresistenten Tumoren, mit intraarterieller Chemotherapie kombiniert (Hohn 1987, Link et al. 1987). Bislang kann keinem speziellen Verfahren der Vorzug gegeben werden, da sich alle Untersuchungen hinsichtlich Technik, Substanz, Chemotherapeuticum, Tumorstadium und Tumorentität unterscheiden. Chuang et al. (1982) berichten über vorteilhaftere Ergebnisse unter Verwendung von Ivalon. Nebenwirkungen dieses Therapieverfahrens sind Schmerzen der Leberregion, ein Anstieg der Leberparameter, Übelkeit, Erbrechen und Fieber. Patt et al. (1983) untersuchten an Patienten mit Lebermetastasen unklaren Ursprungs den Effekt von Chemoembolisation und fanden eine Verlängerung der Lebenszeit bei ihren Patienten im Vergleich zu Ergebnissen aus der Literatur über intraarterielle Chemotherapie ohne Embolisation. Bavisotto et al. (1999) untersuchten an 32 Patienten mit Lebermetastasen diversen gastrointestinalen Ursprungs den Effekt einer Therapie, die alternierend regionale Chemotherapie mit Cisplatin und

Polyvinylalkohol und systemische Chemotherapie mit 5-FU vorsah. Es konnten 40% der Patienten ein Ansprechen und 20% ein minimales Ansprechen (minor response) erreichen. 2 Patienten konnten nach Beendigung des Therapieverfahrens einer Resektion der hepatalen Läsionen zugeführt werden, einer davon hat ein Überleben von 58,4 Monaten. Interessant ist, daß bei dieser Untersuchung im Gegensatz zu den meisten anderen intraarteriellen die vorrangige Rezidivlokalisation die Leber war, was auf eine geringere hepatische Extraktion von Cisplatin im Vergleich zu anderen Substanzen schließen lassen könnte.

Insgesamt ist der therapeutische Stellenwert der Embolisationsverfahren noch ungeklärt.

Intraarterielle Strahlen- und Mikrosphärentherapie: Regional infundierte Mikrosphären bewirken nur eine kurzfristige Blockierung kleiner Arteriolen. Die Zytostatika bleiben dann länger am Wirkort, so daß die Gewebskonzentration erhöht werden kann. Ariel (1972) behandelte Patienten mit an Mikrosphären gebundenem Yttrium und erreichte eine Ansprechrate von 32%. In weiterer Folge wurde vom selben Autor (Ariel und Padula 1978a, Ariel und Padula 1978b) Yttrium und intraarterielles 5-FU untersucht. Dabei wurden Ansprechraten von 35–40% erreicht. Die Bedeutung der intraarteriellen Radiotherapie im Vergleich zu etablierten Behandlungsmethoden ist aufgrund zu kleiner Patientenzahlen, unterschiedlicher Tumorentitäten und Behandlungsmethoden unklar.

5.2 „Pseudoadjuvantes" und Adjuvantes Therapieziel

5.2.1 Pseudoadjuvante intraarterielle Chemotherapie nach Resektion hepataler Metastasen

Die Resektion hepataler Metastasen kann bei 25% der Patienten kurativ sein (Latham und Foster 1967). Allerdings sind aufgrund der vorliegenden Kriterien für die Sinnhaftigkeit oder technische Machbarkeit der Resektion hepataler Metastasen nur 10–15% der Patienten diesem Eingriff zuführbar (Wagner et al. 1984). Patienten mit resezierten Lebermetastasen haben weniger metastatisches Potential. Es ist daher theoretisch denkbar, daß solche Patienten weniger Neigung zur Entwicklung extrahepatischer Metastasen haben als mit rein intraarterieller Therapie. Um das rezidivfreie Überleben nach einem solchen Eingriff zu verlängern, wurden zahlreiche – jedoch wenig randomisierte – klinische Studien mit „pseudoadjuvanter", also adjuvanter, Chemotherapie nach Resektion der Lebermetastasen durchgeführt.

Curley et al. (1993) untersuchte bei 20 Patienten den Effekt einer solchen pseudoadjuvanten 5-FU-HIA-Therapie. Verglichen zu Ergebnissen aus der Literatur waren die Ergebnisse hier besser.

Kemeny et al. (1993) untersuchten an 11 Patienten, nach erfolgreicher Resektion hepataler Metastasen, die Wirkung einer kombinierten intraarteriellen und systemischen Therapie (FUDR und Leucovorin mit 5-FU). Innerhalb einer medianen Beobachtungszeit von 23 Monaten blieben alle 8 evaluierbaren Patienten rezidivfrei. Asahara et al. (1998) berichteten über einen signifikanten (p = 0,01) Vorteil für behandelte Patienten bezüglich der Vermeidung hepataler Rezidive und einen Trend zu einer längeren 3-Jahres-Überlebensrate von 60%, im Gegensatz zu 47% in der Kontrollgruppe. Weiters konnte beobachtet werden, daß die 5-Jahres-Überlebensrate auch vom Ausmaß der hepatalen Metastasen abhängt und bei Patienten mit metachronen Lebermetastasen signifikant (p < 0,05) höher (90%) lag als bei jenen mit synchronen Läsionen. Lorenz et al. (1998) hingegen konnten in einer randomisierten Studie an 226 Patienten für jene Patienten, die pseudoadjuvante Therapie mit 5-FU erhielten, keinerlei Vorteile gegenüber nur operierten feststellen: Die mediane Überlebenszeit betrug bei Therapiepatienten 34,5 Monate und bei Kontrollpatienten 40,8 Monate. Okuno et al. (1998) behandelten in einer nicht randomisierten Untersuchung 18 Patienten mit einer intraarteriellen Chemo-Immuntherapie, bestehend aus Interleucin-2, 5-FU und Mitomycin C, und beobachteten eine rezidivfreie 5-Jahres-Überlebensrate von 75%.

Zusammenfassung pseudoadjuvante intrahepatische Chemotherapie: Ob eine pseudoadjuvante intraarterielle Chemotherapie einen Überlebensvorteil bringt, kann nur durch Durchführung randomisierter Studien geklärt werden, wovon es bislang nur eine sehr kleine Anzahl mit unterschiedlichen Ergebnissen gibt. Nachdem in palliativen Phase-II-Studien meist von einem guten lokalen Ansprechen bei unzureichender Kontrolle extrahepatischer Tumormanifestationen berichtet wird, kann man davon ausgehen, daß auch in der Pseudoadjuvansphase eine zusätzliche systemische Therapie erforderlich sein wird, um extrahepatale Rezidive zu vermeiden oder zu verzögern. Okuno et al. (1996) beobachteten bei 4 von 18 behandelten Patienten Rezidive, die sich jedoch lediglich auf extrahepatale Lokalisationen beschränkten. Offen bleibt auch die Frage, ob eine ausschließlich systemische Chemotherapie in der Pseudoadjuvansphase nicht ausreicht, um Rezidiven vorzubeugen. Auch diese Frage kann nur geklärt werden, wenn nach Resektion hepataler Metastasen das rezidivfreie Überleben von Patienten verglichen wird, die entweder kombiniert intraarteriell und systemisch oder nur systemisch behandelt wurden.

5.2.2 Adjuvante portalvenöse Therapie nach Operation des Primärtumors

Die Rationale der adjuvanten perioperativen Chemotherapie über die *Vena portae* basiert auf der Beobachtung, daß Tumorzellen das portalvenöse System preoperativ und intraoperativ embolisieren und dann in der Leber keimen (Pestana et al. 1964, Copeland et al. 1968). 1955 zeigten Fisher und Turnbull, daß bei 32% der Patienten zur Zeit der Darmoperation des Primärtumors Tumorzellen im Portalkreislauf waren (Fisher und Turnbull 1955). Obwohl Metastasen der Leber über die *Arteria hepatica* ernährt werden, sind Mikrometastasen scheinbar vom Portalkreislauf abhängig.

Klinische Studien mit portalvenöser Therapie: Taylor et al. (1985) untersuchten erstmals in einer randomisierten Studie an 250 Patienten mit Dukes-A-, B- und C-Läsionen den Effekt einer unmittelbar postoperativ verabreichten intraportalen Chemotherapie mit 5-FU und 5000 E Heparin und fanden einen signifikanten Überlebensvorteil für Dukes-B- und C-Patienten gegenüber nicht behandelten. Diese Daten führten dazu, daß etliche randomisierte Studien durchgeführt wurden: Gray

Tabelle 3. Randomisierte Studien zur adjuvanten portalvenösen Therapie

Autor	Quelle	Patientenzahl	Diagnose	Therapie	Geringere Inzidenz an Lebermetastasen[a]	Vorteil im Überleben[a]
Taylor	Br J Surgery 1985	244	Dukes A, B, C & Rectum	5-FU vs. Ko[b]	Ja	Ja
Gray	Adj. Th. Cancer 1987	372	Dukes B, C	5-FU i.p. vs 5-FU i.v. vs. Ko	Ja	Ja
Wereldsma	World J Surgery 1987	192	Dukes A, B, C & Rectum	5.-FU i.p. vs. Urokinase	–	Nein
Metzger (SAKK-Studie)	Proc Am Soc Clin Oncol 1989	439	Dukes A, B, C & Rectum	5-FU +MMC vs. Heparin	Nein	Ja
NCCTG Beart	Arch Surg 1990	219	Dukes B2, C & Rectum	5-FU + Heparin vs. Ko	Nein	Nein
NSABP Wolmark	JCO 1990	901	Dukes A, B, C	5-FU,Heparin vs. Ko	Nein	Nein
Roughier	Lancet 1998	1235	Dukes C	5-FU + Hep i.p. vs. Ko	Nein	Nein

[a] Keine Signifikanzen.
[b] Unbehandelte Kontrollgruppe.

et al. (1987) untersuchten in einer randomisierten Studie mit 372 Coloncarcinom-Patienten den Effekt einer postoperativen portalvenösen oder intravenösen Chemotherapie mit 5-FU, im Vergleich zu einer unbehandelten Kontrollgruppe. Im Vergleich zur Kontrollgruppe und zur i.v. Gruppe hatten Patienten der portalvenösen Gruppe ein signifikant längeres krankheitsfreies Überleben sowie Gesamtüberleben. Diese Signifikanzen ergaben sich aber nur bei Dukes-C-Patienten. Metzger et al. (1987, 1989) haben in einer randomisierten Studie Patienten mit Dukes-A-, B- und C-Läsionen entweder in eine Kontrollgruppe oder eine portalvenöse Chemotherapie-Gruppe randomisiert. Patienten der Chemotherapiegruppe erhielten unmittelbar postoperativ 5-FU 500 mg/m^2/d für 7 Tage als kontinuierliche Infusion sowie Heparin und am Tag 1 zusätzlich 10 mg/m^2 Mitomycin C. Nach einer medianen Beobachtungszeit von 42 Monaten kam es bei 36% der Patienten aus der Kontrollgruppe zum Rezidiv, verglichen zu 29% in der Therapiegruppe. Die 5-Jahres-Überlebensrate war 57% in der Kontrollgruppe und 71% in der Therapiegruppe. Wereldsma et al. (1990) verglichen den Effekt einer portalvenösen Infusionstherapie mit 5-Fluorouracil mit portalvenös verabreichter Urokinase. 317 Patienten wurden randomisiert. Nach einer Beobachtungszeit von median 44 Monaten kam es in der Chemotherapiegruppe zu signifikant weniger Lebermetastasen (7% vs. 23%). Allerdings konnte hier keine Verbesserung im Gesamtüberleben beobachtet werden. Beim Mayo-Clinic/NCCTG-Versuch (Beart et al. 1990) wurden 219 Patienten entweder in eine Kontrollgruppe oder in eine Therapiegruppe mit portalvenösem 5-FU und Heparin randomisiert. Nach einer medianen Beobachtungszeit von 5,5 Jahren war die Inzidenz der hepatischen Metastasen und das 5-Jahres-Überleben in beiden Armen gleich. Die größte randomisierte Studie von Wolmark et al. (1990) mit 1158 Patienten mit Dukes-A-, B- oder C-Tumoren ergab bei den 901 auswertbaren Patienten nach 4 Jahren eine signifikante Erhöhung des krankheitsfreien Überlebens (74% vs. 64%, p = 0,02) für die Therapiegruppe im Vergleich zur Kontrollgruppe und einen Trend zum längeren Überleben (81 vs. 73%, p = 0,07). Allerdings fand sich hierbei keine Reduktion der Inzidenz an Lebermetastasen in der Therapiegruppe.

Sowohl in der SAKK-Studie (Metzger et al. 1989) als auch in der NSABP-Studie (Wolmark et al. 1990) kam es in beiden Armen gleich häufig zum Auftreten von Lebermetastasen. Da in der Therapiegruppe ein 5-Jahres-Überlebensvorteil im Vergleich zur Kontrollgruppe bestand, läßt sich vermuten, daß der systemisch wirkende Anteil der portalvenösen Therapie die Prognose beeinflußt.

Zur portalvenösen Therapie wurde 1997 eine Metaanalyse (Meta-Analyse 1997) publiziert, die Daten aus 10 Studien mit insgesamt 4000 Patienten beinhaltet. Die Autoren berichteten zusammenfassend von einem zwar signifikanten, jedoch sehr geringen 5-Jahres-Überlebensvorteil durch portalvenöse Therapie. Einschränkend kommt noch hinzu, daß nur in einer dieser Studien portalvenöse Chemotherapie einer systemischen Chemotherapie gegenübergestellt wurde. Die übrigen beinhalten den Vergleich der Patienten mit portalvenöser Therapie zu einer Kontrollgruppe ohne Chemotherapie.

Zusammenfassung portalvenöse Therapie in der Adjuvansphase: Die Hypothese, daß eine adjuvante portalvenöse Therapie das Auftreten von Lebermetastasen verhindert, konnte in großen, randomisierten Studien nicht bestätigt werden. Die Gabe von adjuvanter portalvenöser Chemotherapie in der unmittelbaren postoperativen Phase ist kostengünstig und mit wenig Toxizität assoziiert. Aus zweierlei Gründen ist jedoch in Zusammenschau der Studienergebnisse ihre Wertigkeit zu hinterfragen: (1) Die Patientenpopulation war vielfach heterogen (es wurden Dukes-A-, B- und C-Patienten gemeinsam untersucht), es konnte keine konstante Reduktion der Inzidenz an Lebermetastasen berichtet werden. (2) Aus letzterem ergibt sich, daß der jeweilige Benefit dieser Therapieart wahrscheinlich durch den systemischen Effekt der Chemotherapie bedingt war.

6. Zusammenfassung

(1) Bei isoliert hepatisch metastasierten Patienten kann eine aggressive intraarterielle Chemotherapie die Metastasen so kontrollieren, daß in 75% der Fälle extrahepatische Metastasen zur Todesursache werden (Niederhuber et al. 1984). Dabei steht der Befall der Lunge im Vordergrund. Die Daten über die Rezidivlokalisationen nach regionärer Chemotherapie mit starker hepatischer Extraktion zeigen, daß nur durch zusätzliche systemische Chemotherapie die Entstehung extrahepatischer Metastasen kontrolliert werden kann, weswegen eine rein interarterielle Chemotherapie bei Patienten mit isoliertem Leberbefall nicht empfohlen werden kann.

(2) Eine Bewertung der intraarteriellen im Vergleich zur systemischen Chemotherapie ist aufgrund nicht vergleichbarer Patientenkollektive der meisten Studien sowie von oftmals beobachtetem Cross-Over-Design nur selten möglich (Smiley et al. 1981, Ensminger et al. 1982, Kemeny et al. 1987, Hohn et al. 1989).

(3) Die Kombination einer intraarteriellen und systemischen Chemotherapie hat den Vorteil einer guten hepatalen Wirkung bei gleichzeitiger Behandlung extrahepatischer Metastasen bzw. Mikrometastasen. Obwohl seit 2 Jahrzehnten randomisierte Studien durchgeführt werden, um den Stellenwert einer kombinierten intraarteriell-systemischen Therapie zu erfassen, ist es bis heute aufgrund der unterschiedlichen Patientenkollektive und der verschiedenen Therapieschemata nicht gelungen, einen eindeutigen und für den Großteil der Patienten gültigen Vorteil einer solchen Kombination gegenüber einer alleinigen palliativen systemischen Therapie zu beweisen. Wenngleich sich also dieses Therapieverfahren bislang nicht als Standardvorgangsweise etablieren konnte, stellt es doch in vielen Fällen eine gute therapeutische Option dar, insbesondere bei Patienten, die mit dominierendem Leberbefall ein unzureichendes Ansprechen auf eine systemische Chemotherapie zeigen, zumal es Hinweise dafür gibt, daß ein eindrucksvolles lokales Ansprechen die depressionfreie und angstfreie Überlebenszeit verlängert (Allen-Mersh et al. 1994, Earlam et al. 1997). Weitere klinische Studien zu intraarteriellen Therapieverfahren erscheinen angezeigt, doch sollten diese ausschließlich in gut durchdachten, prospektiv randomisierten klinischen Studien erfolgen.

(4) Pseudo-adjuvante intraarterielle Chemotherapie nach Resektion hepataler Metastasen: Es gibt aus heutiger Sicht keine eindeutigen Hinweise, daß eine pseudoadjuvante Chemotherapie das rezidivfreie Überleben verlängert. Da aber Patienten, die Lebermetastasen hatten, trotzdem als systemisch krank zu werten sind, sollten nur kombinierte Verfahren zur Anwendung kommen.

(5) Palliative portalvenöse Chemotherapie: Aufgrund der Blutversorgung manifester hepatischer Metastasen ist es nachvollziehbar, daß dahingehende Untersuchungen (Daly et al. 1987) keine Remissionen erbrachten.

(6) Der Einsatz einer adjuvanten portalvenösen Chemotherapie nach Operation des Darmtumors zeigt in randomisierten Studien einen Trend zur Verringerung des Auftretens hepatischer Rezidive (Metzger 1988, Laffer et al. 1990, Wolmark et al. 1990), welcher jedoch statistisch nicht signifikant ist. Es ist daher zur adjuvanten Behandlung colorectaler Carcinome weiterhin der etablierten systemischen Chemotherapie mit biochemisch moduliertem 5-FU der Vorzug zu geben, nicht zuletzt weil diese auch wesentlich praktikabler ist.

Literatur

[1] Adson MA, van Heerden JA, et al. (1984) Resection of hepatic metastases from colorectal cancer. Arch Surg 119 (6): 647–651.

[2] Allen-Mersh TG, Earlam S, et al. (1994) Quality of life and survival with continuous hepatic-artery floxuridine infusion for colorectal liver metastases. Lancet 344 (8932): 1255–1260.

[3] Ariel IM (1972) Hepatic metastases from rectal and colon cancers. NY State J Med 72: 2629–2632.

[4] Ariel IM, Padula G (1978a) Treatment of symptomatic metastatic cancer to the liver from primary colon and rectal cancer by the intra-arterial administration of chemotherapy and radioactive isotopes. Prog Clin Cancer 7: 247–254.

[5] Ariel IM, Padula G (1978b) Treatment of symptomatic metastatic cancer to the liver from primary colon and rectal cancer by the intra-arterial administration of chemotherapy and radioactive isotopes. J Surg Oncol 10: 327–336.

[6] Asahara T, Kikkawa M, et al. (1998) Studies of postoperative transarterial infusion chemotherapy for liver metastasis of colorectal carcinoma after hepatectomy. Hepatogastroenterology 45 (21): 805–811.

[7] Bakalakos EA, Kim JA, et al. (1998) Determinants of survival following hepatic resection for metastatic colorectal cancer. World J Surg 22 (4): 399–404.

[8] Bavisotto LM, Patel NH, et al. (1999) Hepatic transcatheter arterial chemoembolization alternating with systemic protracted continuous infusion 5-fluorouracil for gastrointestinal malignancies metastatic to liver: A phase II trail of Puget Sound Oncology Consortium. Clin Cancer Res 5 (1): 95–109.

[9] Beart RW, Moertel CG, et al. (1990) Adjuvant therapy for resectable colorectal carcinoma with fluorouracil administered by portal vain infusion. Arch Surch 125: 897–901.

[10] Bismuth H, Adam R, et al. (1996) Resection of nonresectable liver metastases from colorectal cancer after neoadjuvant chemotherapy. Ann Surg 224 (4): 509–520.

[11] Blackshear PJ, Dorman FD, et al. (1972) The design and initial testing of an implantable infusion pump. Surg Gynecol Obstet 134 (1): 51–56.

[12] Breedes C, Young G (1954) The blood supply of neoplasms in the liver. Am J Pathol 30: 227.

[13] Buchwald H, Grage TB, et al. (1980) Intraarterial infusion chemotherapy for hepatic carcinoma using a totally implantable infusion pump. Cancer 45 (5): 866–869.

[14] Buyse M (1996) Reappraisal of hepatic arterial infusion in the treatment of nonresectable liver metastases from colorectal cancer. J Natl Cancer Inst 88: 252–258.

[15] Carrasco CH, Freeny PC, et al. (1983) Chemical cholecystitis associated with hepatic artery infusion chemotherapy. AJR 141: 703–706.

[16] Chang AE, Schneider PD, et al. (1987) A prospective randomized trial of regional versus systemic continuous 5-fluorodeoxyuridine chemotherapy in the treatment of colorectal liver metastases. Ann Surg 206 (6): 685–693.

[17] Chuang VP, Wallace S, et al. (1982) Therapeutic Ivalon embolisation of hepatic tumors. Am J Roengenol 138: 289–294.

[18] Chuang VP, Wallance S, et al. (1981) Hepatic artery infusion chemotherapy: Gastroduodenal complications. Am J Radil 137: 347.

[19] Cohen AM, Schaeffer N, et al. (1986) Treatment of metastatic colorectal cancer with hepatic artery combination chemotherapy. Cancer 57 (6): 1115–1117.

[20] Cohen RJ, Minor DR, et al. (1990) Treatment of refractory cancer by intravenous interleukin-2 (IL-2) together with lymphokine-activated killer (LAK) cells administered by direct regional infusion. Pros Am Soc Clin Oncol 9: A748.

[21] Collins JM (1990) Pharmacokinetics and clinical monitoring. In: Chabner BA, Collins JM (eds.) Cancer Chemotherapy, Principles and Practice. JB Lippincott, Philadelphia.

[22] Copeland EM, Miller LD, et al. (1968) Prognostic factors in carcinoma of the colon and rectum. Am J Surg 116 (6): 875–881.

[23] Curley SA, Roh MS, et al. (1993) Adjuvant hepatic arterial infusion chemotherapy after curative resection of colorectal liver metastases. Am J Surg 166 (6): 743–746; discussion 746–748.

[24] Daly JM, Kemeny N, et al. (1987) Regional infusion for colorectal hepatic metastases. A randomized trial comparing the hepatic artery with the portal vein. Arch Surg 122 (11): 1273–1277.

[25] Doria Jr MI, Shepard KV, et al. (1986) Liver pathology following hepatic arterial infusion chemotherapy. Hepatic toxicity with FUDR. Cancer 58 (4): 855–861.

[26] Earlam S, Glover C, et al. (1997) Effect of regional and systemic fluorinated pyrimidine chemotherapy on quality of life in colorectal liver metastasis patients. J Clin Oncol 15 (5): 2022–2029.

[27] Egglin TK, Rummeny E, et al. (1990) Hepatic tumors: Quantitative tissue characterization with MR imaging. Radiology 176 (1): 107–110.

[28] Elias D, Cavalcanti A, et al. (1998) Resection of liver metastases from colorectal cancer: The real impact of the surgical margin. Eur J Surg Oncol 24 (3): 174–179.

[29] Ensminger W, Niederhuber J, et al. (1981) Totally implanted drug delivery system for hepatic arterial chemotherapy. Cancer Treat Rep 65 (5–6): 393–400.

[30] Ensminger W, Niederhuber J, et al. (1982) Effective control of liver metastases from colon cancer with an implanted system for hepatic arterial chemotherapy. Proc Am Soc Clin Oncol 1: A94.

[31] Ensminger WD, Gyves JW (1984) Regional cancer chemotherapy. Cancer Treat Rep 68 (1): 101–115.

[32] Ensminger WD, Rosowsky A, et al. (1978) A clinical-pharmacological evaluation of hepatic arterial infusions of 5-fluoro-2'-deoxyuridine and 5-fluorouracil. Cancer Res 38 (11 Pt 1): 3784–3792.

[33] Fisher ER, Turnbull RBJ (1955) The cytologic demonstration and significance of tumor cells in the mesenterie venous blood in patients with colorectal carcinoma. Surg Gynecol Obster 100: 102–108.

[34] Fortner JG, Silva JS, et al. (1984a) Multivariate analysis of a personal series of 247 consecutive patients with liver metastases from colorectal cancer. I. Treatment by hepatic resection. Ann Surg 199 (3): 306–316.

[35] Fortner JG, Silva JS, et al. (1984b) Multivariate analysis of a personal series of 247 patients with liver metastases from colorectal cancer. II. Treatment by intrahepatic chemotherapy. Ann Surg 199(3): 317–324.

[36] Foster JH, Lundy J (1981) Liver Metastases. Curr Probl Surg 18 (3): 157–202.

[37] Gray BN, de Zwart J, et al. (1987) The Australian and New Zealand trial of adjuvant chemotherapy in colon cancer. In: Salmon SE (ed) Adjuvant of Cancer V, S. 537–554. Grune & Stratton, New York.

[38] Hafstrom L, Naredi P (1998) Isolated hepatic perfusion with extracorporeal oxygenation using hyperthermia TNF alpha and melphalan: Swedish experience. Recent Results Cancer Res 147: 120–126.

[39] Hanazaki K, Kawamura N, et al. (1998) Long-term survivor with liver metastases from rectal cancer treated by hepatectomy after hepatic arterial infusion chemotherapy. Hepatogastroenterology 45 (21): 816–820.

[40] Hartmann JT, Schmoll E, et al. (1998) Phase I pharmacological study of intra-arterially infused fotemustine for colorectal liver metastases. Eur J Cancer 34 (1): 87–91.

[41] Hohn D (1987) A phase I-II trial of gelfoam chemoembolization in patients with primary liver tumors. Proc ASCO 6.

[42] Hohn D, Melnick J, et al. (1985) Biliary sclerosis in patients receiving hepatic arterial infusions of floxuridine. J Clin Oncol 3 (1): 98–102.

[43] Hohn DC, Rayner AA, et al. (1986) Toxicities and complications of implanted pump hepatic arterial and intravenous floxuridine infusion. Cancer 57 (3): 465–470.

[44] Hohn DC, Shea WJ, et al. (1988) Complications and toxicities of hepatic arterial chemotherapy. Contr Oncol 29: 169–180.

[45] Hohn DC, Stagg RJ, et al. (1989) A randomized trial of continuous intravenous versus hepatic intraarterial floxuridine in patients with colorectal cancer metastatic to the liver: The Northern California Oncology Group trial. J Clin Oncol 7 (11): 1646–1654.

[46] Howell JD, McArdle CS, et al. (1997) A phase II study of regional 2-weekly 5-fluorouracil infusion with intravenous folinic acid in the treatment of colorectal liver metastases. Br J Cancer 76 (10): 1390–1393.

[47] Hubermann MS (1983) Comparison of systemic chemotherapy with hepatic arterial infusion in metastatic colorectal carcinoma. Semin Oncol 10: 238–248.

[48] Hughes K, Scheele J, et al. (1989) Surgery for colorectal cancer metastatic to the liver. Optimizing the results of treatment. Surg Clin North Am 69 (2): 339–359.

[49] Jaeck D, Bachellier P, et al. (1997) Long-term survival following resection of colorectal hepatic metastases. Association Francaise de Chirurgie. Br J Surg 84 (7): 977–980.

[50] Kemeny MM, Goldberg DA, et al. (1985) Experience with continuous regional chemotherapy and hepatic resection as treatment of hepatic metastases from colorectal primaries. A prospective randomized study. Cancer 55 (6): 1265–1270.

[51] Kemeny N, Conti JA, et al. (1994) Phase II study of hepatic arterial floxuridine, leucovorin, and dexamethasone for unresectable liver metastases from colorectal carcinoma. J Clin Oncol 12 (11): 2288–2295.

[52] Kemeny N, Daly J, et al. (1984) Hepatic artery pump infusion: Toxicity and results in patients with metastatic colorectal carcinoma. J Clin Oncol 2 (6): 595–600.

[53] Kemeny N, Daly J, et al. (1987) Intrahepatic or systemic infusion of fluorodeoxyuridine in patients with liver metastases from colorectal carcinoma. Ann Intern Med 107: 459–465.

[54] Kemeny N, Daly J, et al. (1987) Intrahepatic or systemic infusion of fluorodeoxyuridine in patients with liver metastases from colorectal carcinoma. A randomized trial. Ann Intern Med 107 (4): 459–465.

[55] Kemeny N, Lokich JJ, et al. (1993) Recent advances in the treatment of advanced colorectal cancer. Cancer 71 (1): 9–18.

[56] Kemeny N, Schneider A (1989) Regional treatment of hepatic metastases and hepatocellular carcinoma. Curr Probl Cancer 13 (4): 197–283.

[57] Kemeny N, Seiter K, et al. (1992) A randomized trial of intrahepatic infusion of fluorodeoxyuridine with dexamethasone versus fluorodeoxyuridine alone in the treatment of metastatic colorectal cancer. Cancer 69 (2): 327–334.

[58] Klasa RJ, Silver HKB (1989) Phase 1-2 trial of interleukin-2 (IL-2) splenic artery perfusion in advanced malignancy. Eur J Cancer Clin Oncol 25: 379–388.

[59] Laffer U, Metzger U, et al. (1990) Randomized multicenter trial on adjuvant intraportal chemotherapy for colorectal cancer (SAKK 40/81). In: Jakesz R, Rainer H (eds.) Progress in Regional Cancer Therapy, S.31–40. Springer, Berlin, Heidelberg, New York.

[60] Latham LJ, Foster JH (1967) Hepatic resection for metastatic cancer. Am J Surg 113: 51–557.

[61] Link KH, Aigner KR, et al. (1987) In vitro chemosensitivity profiles of human malignancies for high dose (regional) chemotherapy. In: Aigner KR, Patt YZ (eds.) Regional Cancer Treatment, Contributions to Oncology. Karger, Basel.

[62] Link KH, Kreuser ED, et al. (1993) Die intraarterielle Chemotherapie mit 5-FU und Folinsäure (FA, Rescuvolin) im Therapiekonzept bei nicht resektablen colorectalen Lebermetastasen. Tumordign Ther 14: 224–231.

[63] Lorenz M, Muller HH, et al. (1998) Randomized trial of surgery versus surgery followed by adjuvant hepatic arterial infusion with 5-fluorouracil and folinic acid for liver metastases of colorectal cancer. German Cooperative on Liver Metastases (Arbeitsgruppe Lebermetastasen). Ann Surg 228 (6): 756–762.

[64] Lorenz M, Staib-Sebler E, et al. (1998) A pilot study on intensive weekly 24-hour intra-arterial infusion with 5-fluorouracil and folinic acid for colorectal liver metastases. Oncology 55 (1): 53–58.

[65] Machover D, Goldschmidt E, et al. (1986) Treatment of advanced colorectal and gastric adenocarcinomas with 5-fluorouracil and high-dose folinic acid. J Clin Oncol 4 (5): 685–696.

[66] Martin JKJ, O'Connell MJ, et al. (1990) Intra-arterial floxuridine versus systemic fluorouracil for hepatic metastases from colorectal cancer: A randomized trial. Arch Surg 125: 1022–1027.

[67] Mavligit GM, Zukiwski AA, et al. (1992) Regional biologic therapy. Hepatic arterial infusion of recombinant human tumor necrosis factor in patients with liver metastases. Cancer 69 (2): 557–561.

[68] Medenica R, Huschart T (1991) Intraarterial/intrahepatic therapy regimen using pharmacosensitivity model in vitro. Proc Am Soc Clin Oncol 10: A456.

[69] Meta-Analyse (1997) Portal vein chemotherapy for colorectal cancer: A meta-analysis of 4000 patients in 10 studies. Liver Infusion Meta-Analysis Group. J Natl Cancer Inst 89 (7): 497–505.

[70] Metzger U (1988) Intraportal chemotherapy for colorectal hepatic metastases. Antibiot Chemother 40: 51–60.

[71] Metzger U, Laffer U, et al. (1989) Adjuvant intraportal chemotherapy for colorectal cancer: 4 year results of the randomized Swiss study. Proc Am Soc Clin Oncol 8: 105.

[72] Metzger U, Mermillod B, et al. (1987) Intraportal chemotherapy in colorectal carcinoma as an adjuvant modality. World J Surg 11 (4): 452–458.

[73] Narsete T, Ansfield F, et al. (1977) Gastric ulceration in patients receiving intrahepatic infusion of 5-fluorouracil. Ann Surg 186 (6): 734–736.

[74] Niederhuber JE, Ensminger W, et al. (1984) Regional chemotherapy of colorectal cancer metastatic to the liver. Cancer 53 (6): 1336–1343.

[75] Niederhuber JE, Ensminger WD (1983) Surgical considerations in the management of hepatic neoplasia. Semin Oncol 10 (2): 135–147.

[76] Niederhuber JE, Grochow LB (1989) Status of infusion chemotherapy for the treatment of liver metastases. Principles and Practice of Oncology (Updates) 3 (3): 1–9.

[77] Northover JM, Terblanche J (1979) A new look at the arterial supply of the bile duct in man and its surgical implications. Br J Surg 66 (6): 379–384.

[78] O'Connell MJ, Nagorney DM, et al. (1998) Sequential intrahepatic fluorodexyuridine and systemic fluorouracil plus leucovorin for the treatment of metastatic colorectal cancer confines to the liver. J Clin Oncol 16 (7): 2528–2533.

[79] Oberfield RA, McCaffrey JA, et al. (1979) Prolonged and continuous percutaneous intra-arterial hepatic infusion chemotherapy in advanced metastatic liver adenocarcinoma from colorectal primary. Cancer 44 (2): 414–423.

[80] Okuno K, Hirohata T, et al. (1993) Hepatic arterial infusions of interleukin-2-based immunochemotherapy in the treatment of unresectable liver metastases from colorectal cancer. Clin Ther 15 (4): 672–683.

[81] Okuno K, Kobayashi S, et al. (1996) IL-2 percusion to the liver augments the hepatic extraction rate of accompanying anticancer drugs. Surg Today 26 (8): 662–664.

[82] Okuno K, Nakamura K, et al. (1998) Hepatic immunopotentiation by galactose-entrapped liposomal IL-2 compound in the treatment of liver metastases. Surg Today 28 (1): 64–69.

[83] Okuno K, Ohnishi H, et al. (1994) Complete remission of liver metastases from colorectal cancer by treatment with a hepatic artery infusion (HAI) of interleukin-2-based immunochemotherapy: Reports of three cases. Surg Today 24 (1): 80–84.

[84] Okuno K, Ohnishi H, et al. (1992) Intrahepatic infusion of interleukin-2 (IL-2) with mitomycin C (MMC)/5-fluorouracil (5-FU) through an implantable pump for the treatment of liver metastases. Proc Am Ass Cancer Res 33: A1475.

[85] Okuno K, Shigeoka H, et al. (1996) Adjuvant hepatic arterial IL-2 and MMC, 5-FU after curative resection of colorectal liver metastases. Hepatogastroenterology 43 (9): 688–691.

[86] Okuno K, Yasutomi M, et al. (1998) Longterm effects of hepatic arterial interleukin-2-based immunochemotherapy after potentially curative resection of colorectal liver metastases. J Am Coll Surg 187 (3): 271–275.

[87] Patt YZ, Chuang VP, et al. (1983) Hepatic arterial chemotherapy and occlusion for palliation of primary hepatocellular and unknown primary neoplasms in the liver. Cancer 51 (8): 1359–1363.

[88] Patt YZ, Hoque A, et al. (1997) Phase II trial of hepatic arterial infusion of fluorouracil and recombinant human interferon alfa-2b for liver metastases of colorectal cancer refractory to systemic fluorouracil and leucovorin. J Clin Oncol 15 (4): 1432–1438.

[89] Pestana C, Reitemeyer RJ, et al. (1964) The natural history of carcinoma of the colon and rectum. Am J Surg 108: 826–829.

[90] Pickren JW, Houghton A, et al. (1989) Analysis of autopsy data. Liver Metastasis, S. 2–18. G. K. Hall, Boston.

[91] Roughier PH, Jay JM, et al. (1990) A controlled multicentric trial of intrahepatic chemotherapy versus standard palliative treatment for colorectal liver metastases. Proc Am Soc Clin Oncol 9: A104.

[92] Safi F, Bittner R, et al. (1989) Regional chemotherapy for hepatic metastases of colorectal carcinoma (continuous intraarterial versus continuous intraarterial/intravenous therapy). Results of a controlled clinical trial. Cancer 64 (2): 379–387.

[93] Scheele J, Stangl R, et al. (1990) Hepatic metastases from colorectal carcinoma: Impact of surgical resection on the natural history. Br J Surg 77 (11): 1241–1246.

[94] Seiter K, Kemeny N, et al. (1991) A phase I trial of hepatic artery fluordeoxuridine combined with systemic 5-fluorouracil for the treatment of metastases from colorectal cancer. Reg Cancer Treat 3: 393–397.

[95] Shepard KV, Levin B, et al. (1985) Therapy for metastatic colorectal cancer with he-

patic artery infusion chemotherapy using a subcutaneous implanted pump. J Clin Oncol 3 (2): 161–169.

[96] Sitzmann JV, Coleman J, et al. (1990) Preoperative assessment of malignant hepatic tumors. Am J Surg 159 (1): 137–142; discussion 142–143.

[97] Smiley S, Schouten J, et al. (1981) Intrahepatic arterial infusion with 5-FU for liver metastases of colorectal carcinoma. Pros Am Ass Cancer Res 22: 391.

[98] Stagg RJ, Venook AP, et al. (1991) Alternating hepatic intra-arterial floxuridine and fluorouracil: A less toxic regimen for treatment of liver metastases from colorectal cancer. J Natl Cancer Inst 83 (6): 423–428.

[99] Stagg RJ, Venook AP, et al. (1994) Hepatic intra-arterial FUDR/5-FU therapy for patients with metastatic colorectal cancer (CRC) to the liver who have failed systemic fluoropyrimidine therapy. Proceedings of Asco 1: 217.

[100] Steele Jr G, Bleday R, et al. (1991) A prospective evaluation of hepatic resection for colorectal carcinoma metastases to the liver: Gastrointestinal Tumor Study Group Protocol 6584. J Clin Oncol 9 (7): 1105–1112.

[101] Steele Jr G, Ravikumar TS (1989) Resection of hepatic metastases from colorectal cancer. Biologic perspective. Ann Surg 210 (2): 127–138.

[102] Sullivan RD, Norcross JW, et al. (1964) Chemotherapy of metastatic liver cancer by prolonged hepatic-artery infusion. N Engl J Med 270: 321–327.

[103] Sullivan RD, Zurek WZ (1965) Chemotherapy for liver cancer by protracted ambulatory infusion. Jama 194 (5): 481–486.

[104] Taylor I, Machin D, et al. (1985) A randomized controlled trial of adjuvant portal vein cytotoxic perfusion in colorectal cancer. Br J Surg 72 (5): 359–363.

[105] Von Roemeling R, Hrushesky WJ (1990) Determination of therapeutic index of floxuridine by its circardian infusion pattern. J Natl Cancer Inst 82: 386–393.

[106] Wagner JS, Adson MA, et al. (1984) The natural history of hepatic metastases from colorectal cancer. A comparison with resective treatment. Ann Surg 199 (5): 502–508.

[107] Walther H, Kahle M, et al. (1991) Hepatic artery infusion via an implantable catheter system using the 5-fluorouracil, adriamycin, mitomycin C (FAM) chemotherapy regimen. Reg Cancer Treat 4: 136–139.

[108] Wereldsma JC, Bruggink ED, et al. (1990) Adjuvant portal liver infusion in colorectal cancer with 5-fluorouracil/heparin versus urokinase versus control. Results of a prospective randomized clinical trial (colorectal adenocarcinoma trial I). Cancer 65 (3): 425–432.

[109] Wolmark N, Rockette H, et al. (1990) Adjuvant therapy of Dukes' A, B, and C adenocarcinoma of the colon with portal-vein fluorouracil hepatic infusion: Preliminary results of National Surgical Adjuvant Breast and Bowel Project Protocol C-02. J Clin Oncol 8 (9): 1466–1475.

[110] Yomanaka N, Okamoto E, et al. (1984) A multiple regression equation for prediction of posthepatectomy liver failure. Ann Surg 200: 658–663.

Korrespondenz: Dr. Manuela Schmidinger, Klinische Abteilung für Onkologie, Universitätsklinik für Innere Medizin I, Allgemeines Krankenhaus, Währinger Gürtel 18–20, A-1090 Wien, Österreich. Tel.: +43-1-40400-4466, Fax: +43-1-40400-4429.

Neue Substanzen in der palliativen Therapie des colorectalen Carcinoms

Andreas Harstrick und *Siegfried Seeber*

1. Einleitung

Auch mehr als 30 Jahre nach seiner Einführung in die klinische Praxis ist 5-Fluorouracil nach wie vor die wichtigste Substanz in der palliativen Behandlung des metastasierten colorectalen Carcinoms. Trotz der relativ limitierten Remissionsraten, die mit 5-Fluorouracil-basierenden Chemotherapien erreichbar sind, konnte in einer randomisierten Studie klar gezeigt werden, daß die Patienten hinsichtlich der Kontrolle von tumorbedingten Symptomen und der Überlebenszeit von einer 5-Fluorouracil-Therapie profitieren (Scheithauer et al. 1993).

Die biochemische Modulation von 5-Fluorouracil durch Calciumfolinat hat zu einer Verbesserung der therapeutischen Breite von 5-Fluorouracil-basierenden Chemotherapien geführt. Zwar konnte bisher kein eindeutiger Vorteil hinsichtlich der Überlebenszeit nachgewiesen werden, jedoch zeigen 5-Fluorouracil-/Folinsäure-Kombinationen im Vergleich zu einer 5-Fluorouracil-Monotherapie in praktisch allen Studien höhere Remissionsraten und eine bessere Kontrolle der tumorbedingten Symptome (Advanced Colorectal Cancer Meta-Analysis Project 1992).

Erst in den letzten Jahren ist das bisher auf 5-Fluorouracil und verschiedene 5-Fluorouracil-Modulationen begrenzte therapeutische Arsenal durch eine Reihe von neuen, in der Therapie des colorectalen Carcinoms wirksamen Substanzen erweitert worden. In diese Gruppe der wirksamen Substanzen gehören 5-Fluorouracil-Analoga, die auch nach oraler Einnahme eine adäquate Wirksamkeit entfalten, folatbasierende, spezifische Thymidylat-Synthase-Inhibitoren, Topoisomerase-I-interaktive Substanzen und Oxaliplatin. Im folgenden soll versucht werden, den derzeitigen Stand der Entwicklung dieser neuen Chemotherapeutika darzustellen sowie eine Einordnung in das Behandlungskonzept des colorectalen Carcinoms vorzunehmen.

2. Topoisomerase-I-interaktive Substanzen

2.1 Wirkmechanismus

Topoisomerase-I ist ein im Zellkern lokalisiertes Enzym, welches für die Endspiralisierung von überspiralisierten DNS-Abschnitten verantwortlich ist. Die Endspiralisierung ist unbedingte Voraussetzung für Transkription und Replikation von DNS-Abschnitten. Hierzu bindet die Topoisomerase-I zunächst an intakte Doppelstrang-DNS; es wird daraufhin ein DNS-Strang geschnitten und die Schnittstelle kovalent über das Enzym fixiert. Danach wird der komplementäre, intakte DNS-Strang durch die Schnittstelle passagiert (Chen et al. 1994). Als letzter Reaktionsschritt erfolgt das Wiederverschließen des DNS-Strangbruches. Topoisomerase-I-interaktive Substanzen interferieren mit dem letzten Reaktionsschritt, d. h. dem Wiederverschließen des DNS-Strangbruches. Es bilden sich bei Anwesenheit von Topoisomerase-I-interaktiven Substanzen sogenannte „Cleavable Complexes", bestehend aus Topoisomerase-I, geschnittener DNS und dem Pharmakon. Aus diesen Läsionen können irreversible DNS-Doppelstrangbrüche entstehen, wenn eine aktive Replikationsgabel auf einen Cleavable Complex trifft. Darüber hinaus scheinen die Komplexe Induktoren des programmierten Zelltodes (Apoptose) zu sein (Pommier et al. 1996).

Drei Topoisomerase-I-interaktive Substanzen, nämlich Irinotecan, Topotecan und 9-Aminocamptothecin sind hinsichtlich ihrer Aktivität in der Behandlung des colorectalen Carcinoms untersucht worden. Alle drei Analoga leiten sich von dem Pflanzenalkaloid Camptothecin ab und unterscheiden sich in der Substitution an den Seitenketten. Während 9-Aminocamptothecin und Topotecan direkt zytotoxisch wirksam sind, stellt Irinotecan eine „Prodrug" dar, die zunächst durch Abspaltung der Bipiridin-Seitenkette durch hepatische Carboxylesterasen in die eigentliche Wirkform SN38 übergeführt werden muß. In der Behandlung des colorectalen Carcinoms scheint vor allem Irinotecan eine entscheidende Rolle zu spielen.

2.2 9-Aminocamptothecin

9-Aminocamptothecin ist beim colorectalen Carcinom in zwei krankheitsorientierten Phase-II-Studien an insgesamt 37 Patienten untersucht worden. Bei 12 Patienten, die nach 5-Fluorouracil-haltiger Therapie Aminocamptothecin in der Second-line-Situation erhielten, zeigte sich keine objektive Remission; bei 25 nicht chemotherapeutisch vorbehandelten Patienten wurden zwei objektive Remissionen (8%) gesehen (Saltz et al. 1996; Pitot et al. 1997) (Tab. 1).

2.3 Topotecan

Topotecan wurde in insgesamt vier Phase-II-Studien beim colorectalen Carcinom untersucht. In diese Studien wurden ausschließlich Patienten aufgenommen, die für die metastasierte Erkrankung keine vorherige Chemotherapie erhalten hatten. In

Tabelle 1. Aktivität von Topoisomerase-I-interaktiven Substanzen beim colorectalen Carcinom (Phase-II-Studien)

	Dosis	ev. Pat.	obj. Remissionen
<u>Rezidivtherapie</u> (nach 5-FU-haltiger Vorbehandlung)			
– 9-Aminocamptothecin	50 µg/m^2/h c.i. 72 h	12	0
– Irinotecan	350 mg/m^2 q3w	279	43 (15%)
	100–125 mg/m^2 qw	73	18 (24%)
	250 mg/m^2 q^{2}w	92	12 (13%)
<u>Primärtherapie</u>			
– 9-Aminocamptothecin	50 µg/m^2/h c.i. 72 h	25	2 (8%)
– Irinotecan	350 mg/m^2 q3w	48	10 (19%)
	125 mg/m^2 qw	54	15 (28%)
– Topotecan	1,5 mg/m^2 d1–5	76	4 (5%)
	0,5–0,6 mg/m^2 c.i. d1–21	63	6 (9%)

zwei Studien wurde Topotecan in der klassischen Dosis von 1,5 mg/m^2/Tag d1–5 eingesetzt; in zwei weiteren Studien als kontinuierliche Infusion über 21 Tage in einer Dosis von 0,5 bzw. 0,6 mg/m^2/Tag (Tab. 1). In der Dosierung von 1,5 mg/m^2/Tag d1–5 wurden insgesamt 76 Patienten behandelt, vier Patienten (6%) erreichten eine objektive Remission (Sugarman et al. 1994, Creemers et al. 1995). 63 Patienten erhielten Topotecan als kontinuierliche Infusion. In diesen Studien erreichten sechs Patienten eine Remission (9,5%) (Creemers et al. 1996, Hochster et al. 1997). Die wichtigste Nebenwirkung in allen Studien war eine meist kurz anhaltende Suppression der Granulozyto- sowie Thrombopoese. Aufgrund der bisher vorliegenden Phase-II-Daten muß Topotecan als nur marginal wirksame Substanz beim colorectalen Carcinom eingestuft werden.

2.4 Irinotecan

Irinotecan ist sicher die derzeit beim colorectalen Carcinom aktivste Substanz aus der Gruppe der Topoisomerase-I-Inhibitoren. Basierend auf verschiedenen Phase-I-Studien sind zwei unterschiedliche Applikationszeitpläne für Irinotecan etabliert, die sich hinsichtlich ihrer Wirksamkeit und ihres Nebenwirkungsprofils nicht grundsätzlich voneinander unterscheiden (Abigerges et al. 1995, De Forni et al. 1994):

a) Irinotecan als 30- bis 90-Minuten-Infusion in einer Dosis von 350 mg/m^2 i. v. alle drei Wochen.

b) Irinotecan als 30-Minuten-Infusion in einer Dosis von 125 mg/m^2 einmal pro Woche für vier Wochen, gefolgt von zwei Wochen Pause.

Die wichtigsten Nebenwirkungen von Irinotecan bestehen in:

- akutem cholinergem Syndrom,
- Myelosuppression, vor allem Granulozytopenie,
- Diarrhöe,
- Alopecie.

Das cholinerge Syndrom tritt unmittelbar unter Infusion bis maximal 12 Stunden nach Infusionsende auf und ist gekennzeichnet durch eine variable Mischung verschiedener cholinerger Symptome (Tränenfluß, Schweißausbruch, Hypersalivation, Bradycardie, abdominelle Krämpfe, Diarrhöe). Das cholinerge Syndrom kann problemlos durch subcutane Injektion von 0,25 mg Atropin kupiert werden. Bei Patienten, die in der Anamnese unter Irinotecan einmal ein cholinerges Syndrom entwickelt haben, empfiehlt sich die routinemäßige Prämedikation mit 0,25 mg Atropin s. c.

Die Irinotecan-induzierte Myelosuppression betrifft hauptsächlich die Granulozytopoese. Der Nadir ist am Tag 8 nach Infusion (bei 350 mg/m^2 q3w) erreicht; bei ca. 10–15% der Therapiecyclen werden Granulozytopenien vom Schweregrad III/IV gesehen.

Die wichtigste Nebenwirkung ist die verspätete Diarrhöe, die in der Regel zwischen Tag 4 und Tag 8 nach Infusion auftritt. Diese ist nicht kumulativ und nicht vorhersehbar. Die Patienten müssen über die Möglichkeit von verspäteten Diarrhöen detailliert informiert werden und eine schriftliche Anweisung für die therapeutischen Interventionen erhalten (Tab. 2).

Irinotecan wurde in mehreren Studien bei Patienten mit 5-Fluorouracil-refraktärem colorectalem Carcinom eingesetzt (Tab. 1). Bei 10–15% der behandelten Patienten konnte auch bei 5-Fluorouracil-refraktärem Tumor erneut eine objektive Remission induziert werden; weitere 40% der Patienten erreichten eine Stabilisierung ihrer zuvor progredienten Erkrankung. Auffallend in den Phase-II-Studien war die lange Zeit bis zum Tumorprogreß sowie die ungewöhnlich lange Überlebenszeit (van Cutsem et al. 1996, Shimada et al. 1993, Rothenberg et al. 1996, 1998, Rougier et al. 1997, Anton et al. 1998).

Aufgrund dieser vielversprechenden Daten aus den verschiedenen Phase-II-Studien wurde Irinotecan im Vergleich zur jeweiligen Standardtherapie in zwei großen, randomisierten Phase-III-Studien untersucht. In der ersten Studie wurde Irinotecan bei Patienten, die nur eine 5-Fluorouracil-haltige Vortherapie erhalten hatten, im randomisierten Vergleich zu einem 5-Fluorouracil-Infusionsprotokoll untersucht. Hierbei konnte die jeweilige Klinik entscheiden, welches von drei zur Verfügung stehenden 5-Fluorouracil-Infusionsprotokollen eingesetzt wurde (5-Fluorouracil 2600 mg/m^2 + Folinsäure 500 mg/m^2 einmal pro Woche q6w; 5-Fluorouracil/Folinsäure nach dem sogenannten DeGramond-Schema; 5-Fluorouracil als protrahierte Infusion mit 250–300 mg/m^2 pro d über 12 Wochen). In dieser Studie erhielten 127 Patienten Irinotecan und 129 Patienten ein 5-Fluorouracil-Infusionsregime. Die wichtigsten prognostischen Faktoren einschließlich des Ausmaßes der Vorbehandlung und der Remission auf die vorangegangene Behandlung waren zwischen beiden Therapiearmen gleich verteilt. Es zeigte sich ein signifikant längeres progressionsfreies Intervall (4,2 vs. 2,9 Monate) sowie eine signi-

Tabelle 2. Interventionelle Maßnahmen bei Irinotecan-assoziierter, verspäteter Diarrhöe

Beim ersten flüssigen Stuhlgang	2 Kapseln Loperamid, danach 2 mg alle 2 Stunden bis 12 Stunden über das Sistieren der Diarrhöe (maximal 48 Stunden)
Bei Diarrhöe > 48 Stunden	Orales Antibiotikum (z. B. Chinolon-Derivat)
Bei Diarrhöe > 72 Stunde	Wechsel auf Octreotid
Bei Diarrhöe und Fieber oder Diarrhöe und °IV Neutropenie oder Diarrhöe und Erbrechen	Stationäre Aufnahme, intravenöse Hydratation, intravenöse Antibiotika

CAVE: Loperamid ausschließlich interventionell einsetzen; <u>nicht</u> prophylaktisch bei asymptomatischen Patienten.

fikant längere Überlebenszeit (10,8 vs. 8,5 Monate) zugunsten der Patienten, die mit Irinotecan behandelt worden waren. Das Spektrum an Nebenwirkungen war zwischen beiden Therapiearmen vergleichbar: Patienten mit Irinotecan-Behandlung litten etwas häufiger unter Übelkeit, Erbrechen und Durchfällen; bei Patienten unter 5-Fluorouracil-Infusion waren vor allem Mucositis und das Hand-Fuß-Syndrom deutlicher ausgeprägt (Rougier et al. 1998).

In einer zweiten Studie wurden Patienten, die zu zwei Drittel bereits eine Infusionsbehandlung mit 5-Fluorouracil für die metastasierte Erkrankung erhalten hatten und unter dieser Behandlung progredient waren, randomisiert in eine Behandlung mit Irinotecan (350 mg/m^2) oder rein symptomatische Therapie (best supportive care: BSC). In dieser Studie erhielten 189 Patienten Irinotecan (350 mg/m^2 q3w) und 90 Patienten eine rein symptomatische Behandlung. Auch in dieser Studie zeigte sich ein signifikanter Überlebensvorteil für Patienten, die Irinotecan in der Second- bzw. Third-line-Therapie erhalten hatten (9,2 Monate vs. 6,5 Monate). Begleitend wurde hier eine detaillierte Analyse der Lebensqualität durchgeführt: Es konnte nachgewiesen werden, daß Patienten unter Irinotecan-Therapie trotz der therapieinduzierten Nebenwirkungen eine signifikant bessere Lebensqualität sowie eine signifikant längere Zeit bis zu einer Verschlechterung des Allgemeinzustandes im Vergleich zu Patienten mit rein symptomatischer Therapie hatten (Cunningham et al. 1998). Aufgrund dieser Daten ist Irinotecan für die Therapie des 5-Fluorouracil-refraktären colorectalen Carcinoms zugelassen worden und muß derzeit als Standard in der Behandlung dieses Patientenkollektivs angesehen werden.

Bei Patienten ohne 5-Fluorouracil-Vorbehandlung wurde Irinotecan ebenfalls in verschiedenen Phase-II-Studien eingesetzt. Die Remissionsrate in diesen Studien betrug 23%; weitere 50% der Patienten erreichten eine Krankheitsstabilisierung (Irigoyen et al. 1998, Rougier et al. 1997, Conti et al 1996).

Irinotecan kann in der Primärtherapie mit verschiedenen anderen, beim colorectalen Carcinom wirksamen Substanzen in adäquater Dosis kombiniert werden. Sehr vielversprechende Daten zeigen sich hier vor allem für die Kombination von

Irinotecan mit verschiedenen Infusionsregimen von 5-Fluorouracil (Vanhoefer et al. 1998, Seitz et al. 1998). Übereinstimmend sind in den verschiedenen Phase-I/II-Studien hier hohe Remissionsraten für die Kombination erzielt worden. Derzeit werden diese initial sehr vielversprechenden Ergebnisse im Rahmen von randomisierten Phase-III-Studien überprüft. Bis zum Abschluß dieser Phase-III-Studien besteht trotz der ermutigenden hohen Remissionsraten derzeit keine Indication für den Einsatz von Irinotecan in Kombination mit z. B. 5-Fluorouracil in der Primärbehandlung des colorectalen Carcinoms.

3. Orale 5-Fluorouracil-Analoga

In mehreren randomisierten Studien konnte nachgewiesen werden, daß eine kontinuierliche Applikation von 5-Fluorouracil in Form von protrahierten Infusionen einer intermittierenden Bolusgabe überlegen ist (De Gramont et al. 1992, Lokich et al. 1989). Allerdings erfordern diese protrahierten Infusionsregime den Einsatz von Pumpen sowie die Implantation von intravenösen Portsystemen. Häufig wird dies von den Patienten als belastend empfunden, so daß eine orale Applikation von 5-Fluorouracil über einen längeren Zeitraum eine interessante therapeutische Alternative darstellen könnte. Die orale Gabe von 5-Fluorouracil hat sich als problematisch für den routinemäßigen Einsatz der Klinik erwiesen. Hauptsächliche Ursache hierfür ist die nicht reproduzierbare Bioverfügbarkeit und Pharmakokinetik von 5-Fluorouracil, die vor allem auf einer sehr individuell unterschiedlichen Metabolisierung von 5-Fluorouracil beim First Path durch die Leber basiert. Durch die Entwicklung von 5-Fluorouracil-Prodrugs, die erst in der Leber oder im Tumorgewebe in die eigentlich aktive Form 5-Fluorouracil übergeführt werden, sowie die Kombination von oralen 5-Fluorouracil-Präparationen mit Inhibitoren des 5-Fluorouracil-Abbaus (vor allem Inhibition der Dihydropyrimidindehydrogenase) hat die orale Applikation von 5-Fluorouracil eine erneute Renaissance erfahren. Derzeit sind zwei orale Präparationen von 5-Fluorouracil beim colorectalen Carcinom in der fortgeschrittenen klinischen Entwicklung, nämlich die Kombination von UFT + Folinsäure sowie Capecitabine.

3.1 UFT/Folinsäure

UFT ist ein Kombinationspräparat aus dem 5-Fluorouracil-Prodrug Ftorafur, welches vor allem in der Leber durch P450-abhängige Enzymsysteme in die Wirkform 5-Fluorouracil umgewandelt wird, und Uracil in einem molaren Verhältnis von 1 : 4. Uracil fungiert hierbei als kompetitiver Inhibitor der Dihydropyrimidindehydrogenase. UFT wurde als Monosubstanz beim colorectalen Carcinom in zwei krankheitsorientierten Phase-II-Studien getestet (Tab. 3) (Ota et al. 1985, Malik et al. 1990). Insgesamt wurden 92 Patienten im Rahmen dieser Studien behandelt; die Remissionsrate betrug 22%. Die routinemäßige Zugabe von Folinsäure in Dosierungen zwischen 15–150 mg/die scheint die Aktivität von UFT beim colorectalen Carcinom zu verstärken. In vier Phase-II-Studien wurde bei 192 Patienten eine Remissionsrate von 38% erreicht (Pazdur et al. 1994, Saltz et al. 1995, Gonzales Baron et al. 1995, Sanchiz und Milla 1994).

Tabelle 3. Aktivität von folatanalogen spezifischen TS-Inhibitoren beim metastasierten colorectalen Carcinom – Phase-II-Studien (First-line-Therapie)

	Dosis	n	Remission (%)
AG 337 (Thymitaq®)	795 mg/m² c.i. d 1–5; q 3 Wo	17	1/17 (6%)
LY 231514	500 mg/m² q 3 Wo	30	7/30 (23%)
LY 231514	600 mg/m² q 3 Wo	39	6/39 (16%)
Raltitrexed (Tomudex®)	3,0 mg/m² q 3 Wo	177	46/177 (26%)

3.2 Capecitabine

Capecitabine (N-4-Pentoxycarbonyl-5´-deoxy-5-fluorocytidin) ist ebenfalls ein oral verfügbares 5-Fluorouracil-Analogon, welches über einen komplexen Anabolisierungsweg aktiviert werden muß. Die Substanz wird zunächst in der Leber zu 5´-Deoxy-5-fluorocytidin umgewandelt; es erfolgt dann die Desaminierung zu 5´-Deoxy-5-fluorouridin. Durch Abspaltung der 5´-Deoxy-Ribose wird im letzten Reaktionsschritt 5-Fluorouracil freigesetzt. Das entscheidende Enzym für den letzten Anabolisierungsschritt ist die Thymidinphosphorylase. Es konnte nachgewiesen werden, daß dieses Enzym in sehr hohen Konzentrationen vor allem im Tumorgewebe vorkommt; hier fungiert die Thymidinphosphorylase als Angiogenesefaktor. Die Rationale bei der Synthese von Capecitabine war demnach, zu versuchen, die hohe Konzentration von Thymidinphosphorylase für eine selektive Anreicherung von 5-Fluorouracil in Tumorgeweben zu nutzen. Mittlerweile konnten Schüller und Mitarbeiter nachweisen, daß es nach oraler Applikation von Capecitabine tatsächlich zu einer selektiven Konzentrierung von 5-Fluorouracil im Tumorgewebe im Vergleich zum Normalgewebe kommt. In den von dieser Arbeitsgruppe durchgeführten Untersuchungen war die Konzentration von 5-Fluorouracil im Tumorgewebe um den Faktor 2,5 höher als im gleichzeitig untersuchten umgebenden Normalgewebe (Schüller et al. 1997).

Bei Patienten mit fortgeschrittenem colorectalem Carcinom wurde Capecitabine in drei verschiedenen Dosierungen im Rahmen von Phase-II-Studien getestet. Hierbei erwies sich eine Dosis von 2.510 mg/m²/Tag an den Tagen 1 bis 14 hinsichtlich der Verträglichkeit als tolerabler als die beiden anderen getesteten Dosierungen (1.331 mg/m²/Tag fortlaufend bzw. 1.657 mg/m²/Tag d1–14 + Folinsäure 60 mg/m²/Tag d1–14). Bei insgesamt 101 mit den verschiedenen Schedules von Capecitabine behandelten Patienten erreichten 25 (24%) eine objektive Remission. Zwischen den untersuchten Dosiszeitplänen bestand kein Unterschied hinsichtlich der Aktivität, so daß die Dosis von 2.510 mg/m²/Tag d1–14 für die weitere Evaluierung im Rahmen von Phase-III-Studien empfohlen wurde (Findlay et al. 1997, Ishikana et al. 1997).

Insgesamt scheinen beide derzeit verfügbaren oralen 5-Fluorouracil-Analoga hinsichtlich ihrer Wirksamkeit vergleichbar mit 5-Fluorouracil/Folinsäure-Schemata zu sein. Die ermutigende Aktivität muß jetzt im Rahmen von derzeit laufenden Phase-III-Studien bestätigt werden; Endpunkt ist hier vor allem die progressionsfreie Zeit und das Überleben. Sollten sich die Phase-II-Daten im Rahmen der

Phase-III-Evaluierung bestätigen lassen, bestünde hier eine interessante, für den Patienten sehr angenehme therapeutische Alternative zu den klassischen intravenösen 5-Fluorouracil-Applikationen.

4. Spezifische Thymidylat-Synthetase-Inhibitoren

5-Fluorouracil ist ein unspezifischer Inhibitor der Thymidylat-Synthase und interferiert als Nucleinbasenanalogon mit zahlreichen anderen kritischen intrazellulären Stoffwechselwegen, vor allem der RNA-Synthese. Außerdem ist die Hemmung der Thymidylat-Synthase über FdUMP prinzipiell selbst limitierend, da der reflektorische Anstieg von dUMP zu einer allmählichen Verdrängung von FdUMP aus der Enzymbindung führt. Strukturanaloga der Folinsäure, die nicht an die Substrat- sondern an die Coenzymbindungsstelle des Enzyms anlagern, wären hier vom theoretischen Standpunkt aus bessere Kandidaten für eine spezifische Enzyminhibition. Der erste Vertreter dieser folatanalogen spezifischen TS-Inhibitoren war CB3717; allerdings zeigte diese Substanz in ersten klinischen Studien eine nicht tolerable Nephrotoxizität. Mittlerweile sind mehrere spezifische Thymidylat-Synthase-Inhibitoren der zweiten Generation für den klinischen Einsatz entwickelt worden. Die derzeit verfügbaren spezifischen TS-Inhibitoren unterscheiden sich hinsichtlich der zellulären Aufnahme sowie der Fähigkeit zur Polyglutamatbildung. Drei spezifische TS-Inhibitoren, nämlich AG337, LY231514 und Tomudex, sind in Studien beim colorectalen Carcinom untersucht worden.

4.1 AG337 (Thymitaq)

Hierbei handelt es sich um eine komplett synthetisch hergestellte Verbindung, bei deren Entwicklung dreidimensionale Strukturanalysen der Folatbindungsstelle der Thymidylat-Synthase verwendet wurden. Die Substanz gelangt durch passive Diffusion in die Zelle und wird nicht polyglutamyliert. Dies macht eine kontinuierliche Zufuhr der Substanz in Form einer Dauerinfusion notwendig. AG337 ist in einer Dosis von 795 mg/m^2/Tag als Dauerinfusion über fünf Tage bei 17 Patienten mit chemotherapeutisch nicht vorbehandeltem colorectalem Carcinom eingesetzt worden; ein Patient (6%) erreichte eine partielle Remission (Belani et al. 1997).

4.2 LY231514 (MTA)

LY231514 wurde initial als spezifischer Inhibitor der Thymidylat-Synthase entwickelt. Es konnte mittlerweile nachgewiesen werden, daß die Substanz nicht nur mit der Thymidylat-Synthase interagiert, sondern auch verschiedene andere Enzyme des Nucleinsäurestoffwechsels, vor allem die Dihydrofolatreduktase (DHFR) und die Glycinamidoribonucleotidtransformylase (GARF), inhibieren kann. Dieser Effekt auf multiple Enzyme hat zu der neuen Bezeichnung „multitargeted antifol" (MTA) geführt (Shih et al. 1997). LY231514 ist ein gutes Substrat für den membrangebundenen Carrier für Folate und wird intrazellulär polyglutamyliert und damit für eine längere Zeit in der Zelle retiniert. Die empfohlene Dosierung beträgt 500–600 mg/m^2 als Kurzinfusion alle drei Wochen. In zwei Phase-II-Studien wurden insgesamt 69 Patienten mit chemotherapeutisch nicht vorbehandeltem colorectalem Carcinom therapiert. Von diesen 69 auswertbaren Patienten erreichten 13 (18,8%) eine objektive Remission (Cripps et al. 1997, John et al. 1998).

4.3 Tomudex (Raltitrexed)

Tomudex ist der klinisch am weitesten entwickelte Vertreter der Substanzklasse der folatanalogen TS-Inhibitoren. Die empfohlene Dosis von Tomudex beträgt 3 mg/m^2 als 15-Minuten-Infusion alle drei Wochen. Die wichtigsten Nebenwirkungen sind kurz anhaltende Myelosuppression sowie seltener Diarrhöen und transiente Erhöhungen der Transaminasen. In einer großen, multizentrischen Phase-II-Studie mit 177 Patienten konnte eine signifikante Aktivität von Tomudex beim colorectalen Carcinom nachgewiesen werden; die Remissionsrate betrug 26% (Zalcberg et al. 1996). Basierend auf diesen Daten ist Tomudex in drei randomisierten Phase-III-Studien im Vergleich zu konventionell dosierten Schemata mit 5-Fluorouracil/ Folinsäure untersucht worden (Cunningham et al. 1995, Padzur et al. 1997, Cocconi et al. 1998). Tab. 4 faßt die Studienergebnisse zusammen. In allen drei Studien waren die objektiven Remissionsraten unter Tomudex bzw. 5-Fluorouracil/Folinsäure vergleichbar. Die progressionsfreie Zeit war ebenfalls in zwei Studien nicht statistisch signifikant unterschiedlich, in der Studie von Cocconi et al. bestand ein statistisch signifikanter Unterschied (3,4 Monate vs. 5,1 Monate für Tomudex bzw. 5-FU/FA). Die Überlebenszeit der Patienten zeigte eine signifikante Differenz zungunsten von Tomudex in der US-amerikanischen Studie (Pazdur et al. 1997); in beiden europäischen Studien wurden vergleichbare mediane Überlebenszeiten beobachtet. Übereinstimmend erwies sich in allen drei Studien Tomudex als besser verträglich und aufgrund der einfacheren Applikationsweise als für den Patienten

Tabelle 4. Tomudex vs. 5-FU + Folinsäure in der Primärtherapie des fortgeschrittenen colorectalen Carcinoms – Phase-III-Studien

Therapiearm	n-Pat.	Remissionsrate	progressionsfreies Intervall	Überlebenszeit
Cunningham 1996				
– Tomudex	222	19,8%	4,8 Mo	10,1 Mo
– 5-FU/Folinsäure	212	12,7%	3,5 Mo	10,2 Mo
Pazdur 1997				
– Tomudex	212	14%	n. a.	9,7 Mo
– 5-FU/Folinsäure	210	15%	n. a.	12,7 Mo
Cocconi 1998				
– Tomudex	247	19%	3,9 Mo	10,9 Mo
– 5-FU/Folinsäure	248	18%	5,1 Mo	12,3 Mo

besser tolerabel. Aufgrund dieser Ergebnisse ist Tomudex in einigen Ländern für die Primärbehandlung des metastasierten colorectalen Carcinoms als Alternative zu einer 5-Fluorouracil-haltigen Therapie zugelassen worden.

Eine möglicherweise wichtige Indikation für eine palliative Behandlung mit Tomudex stellen Patienten dar, die aufgrund cardialer Komplikationen eine 5-Fluorouracil-Therapie nicht toleriert haben (Köhne et al. 1998).

Aufgrund seines günstigen Nebenwirkungsprofils erscheint Tomudex eine gute Substanz für Kombinationstherapien mit anderen zytostatisch wirksamen Substanzen zu sein. Im Rahmen von mehreren Phase-I-Studien konnte nachgewiesen werden, daß eine Kombination von Tomudex und 5-Fluorouracil (entweder als Bolusinjektion oder als protrahierte 24-Stunden-Infusion) gut tolerabel und therapeutisch aktiv zu sein scheint (Harstrick et al. 1998, Dragnev et al. 1998). Auch diese initial sehr vielversprechenden Kombinationen werden derzeit im Rahmen von laufenden Phase-II- und Phase-III-Studien in der Primärbehandlung des colorectalen Carcinoms überprüft.

5. Oxaliplatin

Oxaliplatin (Trans-L-(1R,2R-Diaminocyclohexan)oxalatoplatinum) ist ein neues DACH-Platinderivat mit dokumentierter zytotoxischer Aktivität beim colorectalen Carcinom. Die Substanz unterscheidet sich von den bisher in der Klinik verfügbaren Platinderivaten Cisplatin und Carboplatin durch ihr Nebenwirkungsprofil und durch das Wirkspektrum. Oxaliplatin kann ohne begleitende Prähydratation gegeben werden und ist in den derzeit eingesetzten Dosen nicht nephrotoxisch (Mathé et al. 1986, Extra et al. 1990). Die wichtigste, potentiell dosislimitierende Toxizität von Oxaliplatin besteht in einer peripheren, kumulativen Neuropathie, die nach Absetzen der Substanz reversibel ist. Die Gründe für das differente Wirkprofil von Oxaliplatin und Cis- bzw. Carboplatin sind derzeit noch unklar. Offensichtlich bestehen aber Unterschiede in der sterischen Konfiguration der Platin-DNA-Addukte sowie in der Formationskinetik der Platin-DNA-Addukte, die möglicherweise für die beobachteten Differenzen verantwortlich sein könnten (Tashiro et al. 1989; Jennerwein et al. 1989, Rixe et al. 1996).

Oxaliplatin ist als Monotherapeutikum in insgesamt drei Studien in einer Dosis von 130 mg/m^2 alle drei Wochen bei Patienten mit 5-Fluorouracil-refraktärem colorectalem Carcinom untersucht worden. Insgesamt wurden in diesen Studien 130 Patienten behandelt; die kumulative Remissionsrate betrug 10,5% (Tab. 5). Zusätzlich erreichten zwischen 24 und 41% der Patienten eine Stabilisierung ihrer vormals progredienten Erkrankung (Machover et al. 1996, Schmilovida et al. 1998). In einer weiteren Studie erhielten 30 Patienten (25 FU-refraktär) Oxaliplatin als chronomodulierte 5-Tages-Infusion mit 150–200 mg/m^2/Kurs. Drei von 29 auswertbaren Patienten (10%) erreichten eine partielle Remisson (Levi et al. 1993).

Basierend auf diesen Daten wurde Oxaliplatin darüber hinaus bei Patienten mit nicht vorbehandeltem colorectalem Carcinom in zwei krankheitsorientierten Phase-II-Studien eingesetzt. Auch hier betrug die Dosierung 130 mg/m^2/Cyclus alle drei Wochen. In beiden Studien waren insgesamt 50 Patienten hinsichtlich der Remission auswertbar; die Remissionsrate betrug 20 bzw. 24%. Hiermit muß Oxaliplatin

Tabelle 5. Therapeutische Aktivität von Oxaliplatin in der Monotherapie beim colorectalen Carcinom – Phase-II-Studien

Dosis	ev. Pat	Remissionen
Rezidivtherapie (nach 5-FU Vorbehandlung)		
Oxaliplatin 130 mg/m^2 q3w	106	11 (10%)
Oxaliplatin 30 mg/m^2/d c.i. d1–5	29	3 (10%)
Primärtherapie		
Oxaliplatin 130 mg/m^2 q3w	62	11 (18%)

zu den wirksamsten Substanzen auch in der Monotherapie bei Patienten mit colorectalem Carcinom gerechnet werden, die nicht mit 5-Fluorouracil vorbehandelt worden waren (Diaz-Rubio et al. 1996, Becouarn et al. 1998).

Von noch größerer klinischer Relevanz als die Monoaktivität von Oxaliplatin dürfte die Beobachtung sein, daß Oxaliplatin in Kombination mit 5-Fluorouracil-haltigen Protokollen offensichtlich in der Lage zu sein scheint, eine erworbene 5-Fluorouracil-Resistenz aufzuheben. Es konnte in mehreren Phase-II-Studien nachgewiesen werden, daß die Addition von Oxaliplatin zu einer 5-Fluorouracil-haltigen Chemotherapie in der Lage ist, ein erneutes objektives Ansprechen bei ca. 25% der Patienten zu induzieren, selbst wenn diese Patienten unter der jeweiligen 5-Fluorouracil-Medikation progredient waren. Auffallend ist, daß die Remissionsraten für diese Kombinationen durchwegs höher waren als die Monoaktivität von Oxaliplatin alleine bei 5-Fluorouracil-refraktären Patienten. Dies ist ein deutlicher Hinweis für eine Resistenzmodulation oder eine synergistische Wirksamkeit von 5-Fluorouracil und Oxaliplatin (Louvet et al. 1996, André et al. 1997).

Der Wert von 5-Fluorouracil-Oxaliplatin-Kombinationsprotokollen in der Primärbehandlung von Patienten mit weit fortgeschrittenem colorectalem Carcinom wurde in zwei randomisierten Phase-III-Studien im Vergleich zu einer 5-FU/Folinsäurebehandlung evaluiert (Tab. 6). In der ersten Studie, in der Oxaliplatin in Kombination mit einer chronomodulierten kontinuierlichen 5-Fluorouracil-Infusion eingesetzt wurde, erwies sich die Kombination hinsichtlich der Induktion von objektiven Remissionen als wirksamer (34% vs. 12%). Diese Studie wird allerdings durch die ausgesprochen niedrige Remissionsrate im Kontrollarm (12% für kontinuierliche 5-Fluorouracil-Infusion!) hinsichtlich ihrer Aussagekraft stark limitiert. Darüber hinaus zeigte sich hier kein Unterschied hinsichtlich der Überlebenszeiten (17,6 vs. 19,4 Monate). Die Kombination von Oxaliplatin und 5-Fluorouracil führte zwar zu höheren Remissionsraten, die Induktion dieser hohen Remissionsraten ging allerdings auch mit einer deutlichen erhöhten Inzidenz an schweren Nebenwirkungen einher. Vor allen Dingen die Rate an ernsten Diarrhöen sowie an schweren Neuropathien war in dieser Studie im Oxaliplatinarm signifikant höher als im 5-Fluorouracil-Folinsäure-Arm (Giacchetti et al. 1997). In einer weiteren randomisierten Studie wurde Oxaliplatin in einer Dosis von 85 mg/m^2 alle zwei Wochen in Kombination mit dem sogenannten DeGramont-Schema gegeben. Diese Therapie wurde randomisiert zur alleinigen 5-Fluorouracil-Folinsäure-Applikation nach dem

Tabelle 6. Zusammenfassung der randomisierten Phase-III-Studien mit 5-FU/Folinsäure vs. 5-FU/Folinsäure + Oxaliplatin bei Patienten mit metastasiertem colorectalem Carcinom

	n	Remission	TTP	Toxizität °III/IV	
				PNP	Diarrhöe
Giacchetti (1997)					
– 5-FU/FA	100	12%	4,6 Mo	0%	5%
vs.					
– 5-FU/FA/Oxaliplatin	100	34%	7,7 Mo	13%	43%
De Gramont (1998)					
– 5-FU/FA	210	26%	27,8 Wo	0%	2%
vs.					
– 5-FU/FA/Oxaliplatin	210	57%	39,6 Wo	5%	12%

De Gramont-Schema getestet. 400 Patienten wurden im Rahmen dieser Studie behandelt. Auch hier zeigte sich hinsichtlich der Remissionsrate ein signifikanter Vorteil zugunsten der Oxaliplatin-haltigen Therapie (51,2 vs. 22,6%). Bislang sind die progressionsfreie Zeit sowie die mediane Überlebenszeit nicht publiziert worden (De Gramont et al. 1998).

Zusammenfassend scheinen 5-Fluorouracil-/Oxaliplatin-haltige Kombinationen in der Primärbehandlung des colorectalen Carcinoms zu deutlich höheren initialen Remissionsraten zu führen. Allerdings ist die hohe Remissionsrate mit einer deutlichen Steigerung der Nebenwirkungen assoziiert. Hinweise auf eine Verlängerung der Gesamtüberlebenszeit der Patienten haben sich aus den bisherigen randomisierten Studien nicht ergeben. Daher ist die Frage nach der optimalen Behandlungssequenz für Patienten mit metastasiertem colorectalem Carcinom weiterhin offen. Eine möglicherweise interessante Indikation dürften allerdings Patienten sein, die eine potentiell resektable, auf die Leber oder in seltenen Fällen auf die Lunge begrenzte, metastasierte Erkrankung aufweisen. Hier konnte übereinstimmend gezeigt werden, daß eine intensive Vorbehandlung mit Oxaliplatin/5-Fluorouracil-haltigen Kombinationen die Rate an sekundären Resektionen deutlich erhöhen kann. Ein Teil dieser Patienten scheint nach einer solchen kombinierten Behandlungsstrategie langfristig tumorfrei zu bleiben (Bismuth et al. 1998).

6. Schlußfolgerungen

Die Möglichkeiten einer chemotherapeutischen Behandlung beim colorectalen Carcinom sind durch die Einführung neuer, wirksamer Substanzen erheblich erweitert worden. Die wichtigsten Entwicklungen scheinen hier durch die Einführung von Irinotecan und Oxaliplatin möglich zu sein. Erstmals stehen mit diesen beiden Substanzen zwei Zytostatika mit von 5-Fluorouracil völlig differentem Wirkmechanismus für die Behandlung des colorectalen Carcinoms zur Verfügung. Beide Substanzen sind auch in der Behandlung des 5-Fluorouracil-refraktären colorectalen Carcinoms wirksam und sollten bei entsprechenden Patienten auf jeden Fall in der „Second-line-Behandlung" eingesetzt werden. Inwieweit beide Substanzen eine Rolle in der Primärbehandlung spielen werden, muß in derzeit laufenden randomisierten Studien evaluiert werden. Die bisher vorliegenden Daten signalisieren für Irinotecan/5-Fluorouracil bzw. Oxaliplatin/5-Fluorouracil-Kombinationen eine ausgesprochen hohe Remissionsrate. Entscheidend in der Palliativtherapie ist aber sicher neben der Induktion von objektiven Remissionen das Nebenwirkungsprofil sowie der Einfluß der Kombinationen auf die Überlebenszeit.

Mit UFT und Capecitabine stehen zwei Substanzen zur Verfügung, die es ermöglichen, eine kontinuierliche 5-Fluorouracil-Infusion durch orale Applikation zu erreichen. Darüber hinaus könnte es vor allem unter Capecitabine zu einer selektiven Anreicherung der wirksamen Substanz im Tumor kommen. Beide Substanzen haben das Potential, die bisherige 5-Fluorouracil-Infusion zu ersetzen.

Mit den folatanalogen Thymidylat-Synthase-Inhibitoren verfügen wir darüber hinaus über spezifische Enzymhemmstoffe, die dokumentierte Monoaktivität beim colorectalen Carcinom zeigen. Möglicherweise stellt diese Substanzklasse eine besser verträgliche Therapiealternative für bestimmte Untergruppen von Patienten dar. Darüber hinaus scheinen die Substanzen dieser Stoffgruppe aufgrund ihres günstigen Nebenwirkungsspektrums und des eng definierten zytotoxischen Wirkmechanismus für Kombinationsprotokolle besonders geeignet zu sein. Für eine genaue Definition des optimalen Einsatzes der neuen Behandlungsoptionen werden umfangreiche randomisierte Studien notwendig sein.

Literatur

[1] Abigerges D (1995) Phase I and pharmacologic studies of the camptothecin analog irinotecan administered every 3 weeks in cancer patients. J Clin Oncol 13: 210–221.

[2] Advanced Colorectal Cancer Meta-Analysis Project (1992) Modulation of fluorouracil by leucovorin in patients with advanced colorectal cancer: Evidence in terms of response rate. J Clin Oncol 10: 896–903.

[3] André T, Bensmaine MA, Louvet C, Lucas V, Beerblock K, Desseigne F, Francois E, Merrouche A, Bouché O, Morvan F, Carola E, de Gramont A (1997) Addition of oxaliplatin (Elaoxtine®) to the same leucovorin and 5-fluorouracil bimonthly regimens after pregression in patients with metastatic colorectal cancer: Preliminary report. Proc Am Soc Clin Oncol 16: abs 958.

[4] Anton A, Aranda E, Carrato A, Artal A, Marcuello E, Massuti B, Cervantes A, Abad A, Satre J, Fernández-Martos C, Gallén M, Huarte L, Balcells M, Miguel Servet H (1998) Phase II study of irinotecan (CPT-11) in the treatment of patients with advanced colorectal cancer (ACRC) resistant to 5-fluorouracil (5-FU) based chemotherapy. The experience of TTD Spanish cooperative group. Proc Am Soc Clin Oncol 17: abs 1071.

[5] Becouarn Y, Ychou M, Ducreux M, Borel C, Betheault-Cvitkovic F, Seitz JF, Nasca S, Nguyen TD, Palliot B, Raoul JL, Duffour Y, Faudi A, Dupont-Anre G, Rougier P (1998) Phase II trial of oxaliplatin as first line chemotherapy in metastatic colorectal cancer patients. J Clin Oncol 16: 2739–2744.

[6] Belani CP, Lembersky B, Ramanathan R (1997) A phase II trial of Thymitaq™ (AG337) in patients with adenocarcinoma of the colon. Proc Am Soc Clin Oncol 16: abs 965.

[7] Bismuth H, Adam R (1998) Reduction of nonresectable liver metastasis from colorectal cancer after oxaliplatin chemotherapy. Seminars in Oncology 25: 40–46.

[8] Chen AY, Liu LF (1994) DNA topoisomerase: Essential enzymes and lethal targets. Ann Rev Pharmacol Toxicol 34: 191–218.

[9] Coconni G, Cunningham D, Van Cutsem E, Francois E, Gustavsson B, van Hazel G, Kerr D, Posinger K, Hietschold SM (1998) Open, randomized, multicenter trial of raltitrexed versus fluorouracil plus high-dose leucovorin in patients with advanced colorectal cancer. J Clin Oncol 16: 2943–2952.

[10] Conti JA, Kemeny N, Saltz LB (1996) Irinotecan is an active agent in untreated patients with metastatic colorectal cancer. J Clin Oncol 14: 709–715.

[11] Creemers GJ, Wanders J, Gamucci T (1995) Topotecan in colorectal cancer: A phase II study of the EORTC early clinical trials group. Ann Oncol 6: 844–846.

[12] Creemers GJ, Gerrits CJH, Schellens JHM (1996) Phase II and pharmacologic study of topotecan administered as a 21-day continuous infusion to patients with colorectal cancer. J Clin Oncol 14: 2540–2545.

[13] Cripps MC, Burnell M, Joliver J (1997) Phase II study of a multi-targeted antifolate (Ly231514) as first-line therapy in patients with locally advanced or metastatic colorectal cancer. Proc Am Soc Clin Oncol 16: abs 949.

[14] Cunningham D, Zalcberg JR, Rath U (1995) 'Tomudex' (ZD1694): Results of a randomised trial in advanced colorectal cancer demonstrate efficacy and reduced mucositis and leucopenia. Eur J Cancer 31A: 1945–1954.

[15] Cunningham D, Pyrhönen S, James RD, Punt CJA, Hickish TF, Heikkila R, Johannesen TB, Starkhammar H, Topham CA, Awad L, Jacques C, Herait P (1998) Randomised trial of irinotecan plus supportive care versus supportive care alone after fluorouracil failure for patients with metastatic colorectal cancer. Lancet 352: 1413–1418.

[16] De Forni M (1994) Phase I and pharmacokinetic study of the camptothecin derivative irinotecan, administered on a weekly schedule in cancer patients. Cancer Res 54: 4347–4354.

[17] De Gramont A, Vignoud J, Tournigang C, Louvet C, André T, Varette C, Raymond E, Moreau S, Le Bail N, Krulik M (1997) Oxaliplatin with high-dose leucovorin and 5-fluorouracil 48-hour continuous infusion in pretreated metastatic colorectal cancer. Eur J Cancer 33: 214–219.

[18] De Gramont A, Bosset JF, Milan C (1997) Randomized trial comparing monthly low-dose leucovorin and fluorouracil bolus with bimonthly high-dose leucovorin and fluorouracil bolus plus continuous infusion for advanced colorectal cancer: A French intergroup study. J Clin Oncol 15: 808–815.

[19] De Gramont A, Figer A, Seymour M (1998) A randomized trial of leucovorin and 5-fluorouracil with or without oxaliplatin in advanced colorectal cancer. Proc Am Soc Clin Oncol 17: abs 985.

[20] Diaz-Rubio E, Zaniboni A, Gastiaburu J, Labianca R, Cortes-Funes H, De Braud F, Boni C, Vignoud J (1996) Phase II multicentric trial of oxaliplatin (L-OHP) as first line chemotherapy in metastatic colorectal carcinoma. Proc Am Soc Clin Oncol 15: abs 468.

[21] Dragnev KH, Schwartz GK, Bertino J, Kemeny N, Saltz L, Sugarman A, Kelsen DK, Tong W, Lowery C (1998) Interim results of a phase I trial suggest that Tomudex® (Raltitrexed) may act synergistically with 5-fluorouracil (5-FU) in patients with advanced colorectal cancer. Proc Am Soc Clin Oncol 17: abs 868.

[22] Extra JMP, Espie M, Calvo F, Fermé C, Mignot L, Marty M (1990) Phase I study of oxaliplatin in patients with advanced cancer. Cancer Chemother Pharmacol 25: 299–303.

[23] Findlay M, van Cutsem E, Kocha W (1997) A randomised phase II study of xeloda® in patients with advanced colorectal cancer. Proc Am Soc Clin Oncol 16: abs 795.

[24] Giacchetti S, Zidani R, Perpoint B, Pinel MC, Faggiuolo R, Focan C, Letourneau Y, Chollet P, Llory JF, Coudert B, Bertheault-Cvitkovic F, Adam R, Le Bail N, Misset JL, Bayssas M, Lévi F (1997) Phase III trial of 5-fluorouracil, folinic acid, with or without oxaliplatin in previously untreated patients with metastatic colorectal cancer. Proc Am Soc Clin Oncol 16: abs 805.

[25] González-Barón M, Feliu J, de la Gándara I (1995) Efficacy or oral tegafur modulation by uracil and leucovorin in advanced colorectal cancer. A phase II study. Eur J Cancer 31A: 2215–2219.

[26] Harstrick A, Mayer S, Müller C, Hilger R, Dohmen D, Kreisel C, Vanhoefer U, Scheulen ME, Wilke H, Seeber S (1998) Combination therapy with infusional 5-FU and 'Tomudex' for patients (pts) with advanced colorectal cancer. Proc Am Soc Clin Oncol 17: abs 772.

[27] Hochster H, Ibrahim J, Liebs L, O'Dwyer P, Benson A (1997) Phase II study of 21-day topotecan continuous infusion for metastatic colorectal cancer (ECOG study 4293). Proc Am Soc Clin Oncol 16: abs 1032.

[28] Irigoyen AL, Firvida JL, Vázquez S (1998) Phase II trial of irinotecan (CPT-11) in patients with not pretreated advanced colorectal cancer. Proc Am Soc Clin Oncol 17: abs 1073.

[29] Ishikana T, Samada N, Sekiguchi F (1998) Xeloda® (capecitabine), a new oral fluoropyrimidine carbamate with an improved efficacy profile over other fluoropyrimidines. Proc Am Soc Clin Oncol 16: abs 796.

[30] Jennerwein MM, Eastman A, Khokhar AR (1989) Characterization of adducts produced in DNA by isomeric 1,2-diaminocyclohexaneplatinum(II) complexes. Chem Biol Interact 70: 39–49.

[31] John W, Picus J, Blanke C (1998) Activity of MTA (LY231514) in patients with advanced colorectal cancer. Proc Am Soc Clin Oncol 17: abs 1067.

[32] Köhne CH, Tuss Patience P, Friedrich M, Daniel PT, Kretschmar A, Beuter T, Bauer B, Dietz R, Dörken B (1998) Raltitrexed, an alternative drug for patients with colorectal cancer and 5-fluorouracil associated cardiotoxicity. Br J Cancer 6: 973–977.

[33] Lévi F, Perpoint B, Garufi C, Focan C (1993) Oxaliplatin activity against metastatic colorectal cancer. A phase II study of 5-day continuous venous infusion at circadian rhythm modulated rate. Eur J Cancer 29A: 1280–1284.

[34] Lévi F, Zidani R, Vannetzèl JM, Perpoint B (1994) Chronomodulated versus fixed-infusion-rate delivery of ambulatory chemotherapy with oxaliplatin, fluorouracil, and folinic acid (leucovorin) in patients with colorectal cancer metastases: A randomized multi-institutional trial. J Natl Cancer Inst 86: 1608–1617.

[35] Lévi F, Zidani R, Misset JL (1997) Randomised multicentre trial of chronotherapy with oxaliplatin, fluorouracil, and folinic acid in metastatic colorectal cancer. The Lancet 350: 681–686.

[36] Lokich JJ, Ahlgren JD, Gullo JJ (1989) A prospective randomized comparison of continuous infusion fluorouracil with a conventional bolus schedule in metastatic colorectal carcinoma: A Mid-Atlantic Oncology Program study. J Clin Oncol 7: 425–432.

[37] Louvet C, Bleiberg H, Gamelin E, Francois E, André T, Extra JM, Nole F, Bensmaine MA, Itzhaki M, Brienza S, Cvitkovic E (1996) Oxaliplatin (L-OHP) synergistic clinical activity with 5-fluorouracil (FU) in FU resistant colorectal cancer patients is independent of FU ± folinic acid schedule. Proc Am Soc Lcin Oncol 15: abs 467.

[38] Machover D, Diaz-Rubio E, de Gramont A, Schilf A, Gastiaburu JJ, Brienzy S, Itzhaki M, Metzger G, N'Daw D, Vignoud J, Abad A, Francois E, Gamelin E, Marty M, Sastre J, Seitz JF, Ychou M (1996) Two consecutive phase II studies of oxaliplatin (L-OHP) for treatment of patients with advanced colorectal carcinoma who were resistant to previous treatment with fluoropyrimidines. Ann Oncol 7: 95–98.

[39] Malik STA, Talbot D, Clarke PI (1990) Phase II trial of UFT in advanced colorectal and gastric cancer. Br J Cancer 62: 1023–1025.

[40] Mathé G, Kidani Y, Triana K, Brienzy S, Ribaud P, Goldschmidt E, Ecstein E, Despax R, Musset M, Misset JL (1986) A phase I trial of trans-I-diaminocyclohexane oxalato-platinum (L-$_{OHP}$). Biomed Pharmacother 40: 372–376.

[41] Ota K, Taguchi T, Kimura K (1988) Report on nationwide pooled data and cohort investigation in UFT phase II studies. Cancer Chemother Pharmacol 22: 333–338.

[42] Pazdur R, Lassere Y, Rhodes V (1994) Phase II trial of uracil and tegafur plus oral leucovorin: An effective oral regimen in the treatment of metastatic colorectal carcinoma. J Clin Oncol 12: 2296–2300.

[43] Pazdur R, Vincent M (1997) Raltitrexed (Tomudex®) versus 5-fluorouracil and leucovorin (5-FU+LV) in patients with advanced colorectal cancer: Results of a randomized, multicenter, North American trial. Proc Am Soc Clin Oncol 16: abs 801.

[44] Pitot HC, Knost JA, Mahoney MR (1997) A phase II trial of 9-amino-20(S)camptothecin (9-AC) in previously untreated patients with measurable metastatic colorectal carcinoma. Proc Am Soc Clin Oncol 16: abs 1077.

[45] Pommier Y (1996) Eukaryotic DNS topoisomerase I: Genome gatekeeper and its intruders; camptothecins. Sem Oncol 23: 3–10.

[46] Rixe O, Ortuzar W, Alvarez M (1996) Oxaliplatin, tetraplatin, cisplatin, and carboplatin: Spectrum of activity in drug-resistant cell lines and in the cell lines of the National Cancer Institute's Anticancer Drug Screen panel. Biochem Pharmacol 52: 1855–1865.

[47] Rothenberg ML, Eckardt JR, Kuhn JG (1996) Phase II trial of irinotecan in patients with progressive or rapidly recurrent colorectal cancer. J Clin Oncol 14: 1128–1135.

[48] Rothenberg ML, Hainsworth JD, Rosen L, Mitchell EP, Henderson CA, Gralla RJ, Rivkin S, Loehrer PJ, Hanson JP, Feun LG, Petit RG, Compton LD, Pirotta N, Elfring GL, Miller LL (1998) Phase II study of Irinotecan (CPT-11) 250 mg/m^2 given every-other-week in previously treated colorectal cancer patients. Proc Am Soc Clin Oncol 17: abs 1092.

[49] Rougier P, Bugat R, Douillard JY (1997) Phase II study of irinotecan in the treatment of advanced colorectal cancer in chemotherapy-naive patients and patients pretreated with fluorouracil-based chemotherapy. J Clin Oncol 15: 251–260.

[50] Rougier P, Van Cutsem E, Bajetta E, Niederle N, Possinger K, Labianca R, Navarro M, Morant R, Bleiberg H, Wils J, Awad L, Herait P, Jacques C (1998) Randomised trial of irinotecan versus fluorouracil by continuous infusion after fluorouracil failure in patients with metastatic colorectal cancer. Lancet 352: 1407–1412.

[51] Saltz LB, Leichman CG, Young CW (1995) A fixed-ratio combination of uracil and ftorafur (UFT) with low dose leucovorin. Cancer 75: 782–785.

[52] Saltz L, Kemeny N, Soignet S (1996) A phase II study of 9-aminocamptothecin in patients with fluorouracil-refractory colorectal cancer. Proc Am Soc Clin Oncol 15: abs 456.

[53] Sanchiz F, Milla A (1994) Tegafur-uracil (UFT) plus folinic acid in advanced rectal cancer. Jpn J Clin Oncol 24: 322–326.

[54] Seitz JF, Ducreux M, Ychou M, Bonnay M, Rougier P, Mignard D, Armand JP (1998) Phase I/II study of CPT-11 in combination with LV5FU2 (De Gramont-Regimen) every 2 weeks for the treatment of colorectal cancer (CRC) after 5-FU failure. Ann Oncol 9: abs 261.

[55] Shimada Y, Yoshiro M, Wakui A (1993) Phase II study of CPT-11, a new camptothecin derivative, in metastatic colorectal cancer. J Clin Oncol 11: 909–913.

[56] Skih C, Chen VJ, Gossett LS, Gates SB, MacKellar WC, Habeck LL, Shackelford KA, Mendelsohn LG, Soose DJ, Patel VF, Andis SL, Bewley JR, Rayl EA, Moroson

BA, Beardsley GP, Kohler W, Ratnam M, Schultz RM (1997) LY231514, a pyrrolol[2,3-d]parimidine-based antifolate that inhibits multiple folate-requiring enzyms. Cancer Res 57: 1116–1123.

[57] Sugarman SM, Ajani JA, Daugherty K (1994) A phase II trial of topotecan for the treatment of advanced measurable colorectal cancer. Proc Am Soc Clin Oncol 13: abs 686.

[58] Scheithauer W, Rosen H, Kornek GV (1993) Randomized comparison of combination chemotherapy plus supportive care with supportive care alone in patients with metastatic colorectal cancer. BMJ 306: 752–755.

[59] Schmilovida A, Chacon R, Coppola F (1998) Expanded access program single agent oxaliplatin in fluoropyrimidines resistant colorectal cancer patients. Proc Am Soc Clin Onol 17: abs 1046.

[60] Schüller J, Casidy J, Reigner BG (1997) Tumor selectivity of xeloda® in colorectal cancer patients. Proc Am Soc Clin Oncol 16: abs 797.

[61] Tashiro T, Kawada Y, Sakurai Y, Kidani Y (1989) Antitumor activity of a new platinum complex, Oxalato(trns-I-1,2-diaminocyclohexane)-platinum(II): New experimental data. Biomed Pharmacother 43: 251–260.

[62] Van Cutsem E, Cunningham D, Ten Bokkel Huinink W (1996) Irinotecan (CPT-11) multicenter phase II study in colorectal cancer patients with documented progressive disease on prior 5-FU: Preliminary results. Proc Am Soc Clin Oncol 5: abs 562.

[63] Vanhoefer U, Harstrick A, Achterrath W (1998) Phase I study of a weekly schedule of irinotecan, high dose folinic acid and 5-FU as first line chemotherapy in metastatic colorectal cancer. Proc Am Soc Clin Oncol 17: abs 779.

[64] Zalcberg JR, Cunningham D, van Cutsem E (1996) ZD1694, a novel thymidylate synthase inhibitor with substantial activity in the treatment of patients with advanced colorectal cancer. J Clin Oncol 14: 716–721.

Korrespondenz: Dr. Andreas Harstrick, Prof. Dr. Siegfried Seeber, Innere Klinik und Poliklinik (Tumorforschung), Universitätsklinikum Essen, Hufelandstraße 55, D-45122 Essen, Deutschland. Tel.: +49-201/723-3100/-2000, Fax: +49-201/723-5924.

Die Kryotherapie von Lebermetastasen des colorectalen Carcinoms

Joachim Kai Seifert, Theodor Junginger und *David Lawson Morris*

1. Einleitung und Rationale

Mit 55.000 Todesfällen war das colorectale Carcinom 1995 die dritthäufigste malignombedingte Todesursache in den USA (Wingo et al. 1995). Lebermetastasen sind bei 15–25% der Patienten bei Diagnose des Primärtumors vorhanden, und weitere 20% entwickeln Lebermetastasen im weiteren Krankheitsverlauf (Ballantyne und Quin 1993). Nach Resektion isolierter colorectaler Lebermetastasen sind in zahlreichen Publikationen 5-Jahres-Überlebensraten von 20–50% bei vertretbarer perioperativer Morbidität (23%) und Letalität (4,7%) angegeben worden (Ballantyne und Quin 1993, Seifert und Junginger 1996). Allerdings besteht nur bei maximal 25% der Patienten mit colorectalen Lebermetastasen technische Resektabilität (Scheele et al. 1995). Der Spontanverlauf dieser Patienten ist mit medianen Überlebenszeiten unter 12 Monaten (Wingo et al. 1995, Ballantyne und Quin 1993) ungünstig, und herkömmliche Behandlungsmethoden, wie systemische oder regionale Chemotherapie, konnten keine oder nur eine geringe Verbesserung der Prognose bewirken (Isacoff und Borud 1997, Meta-Analysis Group in Cancer 1996).

Vor diesem Hintergrund ist in den letzten 15 Jahren die Kryotherapie, neben anderen lokalen Gewebe-Ablationsverfahren, wie der percutanen Äthanolinjektion (Livraghi et al. 1991), der Lasertherapie (Vogl et al. 1997) und der Radiofrequenzablation (Solbiati et al. 1997), mit dem Ziel einer Verbesserung der Prognose von Patienten mit nicht-resektablen Lebertumoren klinisch erprobt worden. Der theoretische Hintergrund, die Technik und die klinischen Ergebnisse der hepatischen Kryotherapie bei colorectalen Metastasen sollen in den nachfolgenden Abschnitten anhand einer Literaturanalyse und dem eigenen Krankengut dargestellt werden.

2. Geschichte und Wirkmechanismus der Kryotherapie

2.1 Geschichte

Das erste moderne Kryotherapiegerät, das Metallsonden durch zirkulierenden flüssigen Stickstoff abkühlen konnte und somit eine gezielte Kälteanwendung ermöglichte, wurde von Cooper und Lee 1961 beschrieben. Erst nach der Etablierung des intraoperativen Ultraschalls zur Kontrolle der Sondenplazierung und des Einfrierprozesses (Gilbert et al. 1985 und 1986) und der Entwicklung von Kryotherapiegeräten mit schmaleren Sonden und einem isolierten Schaft (Charnley et al. 1989, Chang et al. 1994) wurde die Kryotherapie in der Behandlung von Lebermetastasen und primären Lebertumoren Ende der achtziger Jahre zunehmend klinisch eingesetzt (Zhou et al. 1988, Charnley et al. 1989, Ravikumar et al. 1987).

2.2 Wirkmechanismus

Ziel der Kryotherapie ist die Zerstörung des Tumorgewebes *in situ in vivo* unter möglichst geringer Schädigung des umliegenden Leberparenchyms mit nachfolgender Belassung des abgetöteten Gewebes *in situ*. Durch sehr schnelles Abkühlen von Gewebe auf sehr niedrige Temperaturen wird intrazelluläre Eisbildung mit konsekutiver Membranschädigung und Zelltod erreicht (Mazur 1977), was die klinische Situation im Zentrum des entstehenden Eisballs repräsentieren dürfte. Bei langsamerem Einfrieren oder weniger tiefen Endtemperaturen, wie klinisch in der Peripherie des entstehenden Eisballs, findet zunächst eine extrazelluläre Eisbildung mit resultierender Zunahme der Osmolarität der verbleibenden extrazellulären Flüssigkeit statt. Der dadurch bedingte osmotische Gradient führt zur Zelldehydratation und zu Veränderungen des intrazellulären Milieus, die den Zelltod bewirken können (Mazur 1977, Gill und Fraser 1968a, Whittaker 1984). Im Fall von Lebergewebe führt zusätzlich die extrazelluläre Eisbildung zu einer Ausdehnung der Sinusoide um den Faktor 2 und dadurch zur Zerstörung der Mikrovaskulatur und Gewebsischämie mit konsekutivem Zelltod im abhängigen Gebiet (Rubinsky et al. 1990). Für die Abtötung normalen Lebergewebes scheint das Erreichen einer Temperatur gerade unterhalb des Gefrierpunktes auszureichen (Fraser und Gill 1967, Dilley et al. 1993, Gill und Long 1971). Unmittelbar nach dem Auftauen sind mikroskopisch sinusoidale Stauung und Verklumpung von Erythrozyten, Gewebszerreißung mit Einblutungen und Zeichen der hepatozellulären Necrose mit Kernpyknose im gesamten Bereich der Gefrierzone sichtbar (Dutta et al. 1977). Im weiteren Verlauf wird die hepatozelluläre Necrose deutlicher (Kernauflösung und Verklumpung des Zytoplasmas). Während die Kryozone in den nächsten Tagen in eosinophile Necrose übergeht, entwickelt sich vom Rand der Läsion zunehmend ein entzündliches Infiltrat. Von dort aus findet schließlich die allmähliche bindegewebige Umwandlung der Necrosezone nach etwa 2–8 Wochen statt (Fraser und Gill 1967, Dilley et al. 1993, Gill und Long 1971). Die notwendige Gewebstemperatur zur sicheren Abtötung von *Tumorgewebe in Leber* ist nicht bekannt. Aufgrund von Tierversuchen mit in die Leber implantierten Sarcomen wird einmal eine komplette

Tumorzerstörung bei –40 °C (Grady et al. 1973) oder –60 °C (Jacob et al. 1984), von anderen Untersuchern verbleibendes Tumorgewebe selbst bei –60 bis –80 °C angegeben (Neel et al. 1971a). Nur in einem Tierversuch wurde bisher demonstriert, daß colorectale Lebermetastasen durch Kryotherapie (doppeltes Einfrieren) bei einem Großteil der Tiere zerstört werden können, wobei die kritische Temperatur nicht untersucht wurde (Ravikumar et al. 1991b). Wir untersuchten menschliche colorectale Tumorzellreihen als subcutane Xenotransplantate in Nacktmäusen und fanden zum Teil noch lokale Tumorrezidive nach einfachem Einfrieren der Tumoren auf < –80 °C (Seifert et al. 1998c). Der in der klinischen Anwendung oft angenommene Grenzwert von –40 bis –50 °C (Shafir et al. 1996, Berger et al. 1996) ist experimentell bisher nicht belegt.

3. Patientenselektion und Technik

3.1 Patientenselektion

In der Behandlung colorectaler Lebermetastasen haben sich, unter der Voraussetzung eines ausreichend guten Allgemeinzustandes des Patienten für eine Laparotomie und dem Ausschluß extrahepatischer Tumorabsiedlungen (Coloskopie, CT-Abdomen und CT-Thorax, evtl. Knochenscintigraphie), die folgenden Indikationen etabliert (Abb. 1):

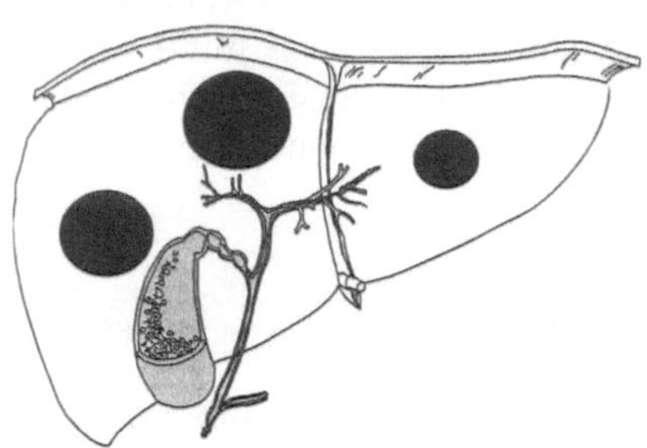

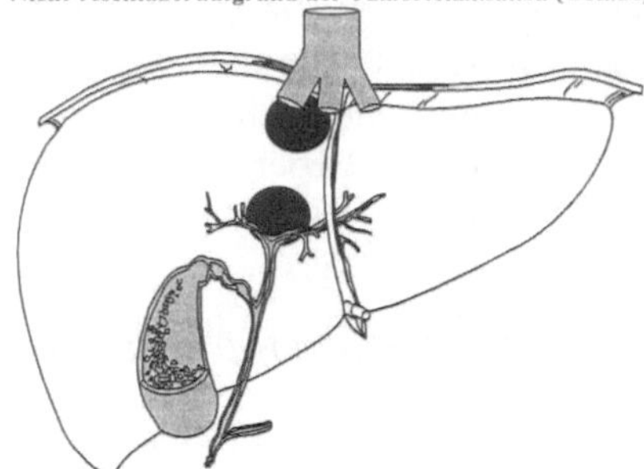

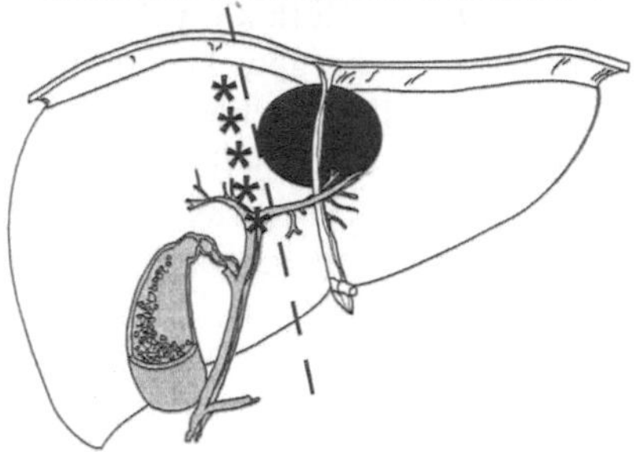

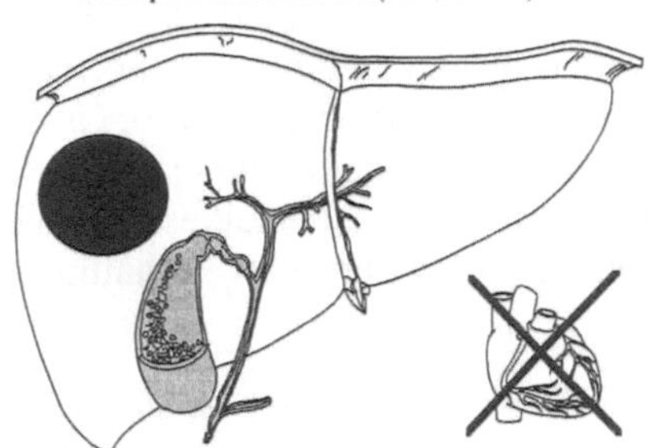

Abb. 1. Mögliche Indikationen zur Kryotherapie colorectaler Lebermetastasen

1. Lebermetastasen, die aufgrund der Verteilung in beiden Leberlappen eine Resektion unter Belassung ausreichenden Lebergewebes nicht zulassen, jedoch einer kompletten Gewebszerstörung durch Kryotherapie zugänglich sind (in der Regel Tumorbefall von $\leq$ 40–50% des Lebergewebes) (Ravikumar et al. 1991a, Weaver et al. 1995, Shafir et al. 1996, Seifert und Morris 1998b).

2. Lebermetastasen, die aufgrund der anatomischen Nähe zu größeren Gefäßen (Pfortader, Lebervenen, *V. cava*) nicht resektabel sind, wo jedoch durch Kryotherapie eine Tumorzerstörung unter Schonung des Gefäßes erreicht werden kann (Gage et al. 1967, Onik et al. 1993a).

3. Kryotherapie des Schnittrandes nach erfolgter Leberresektion mit tumorbefallenem Schnittrand oder inadäquatem Sicherheitsabstand (1 cm) zur Erzielung einer ausreichenden Radikalität (Yeh et al. 1997, Seifert und Morris 1998a).

4. Kryotherapie von technisch resektablen Tumoren, aber unzureichender funktioneller Leberreserve (z. B. bei Lebercirrhose) für eine Resektion bei kleinen tiefliegenden Tumoren oder bei Patienten mit hohem operativem Risiko aufgrund von Begleiterkrankungen (Seifert und Morris 1998b, Junginger et al. 1998). Von einzelnen Zentren (Ravikumar et al. 1991a, Kane 1993), insbesondere auch von Verfechtern der laparoskopischen Kryotherapie (Lezoche et al. 1998, Cuschieri 1995b), wird die Kryotherapie auch als Alternative zur Leberresektion bei resektablen Tumoren gesehen. Diese Indication ist jedoch außerhalb von Studien nicht allgemein anerkannt.

3.2 Technik

Wir verwenden als Zugang in der Regel einen bilateralen Rippenbogenrandschnitt. Nach Ausschluß extrahepatischen Tumorwachstums, ggf. auch mit Hilfe einer Schnellschnittuntersuchung vergrößerter Lymphknoten im Hilusbereich, erfolgt die Mobilisation der Leber und die intraoperative Ultraschalluntersuchung (Onik et al. 1991 und 1993a, Ross et al. 1995).

3.2.1 Der intraoperative Ultraschall

Der intraoperative Ultraschall dient zum Nachweis und der anatomischen Zuordnung der Metastasen, zur Sondenplazierung und Überwachung des Einfrierprozesses. Der Eisball imponiert als dichte schwarze (echoarme) Zone mit einem weißen (echoreichen) Rand, was durch die nahezu komplette Reflexion der Schallwellen an der Grenze von normalem und gefrorenem Lebergewebe bedingt ist (Gilbert et al. 1985 und 1986, Onik et al. 1991). Die exzellente Übereinstimmung des im Ultraschall erkennbaren Eisballs mit der entstehenden Kryoläsion (Gilbert et al. 1985) läßt ein exaktes Echtzeitmonitoring des Einfrierprozesses zu. Die aufgetaute Kryozone ist im Verhältnis zum normalen Lebergewebe echoarm sichtbar.

3.2.2 Sondenplazierung und Einfriervorgang

Oberflächlich gelegene Metastasen können unter Sicht und Palpation direkt mit den Trokarsonden punktiert werden oder mit flächigen Sonden durch Auflegen der

Sonde auf die Leberoberfläche behandelt werden (Ross et al. 1995). Für tiefliegende Metastasen ist die ultraschallgesteuerte Punktion in Seldingertechnik zu empfehlen, wobei nach Punktion der Metastase (ggf. mit stereotaktischer Punktionshilfe) ein Führungsdraht plaziert wird, über den nach Aufdehnen des Kanals eine Einführhilfe für die Kryosonde plaziert werden kann (Onik et al. 1991). Die Kryosonde sollte im Centrum der Metastase zu liegen kommen, wobei die Spitze der Sonde an der unteren Circumferenz der Metastase plaziert wird. Wichtig ist, daß alle Schritte unter Ultraschallkontrolle in drei Ebenen kontrolliert werden und für den Punktionsweg größere Gefäße vermieden werden. Durch Starten des Durchflusses von flüssigem Stickstoff durch die Sonde (auf die verschiedenen erhältlichen Kryotherapiegeräte und neue Gefriermedien soll hier nicht näher eingegangen werden) wird die Metastase unter Ultraschallkontrolle vereist, wobei mindestens 1 cm Sicherheitssaum gesunden Lebergewebes um die Metastase herum eingefroren werden sollte (Ravikumar et al. 1991a, Onik et al. 1991, Ross et al. 1995). Zusätzlich kann die Temperatur an kritischen Stellen des Metastasenrandes durch eingebrachte Temperaturfühler kontrolliert werden (Zhou et al. 1988, Shafir et al. 1996). Danach erfolgt durch Stoppen des Stickstoffflusses das passive Auftauen des Eisballs. Die meisten Centren verwenden doppelte Gefrier-Auftaucyclen, aufgrund der experimentell gezeigten größeren Wirksamkeit dieses Vorgehens (größere Effektivität der Zellabtötung, schnellerer Zelluntergang, größere Necrosezonen) (Whittaker 1984, Neel et al. 1971b, Dilley et al. 1993, Gill et al. 1968b). Allerdings wurde dieses Vorgehen mit größerem Leberzellschaden (Stewart et al. 1995), Thrombozytenabfall (Cozzi et al. 1994) und dem Auftreten des Kryoschockphänomens (Weaver et al. 1995) in Verbindung gebracht, so daß insbesondere bei großvolumigen Tumoren manche Chirurgen nur einfache oder partiell doppelte Gefrier-Auftaucyclen empfehlen (Ross et al. 1995). Zur Erzielung größerer Eisbälle bei großen Metastasen ist die Kombination mehrerer Sonden (Berger et al. 1996) oder die Durchführung eines Pringle-Manövers (Neel et al. 1971b, Dilley et al. 1993) möglich. Beim Einfrieren von Metastasen nahe an größeren Blutgefäßen (Gage et al. 1967) besteht die Gefahr der inadäquaten Behandlung des Tumorgewebes in Gefäßnähe durch den wärmenden Effekt des fließenden Blutes (Ravikumar et al. 1991b, Kane 1993). Ein Pringle-Manöver oder die komplette vasculäre Occlusion der Leber (Kane 1993) und das Plazieren der Kryosonde an der gefäßnahen Seite der Metastase (Onik et al. 1993a) werden zur Lösung dieses Problems empfohlen. Nach Abschluß der Gefriercyclen und Entfernen der Sonde kann in den Kanal zur Blutungsprophylaxe Gelfoam oder ähnliches gerinnungsaktivierendes Material eingebracht werden. Als postoperative Kontrolle der Kryoläsion führen wir in Mainz eine Kernspintomographie der Leber durch, die eine Beurteilung des Behandlungserfolgs bereits wenige Tage postoperativ erlaubt.

4. Morbidität und Letalität

4.1 Perioperative klinische und laborchemische Veränderungen

Vorübergehendes Fieber bis über 39 °C innerhalb der ersten postoperativen Woche wird häufig beobachtet, vermutlich als Folge der Abräumvorgänge im Bereich der

Kryonecrosen. Dabei bestehen zumeist negative Blutkulturen und fehlende Hinweise auf einen septischen Focus (Zhou et al. 1988, Ravikumar et al. 1991a, Goodie et al. 1992). Ein transienter Anstieg der Transaminasen, der dem eingefrorenen Lebervolumen proportional und bei doppelten Gefrier-Auftaucyclen ausgeprägter ist (Stewart et al. 1995), mit Maximum am ersten postoperativen Tag und Normalisierung nach etwa einer Woche, wird generell beschrieben (Zhou et al. 1988, Stewart et al. 1995, Goodie et al. 1992). Transiente Leucocytose und Thrombozytopenie sind ebenfalls regelhaft zu beobachten. Dabei ist der Tiefpunkt der Thrombozytenzahl zumeist am dritten postoperativen Tag zu beobachten, und das Ausmaß der Thrombozytopenie korreliert mit dem eingefrorenen Lebervolumen und der Zahl der Gefrier-Auftaucyclen (Cozzi et al. 1994).

Veränderungen der plasmatischen Gerinnung (Verlängerung der PTT) (Weaver et al. 1995) wurden ebenfalls beschrieben. In seltenen Fällen kam es zu schweren Coagulopathien mit DIC und diffusen Blutungen (Guenther et al. 1994, Tab. 1). Die Gabe von Thrombozyten ist bei etwa 8% der Patienten notwendig, und im Mittel müssen 4 Einheiten frisch eingefrorenes Plasma substituiert werden (Guenther et al. 1994). In einer klinischen Studie konnten wir zeigen, daß in Abhängigkeit vom Ausmaß der hepatischen Einfriervorgänge die zum Teil ausgeprägte Freisetzung von Interleucin-6 und TNF-α stattfindet (Seifert et al. 1999d). Von einzelnen Untersuchern wurde Myoglobinämie und Myoglobinurie mit konsekutivem Nierenversagen aufgrund von Tubulusnecrosen bei einzelnen Patienten im Sinne einer „Crush-Niere" (Tab. 1) nach hepatischer Kryotherapie beschrieben (Onik et al. 1991, Weaver et al. 1995), wobei die Pathophysiologie dieses Phänomens (Rhabdomyolyse?) unklar ist.

4.2 Morbidität

Intraoperative Hypothermie kann durch Verwendung von Wärmevorrichtungen minimiert werden (Onik et al. 1993b). Gefrierschädigung anderer Organe (Tab. 1) oder der Haut kann durch sorgfältige Vermeidung des Kontakts der Kryosonde zu solchen Strukturen, ggf. unter Zuhilfenahme von trockenen Bauchtüchern, vermieden werden. Sprünge im Eisball durch thermalen Streß während der Einfrier- und Auftauvorgänge werden häufig beobachtet (Tab. 1). Bei etwa 50% der Patienten müssen die nach dem Auftauen resultierenden Parenchymeinrisse durch Nähte versorgt werden (Ross et al. 1995). Signifikanter Blutverlust oder Nachblutungen durch diese Parenchymeinrisse sind selten (Goodie et al. 1992, Tab. 1), sofern darauf geachtet wird, das Abdomen erst nach dem kompletten Auftauen der Kryoläsionen zu verschließen (Ross et al. 1995). Bei der laparoskopischen Kryotherapie können diese „Sprünge" im Eisball unangenehm sein, da sie gelegentlich zur Konversion zwingen, um die Blutung zu versorgen (Lezoche et al. 1998, Heniford et al. 1998). Pleuaergüsse und pulmonale Infektionen werden wie nach jedem größeren Eingriff im Oberbauch gelegentlich beobachtet (Tab. 1). Auf intensive postoperative Atemtherapie zur Vermeidung von Atelektasen ist zu achten. Trotz der beachtlichen Menge an necrotischem Gewebe, das *in situ* zurückgelassen wird, sind Abszesse (subphrenisch oder im Bereich der Kryoläsion) relativ selten (Tab. 1). Etwas häufiger werden Gallefisteln oder gallige Verhalte beobachtet (Tab. 1). Im Gegensatz zu

Tabelle 1. Morbidität und Letalität in publizierten klinischen Serien hepatischer Kryotherapie

Autor	Stadt/Land	Jahr	Patienten [n]	Letalität [n (%)]	„Springen" des Eisballs [n (%)]	Blutung [n (%)]	Coagulopathie [n (%)]	Akutes Nierenversagen [n (%)]	Pneumonie [n (%)]	Pleuraerguß (Drainage) [n (%)]	Biliom/ Gallefistel [n (%)]	Intraabdomineller Abscess [n (%)]	Andere
Ravikumar et. al.	Boston/USA	1991a	32[b]	0	–	0	–	–	–	–	0	1 (3)	1 Wunddehiszenz
Kane	Boston/USA	1993	64[b]	0	5(8)	2 (3)	–	–	–	–	2 (3)	2 (3)	1 Wunddehiszenz
Onik et al.	Pittsburgh/USA	1991	18[a]	0	–	1 (6)	–	3 (17)	–	–	1 (6)	1 (6)	–
Onik et al.	Pittsburgh/USA	1993a	86[b]	3 (3)	1 (1)	1 (1)	–	3 (3)	–	–	1 (1)	1 (1)	–
Weaver et al.	Pittsburgh/USA	1995	47[a]	2 (4)	–	6 (13)	2 (4)	2 (4)	–	7 (15)	5 (10)	–	–
Weaver et al.	Pittsburgh/USA	1998	136[a]	6 (4)	–	6 (4)	2 (4)[c,d]	1 (1)	–	6 (4)	6 (4)	1 (1)	1 AMI, 1 LE, 1 Ateminsuffizienz, 1 Gefrierschaden Colon
Charnley et al.	Nottingham/ England	1989	7[b]	0	–	–	–	–	–	–	–	–	–
Guenther et al.	Santa Monica/USA	1994	100[b]	1 (1)	–	3 (3)	8 (8)[d]	–	–	–	–	–	2 DIC
Sarantou et al.	Santa Monica/USA	1997	155[b]	1 (1)	39 (25)	–	–	1 (1)	–	–	1 (1)	–	–
Sarantou et al.	Santa Monica/USA	1998	335[b]	4 (1)	–	10 (3)	3 (1)	2 (1)	–	–	2 (1)	2 (1)	–
Cuschieri et al.	Dundee/Schottland	1995b	22[b]	1 (5)	3 (14)	–	–	–	2 (9)	4 (18)	–	–	1 Wundinfekt
McKinnon et al.	Calgary/Canada	1996	11[b]	0	–	0	0[c]	1 (9)	0	–	1 (9)	1 (9)	–
Rodriguez-Bigas et al.	Buffalo/USA	1996	4[a]	0	–	–	–[e]	–	–	–	–	–	1 ARDS
Shafir et al.	New York/USA	1996	39[b]	0	–	1 (3)	1 (3)	1 (3)	0	–	0	0	Gefrierschaden: 1 Haut, 1 Lunge
Yeh et al.	Phjiladelphjia/USA	1997	24[a]	2 (8)	3 (13)	0	–	0	1 (4)	2 (8)	1 (4)	0	3 cardiale Komp., 1 ZVK-Sepsis, 1 cerebrov. Insult
Korpan	Kiew/Ukraine	1997	14[b]	0	–	–	–	–	–	–	–	–	–
Adam et al.	Paris/Frankreich	1997	34[b]	1 (3)	–	0	–[c,d]	0	0	–	1 (3)	0	1 abdominelles Serom
Crews et al.	Dallas/USA	1997	40[b]	3 (8)	11 (28)	0 (0)	1 (3)[c]	0 (0)	0 (0)	0 (0)	0 (0)	0 (0)	1 Gallengangstenose
Johnson et al.	Baltimore/USA	1997	14[a]	1 (7)	–	0 (0)	0 (0)	0 (0)	1 (7)	0 (0)	0 (0)	0 (0)	1 Wundinfekt, 1 Gallengangstenose, 1 Pancreatitis, 1 Urosepsis

Tabelle 1 (Fortsetzung)

Autor	Stadt/Land	Jahr	Patienten [n]	Letalität [n (%)]	„Springen" des Eisballs [n (%)]	Blutung [n (%)]	Coagulo-pathie [n (%)]	Akutes Nieren-versagen [n (%)]	Pneumonie [n (%)]	Pleura-erguß (Drainage) [n (%)]	Biliom/ Gallefistel [n (%)]	Intra-abdomi-neller Abscess [n (%)]	Andere
Dale et al.	Macon/USA	1998	6[a]	0 (0)	0 (0)	0 (0)	–[c]	0 (0)	0 (0)	1 (16)	0 (0)	0 (0)	
Haddad et al.	Nashville/USA	1998	31[b]	2 (7)	–	4 (13)	26 (84)	2 (7)	3 (10)	–	4 (13)	0 (0)	4 Encephalopathie, 2 ARDS, 3 HWI, 4Ileus, 2 Arrythmie
Eigene Daten	Mainz/Deutschland	1998	36[b]	1 (3)	–	4 (11)	0 (0)[c]	0 (0)	1 (3)	4 (11)	2 (6)	2 (6)	1 Wundinfekt, 1 LE, 1 trans. Leberversagen, 1 MOV
Eigene Daten	Sydney/Australien	1998	116[a]	1 (1)	63 (54)	8 (7)	1 (1)[c]	5 (4)	8 (7)	4 (4)	4 (4)	5 (4)	2 Wundinfekt, 1 HWI, 3 cardiale Komp., 1 LE, 1 transientes Leberversagen
Gepoolte Daten[e]				22/933 (2,4)	85/272 (31)	35/886 (4,0)	34/758 (4,5)	12/822 (1,5)	14/351 (4,0)	21/394 (5,3)	23/886 (2,6)	13/886 (1,5)	

[a] Nur colorectale Lebermetastasen, [b] Verschiedene Primärtumoren, [c] Thrombozytenbefall beim Großteil der Patienten, [d] Beeinträchtigung der plasmatischen Gerinnung beim Großteil der Patienten, [e] Cumulative Daten aller Serien, falls Daten angegeben; Ravikumar 1991, Onik 1991/93, Weaver 1995, Guenther 1994 und Sarantou 1997 ausgeschlossen (Patienten in später publizierten Ergebnissen enthalten), – keine Daten angegeben, AMI: Akuter Myocardinfarkt, LE: Lungenembolie, DIC: Dissemimierte intravasale Coagulation, ARDS: Adult Respiratory Distress Syndrome, ZVK: Zentraler Venenkatheter, HWI: Harnwegsinfekt, MOV: Multiorganversagen.

Blutgefäßen sind Gallengänge durch Einfrieren leicht zu schädigen, wodurch Wandnecrosen mit Fistelbildung oder uch Gallengangstenosen entstehen können (Gage et al. 1967, Tab. 1). Bei geplanter Kryotherapie in der Nähe größerer Gallenwege kann ein Gallengangwärmer das Risiko einer Gallengangverletzung eventuell senken (Seifert et al. 1997). Eine Häufung von postoperativen Biliomen sahen wir nach Kryotherapie des Schnittrandes nach Leberresektion, vermutlich durch Necrose kleiner Gallengänge im Bereich des kryotherapierten Schnittrandes (Seifert und Morris 1998a). Eine seltene, jedoch schwere Komplikation ist das sogenannte Kryoschockphänomen, ein Syndrom von Multiorganversagen, schwerer Coagulopathie und DIC, das klinisch dem septischen Schock ähnelt, jedoch ohne Nachweis einer Sepsisquelle abläuft und in Zusammenhang mit großvolumigen Einfriervorgängen mit doppelten Gefrier-Auftau-Cyclen zu stehen scheint (Weaver et al. 1995). In einer Umfrage zu postoperativen Komplikationen nach hepatischer Kryotherapie konnten wir Daten von 2173 Patienten erheben, wobei das Kryoschockphänomen bei 21 Patienten (1%), von denen 6 verstarben, auftrat (Seifert und Morris 1999c). Eine mögliche Erklärung des Kryoschock-Phänomens wäre ein durch die von uns beschriebene Cytokinausschüttung nach Kryotherapie (Seifert et al. 1999d) ausgelöstes Systemic Inflammatory Response Syndrome (SIRS). Weiterführende Untersuchungen auf diesem Gebiet werden derzeit von uns durchgeführt.

4.3 Letalität

Die Letalität nach Kryotherapie (Tab. 1) ist mit 2,4% in der vorliegenden Literatur und 1,5% in unserer Umfrage (Seifert und Morris 1999c) im Vergleich zu den Ergebnissen nach Leberresektion (Ballantyne und Quin 1993) mit 4,7% etwas niedriger. Dabei ist die einzige kryotherapie-spezifische Ursache postoperativer Letalität das bereits erwähnte Kryoschockphänomen. Andere Ursachen waren mit cardialen Komplikationen, Lungenembolien, cerebrovasculären Insulten, infektiösen Komplikationen, Leberversagen und Nachblutungen vergleichbar zum Komplikationsspektrum nach Leberresektion.

5. Effizienz

5.1 Tumormarkerreduktion

Als frühes Maß des Therapieerfolges sollten die prä- und postoperativen Tumormarkerergebnisse, also bei colorectalen Metastasen in der Regel das carcinoembrionale Antigen (CEA), in klinischen Untersuchungen zur Kryotherapie berichtet werden. In frühen Untersuchungen wurde gezeigt, daß der CEA-Abfall nach Kryotherapie langsamer (6 bis 12 Wochen) als nach Leberresektion erfolgt (Steele et al. 1990). Der prozentuale Abfall des CEA nach Kryotherapie ist prognostisch bedeutsam (Preketes et al. 1994). Im Mainzer Krankengut konnten wir bei 15 der 20 Patienten (75%) mit präoperativ erhöhtem CEA bei colorectalen Metastasen postoperativ eine Normalisierung erzielen. In der Serie aus Sydney lag bei 37 der 66 Patienten (56%) mit präoperativ erhöhtem CEA postoperativ das CEA im Normbereich (Seifert und Morris 1998b).

5.2 Überleben

Die Überlebenszeit nach Kryotherapie ist selbstverständlich das wichtigste Kriterium zur Beurteilung des Therapieerfolgs. Trotz inzwischen zahlreicher klinischer Publikationen (Tab. 2) ist die Interpretation der Überlebensergebnisse schwierig. Die Großzahl der Untersuchungen enthält aufgrund limitierter Patientenzahlen, kurzer Nachbeobachtungszeiträume und gemeinsam ausgewerteter Daten bei unterschiedlichen Primärtumoren keine verwertbaren Daten zur langfristigen Prognose (Tab. 2). In nur zwei Studien kann auf mehr als 100 Patienten mit einer medianen Nachbeobachtungszeit um 2 Jahre zurückgegriffen werden (Weaver et al. 1998, Seifert und Morris 1998b): In diesen Serien beträgt die mediane Überlebenswahrscheinlichkeit 26 und 30 Monate und ist damit den Ergebnissen nach Leberresektion, insbesondere in Anbetracht der ausgedehnteren Metastasierung der kryotherapierten Patienten, durchaus vergleichbar. Während die berichteten 2-Jahres-Überlebensraten von 56% und 62% noch den Daten nach Leberresektion entsprechen, ist die nur in einer der Untersuchungen angegebene 5-Jahres-Überlebensrate von 13% enttäuschend (Seifert und Morris 1998b). Nur in einer weiteren Arbeit (Ravikumar et al. 1991a) wurde eine 5-Jahres-Überlebensrate angegeben, die hier für 18 Patienten mit R0-Behandlung colorectaler Metastasen 78% betrug. Dieses hervorragende Ergebnis basiert jedoch auf einer kleinen Zahl streng selektierter Patienten und konnte bisher von keiner anderen Gruppe reproduziert werden. Aufgrund der derzeit vorliegenden Daten ist daher die Kryotherapie noch nicht als Alternative zur Leberresektion außerhalb von Studien zu empfehlen. Größere klinische Fallkontrollstudien mit längerer Nachbeobachtung sind wünschenswert. Trotzdem erscheinen die bisher erzielten Überlebensraten im Vergleich zum Spontanverlauf (Wingo et al. 1995, Ballantyne und Quin 1993) und den Ergebnissen der systemischen (Isacoff und Borud 1997) und regionalen Chemotherapie (Meta-Analysis Group in Cancer 1996) günstig und lassen eine Verbesserung der Prognose durch Kryotherapie vermuten, auch wenn ein Selektionseffekt unterstellt werden muß.

5.3 Prognosefaktoren

In einer französischen Studie an 25 Patienten mit colorectalen Lebermetastasen wurden ein Metastasendurchmesser von > 3cm und inkomplette Behandlung der Metastasen als ungünstige Prognosefaktoren angegeben (Adam et al. 1997). Weaver et al. (1998) fanden für Patienten mit einem präoperativen Serum-CEA von > 100 ng/dl eine reduzierte Prognose. In unserer Analyse der 116 Patienten mit Kryoablation colorectaler Metastasen aus Sydney konnten in der multivariaten Analyse ein präoperativ erhöhtes Serum-CEA, ein Metastasendurchmesser von > 3 cm, belassenes extrahepatisches Tumorwachstum, ein schlecht differenzierter Primärtumor, befallene mesenteriale Lymphknoten des Primärtumors, inkomplette Kryotherapie und metachrone Metastasierung als unabhängige ungünstige Prognosefaktoren identifiziert werden. Für die Untergruppe der Patienten mit präoperativ erhöhtem Serum-CEA wurde ein günstiger prognostischer Effekt der postoperativen Normalisierung des CEA demonstriert (Seifert und Morris 1998b).

Tabelle 2. Publizierte Serien hepatischer Kryotherapie bei Lebermetastasen. Überleben und Rezidive

Autor	Stadt/Land	Jahr	Primärtumor	Patienten [n]	Mediane Nachbeobachtung (Spannweite) [Monate]	Mediane Überlebenszeit (Spannweite) [Monate]	Patienten verstorben [n (%)]	Patienten am Leben [n (%)]	Patienten am Leben und rezidivfrei [n (%)]	Intrahepatisches Tumorrezidiv (*nur* Leber) [n]	Extrahepatisches Tumorrezidiv (*nur* ex-hep.) [n]	Lokalrezidiv an der Kryostelle [n (%)]
Ravikumar et al.	Boston/USA	1991a	Colorectal	18[a]	24 (5–60)	78%[b]	4 (22)	14 (78)	7 (39)	–	–	–
Ravikumar et al.	Boston/USA	1991b	Colorectal	24	24 (5–60)	–	9 (37)	15 (63)	7 (29)	16 (6)	11 (1)	2 (8)
Onik et al.	Pittsburgh/USA	1991	Colorectal	18	–	–	12 (66)	6 (33)	4 (22)	–	–	–
Onik et al.	Pittsburgh/USA	1993a	Verschiedene	59	18[d] (6–87)	–	28 (47)	31 (53)	16 (27)	–	–	–
Weaver et al.	Pittsburgh/USA	1995	Colorectal	47	26 (24–57)	26 (5–57) 62%[c]	–	–	–	–	–	–
Weaver et al.	Pittsburgh/USA	1998	Colorectal	136	–	30 (2–92)	97 (71)	39 (29)	29 (21)	88 (37)	70 (19)	–
Cuschieri et al.	Dundee/Schottland	1995b	Verschiedene (15 CRC)	18	–	–	7 (39)	11 (61)	–	–	–	6 (33)
McKinnon et al.	Calgary/Kanada	1996	Verschiedene (6 CRC)	10	18 (8–35)	–	3 (30)	7 (70)	1 (10)	7 (–)	– (2)	2 (20)
Shafir et al.	New York/USA	1996	Verschiedene (25 CRC)	39	14 (1–34) (n = 34, R0)	–	–	31 (79)	20 (51)	–	–	–
Yeh et al.	Philadelphia/USA	1997	Colorectal	24	19	32,7[d]	4 (17)	20 (83)	9 (38)	4/10 (2)	8/10 (6)	1 (10)
Korpan	Kiew/Ukraine	1997	Verschiedene	14	–	8[d]	–	–	–	–	–	–
Adam et al.	Paris/Frankreich	1997	Colorectal	25	16[d]	52%[c]	10 (40)	15 (60)	5 (20)	15	10	11 (44)
Sarantou et al.	Santa Monica/USA	1997	Colorectal	85	–	13	46 (54)	39 (46)	–	–	–	–
Crews et al.	Dallas/USA	1997	Colorectal	27	15 (1–31)	28	–	–	4 (15)	21	7	2 (7)
Johnson et al.	Baltimore/USA	1997	Colorectal	14	14 (1–21)[e] 6 (2–17)[f]	–	4 (29)	10 (71)	6 (46)	7 (4)	3 (0)	7 (50)
Dale et al.	Macon/USA	1998	Colorectal	6	17[d] (10–22)	–	0 (0)	6 (100)	3 (50)	–	–	–
Haddad et al.	Nashville/USA	1998	Verschiedene (24 CRC)	31	18 (x–43)	59%[g], 33%[c], 22%[h]	23 (74)	8 (26)	–	–	–	–
Eigene Daten	Mainz/Deutschland	1998	Verschiedene (28 CRC)	36	13 (1–29)	23 46%[c]	10 (28)	26 (72)	13 (36)	21 (10)	13 (2)	8 (22)
Eigene Daten	Sydney/Australien	1998	Colorectal	116	21 (0–64)	26, 56%[c], 32%[h], 13%[b]	73 (63)	43 (37)	18 (16)	55 (18)[i]	48 (11)[i]	28 (33)[i]

[a] Patienten mit kompletter Tumorbehandlung (R0), nach Einschätzung des Operateurs, [b] 5-Jahres-Überlebensrate, [c] 2-Jahres-Überlebensrate, [d] Mittelwert, [e] für n = 7 Patienten mit nur Kryotherapie, [f] für n = 7 Patienten mit Kryotherapie und Leberresektion, [g] 1-Jahres-Überlebensrate, [h] 3-Jahres-Überlebensrate, [i] Ergebnisse nur für n = 85 Patienten mit R0-Kryotherapie (nach Einschätzung des Operateurs), – keine Daten angegeben.

5.4 Tumorrezidiv

Der Prozentsatz von Patienten, die nach Kryotherapie rezidivfrei sind, liegt zwischen 10% und 51% bei medianen Nachbeobachtungszeiten von 6 bis 26 Monaten (Tab. 2). Ähnlich wie nach Leberresektion ist die Leber häufigster Sitz eines erneuten Tumorrezidivs (Tab. 2). Von besonderer Bedeutung ist das Auftreten von Lokalrezidiven an den kryotherapierten Metastasen, als Hinweis auf inkomplette Tumorablation, die in 7 bis 50% der Patienten beobachtet wurden (Tab. 2). Vor dem Hintergrund, daß es sich hier in aller Regel um nicht-resektable Metastasen handelte, sind diese Ergebnisse durchaus vertretbar, jedoch lassen Lokalrezidivraten von bis zu 50% die Anwendung der Kryotherapie als Alternative zur Leberresektion bei resektablen Metastasen fragwürdig erscheinen. In einer Analyse des Sydneyer Krankengutes konnten wir zeigen, daß der einzige unabhängige Einflußfaktor auf Lokalrezidive nach Kryotherapie der Metastasendurchmesser war (Seifert und Morris 1999a). Bei Metastasen von ≤ 3 cm Durchmesser waren nach 2 Jahren 82% der Patienten lokalrezidivfrei, während 62% der Patienten mit Metastasen > 3 cm Lokalrezidive entwickelt hatten. Die Durchführung einer prospektiv randomisierten Vergleichsstudie der Kryotherapie und Leberresektion bei kleinen (< 3 cm), tiefliegenden Metastasen, deren Resektion zu einem großen Parenchymverlust führt, halten wir daher für gerechtfertigt.

5.5 Adjuvante Therapien

Die Anwendung von adjuvanter regionaler (Seifert und Morris 1998b) oder systemischer (Adam et al. 1997) Chemotherapie nach Kryotherapie wird von einzelnen Centren empfohlen. Während Hinweise existieren, daß adjuvante regionale Chemotherapie mit 5-FU einen günstigen Einfluß auf die Überlebensergebnisse haben könnte (Preketes et al. 1995), existieren keine beweisenden Daten aus randomisierten Studien. Von der Anwendung von regionalem FUDR nach Kryotherapie sollte aufgrund der Häufigkeit intrahepatischer Biliome Abstand genommen werden (Soon et al. 1998). Eine Pilotstudie über intraoperative systemische Chemotherapie mit 5-FU und Leucovorin bei hepatischer Kryotherapie wurde aufgrund signifikanter systemischer Toxizität nach 4 Patienten abgebrochen (Rodriguez-Bigas et al. 1996).

5.6 Wiederholte Kryotherapie bei Rezidivmetastasen

Da ein relativ großer Anteil der Patienten mit colorectalem Carcinom nach Kryotherapie erneut auf die Leber beschränkte Metastasen entwickelt, stellt sich die Frage, ob hier eine wiederholte Kryotherapie sinnvoll ist. Weaver et al. berichteten 1998 über 20 Patienten mit wiederholter Kryotherapie, deren mediane Überlebenswahrscheinlichkeit mit 34 Monaten ab der ersten Kryotherapie besser als die der Gesamtgruppe (26 Monate) war. Im eigenen Krankengut konnten wir bei 17 Patienten mit wiederholter Kryotherapie bei colorectalen Lebermetastasen eine me-

Tabelle 3. Ergebnisse publizierter Serien laparoskopischer und percutaner hepatischer Kryotherapie

Autor	Stadt/Land	Jahr	Primärtumor	Patienten	Mittlere Tumorzahl (Spannweite) [n]	Mittlerer Tumor-durchmesser (Spannweite) [cm]	Morbidität und Letalität	Nachbeobachtung
Cushieri	Dundee/Schottland	1995a	Verschiedene	8[a]	–	–	Keine	–
Tandan et al.	Hamilton/Kanada	1997	Colorectal	1[a]	1	2	Intraoperativer Pneumothorax	–
Lezoche et al.	Ancona/Italien	1998	Verschiedene (10 CRC)	18[a]	1,6 (1–4) n = 12 solitär, davon n = 9 ≤ 4 cm	3,4 (2–5)	6 Eisballsprung, davon 2 Blutungen mit Konversion 8 Pleuralerguß 3 subdiaphragmaler Verhalt 1 transientes Leberversagen 1 Wundinfekt	Median 11 (5–16) Monate: Alle Patienten leben, davon 14 rezidivfrei. 4 intrahepatische Rezidive, davon keines an der Kryostelle
Heniford et al.	Charlotte/USA	1998	Verschiedene (9 CRC)	12[a]	2,7 (1–5)	3,3 (1–10)	1 Blutung mit Konversion 1 Gallefistel (Stent)	Mittelwert 11 Monate: 7 leben rezidivfrei 3 leben mit Rezidivtumor 2 am Tumorrezidiv verstorben
Schüder et al.	Homburg/ Deutschland	1998	Verschiedene (5 CRC)	8[b]	1,3 (1–2)	4,7 (2–10)	Keine	Mittelwert 12 Monate (5–27): 3 inkomplette Kryo (R2) 2 Lokalrezidiv Kryostelle 2 intrahepatisches Rezidiv (an anderer Stelle) 1 lebt rezidivfrei (5 Monate)
Eigene Ergebnisse	Mainz/ Deutschland	1998	Colorectal	1[a]	1	3,5	Keine	CEA präoperativ 26 ng/ml, postoperativ 0,7 ng/ml seit 6 Monaten rezidivfrei

[a] Laparoskopische Kryotherapie, [b] Percutane Kryotherapie, – keine Daten angegeben.

diane Überlebenswahrscheinlichkeit von 28 Monaten nach zweiter Kryotherapie erzielen. Kein Patient verstarb perioperativ, und die Komplikationsrate war mit 24% vergleichbar zum Ersteingriff (Seifert und Morris 1999b). Insgesamt scheint also, ähnlich wie bei der Leberresektion, eine wiederholte Kryotherapie unter den gleichen Einschlußkriterien wie beim Ersteingriff mit vergleichbarer Sicherheit und Prognose durchführbar zu sein.

6. Laparoskopische und percutane Kryotherapie

Die Durchführbarkeit der laparoskopischen Kryotherapie wurde tierexperimentell etabliert (McCall et al. 1996, Tandan et al. 1997) und die Technik im klinischen Einsatz bereits 1995 beschrieben (Cuschieri 1995a, Cuschieri et al. 1995b). Die publizierten Ergebnisse an jetzt 40 Patienten sind in Tab. 3 zusammengestellt. Gravierende Komplikationen traten nicht auf, und die ersten Ergebnisse bezüglich Überleben und Tumorrezidiven sind, bei noch deutlich eingeschränkter Nachbeobachtungszeit, den Ergebnissen der „offenen" Kryotherapie vergleichbar. Auffällig ist, daß zumeist relativ kleine, oft solitäre Metastasen therapiert wurden, so daß ein relativ hoher Prozentsatz der Patienten resektable Metastasen gehabt zu haben scheint. Der Einsatz der Kryotherapie (ob laparoskopisch oder konventionell) bei resektablen Metastasen scheint jedoch in Anbetracht der relativen Häufigkeit von Lokalrezidiven nach Kryotherapie problematisch. Eine Anwendung in dieser Indikation sollte unseres Erachtens derzeit nur im Rahmen von Studien erfolgen. Die Ergebnisse der percutanen Kryotherapie (Schüder et al. 1998) an 8 Patienten erscheinen mit inkompletter Tumorbehandlung bei 3 und einem frühen Lokalrezidiv bei 2 weiteren Patienten, sowie derzeit nur einem tumorfreien Patienten bei kurzer Nachbeobachtung, unbefriedigend.

Literatur

[1] Adam R, Akpinar E, Johann M, Kunstlinger F, Majno P, Bismuth H (1997) Place of cryosurgery in the treatment of malignant liver tumors. Ann Surg 225: 39–50.

[2] Ballantyne GH, Quin J (1993) Surgical treatment of liver metastases in patients with colorectal cancer. Cancer (Suppl.) 71: 4252–4266.

[3] Berger WK, Schüder G, Feifel G (1996) Temperaturverteilungsmuster im Lebergewebe bei Einfriervorgängen mit neuen Kryosonden. Chirurg 67: 833–838.

[4] Chang Z, Finkelstein JJ, Ma H, Baust J (1994) Development of a high-performance multiprobe cryosurgical device. Biomedical Instrumentation & Technology 28: 393–390.

[5] Charnley RM, Doran J, Morris DL (1989) Cryotherapy for liver metastases: A new approach. Br J Surg 76: 1040–1041.

[6] Cooper IS, Lee ASJ (1961) Cryostatic congelation: A system for producing a limited, controlled region of cooling or freezing of biological tissues. J Nerv Ment Dis 133: 259–263.

[7] Cozzi PJ, Stewart GJ, Morris DL (1994) Thrombocytopenia after hepatic cryotherapy for colorectal metastases: Correlates with hepatocellular injury. World J Surg 18: 774–777.

[8] Crews KA, Kuhn JA, McCarthy TM, Fisher TL, Goldstein RM, Preskitt JT (1997) Cryosurgical ablation of hepatic tumors. Am J Surg 174: 614–618.

[9]   Cuschieri A (1995a) Laparoscopic management of cancer patients. J R Coll Surg Edinb 40: 1–9.

[10] Cuschieri A, Crosthwaite G, Shimi S, Pietrabissa A, Joypaul V, Tair I, Naziri W (1995b) Hepatic cryotherapy for liver tumors. Surg Endosc 9: 483–489.

[11] Dale PS, Souza JW, Brewer DA (1998) Cryosurgical ablation of unresectable hepatic metastases. J Surg Oncol 68: 242–245.

[12] Dilley AV, Dy DY, Warlters A, Copeland S, Gillies AE, Morris RW, Gibb DB, Cook TA, Morris DL (1993) Laboratory and animal model in evaluation of the Cryotech LCS 2000 in hepatic cryotherapy. Cryobiology 30: 74–85.

[13] Dutta P, Montes M, Gage AA (1977) Experimental hepatic cryosurgery. Cryobiology 14: 598–608.

[14] Fraser J, Gill W (1967) Observations on ultra-frozen tissue. Br J Surg 54: 770–776.

[15] Gage AA, Fazekas G, Riley Jr EE (1967) Freezing injury to large blood vessels in dogs. Surgery 61: 748–754.

[16] Gilbert JC, Onik GM, Hoddick WK, Rubinsky B (1985) Real time ultrasonic monitoring of hepatic cryosurgery. Cryobiology 22: 319–330.

[17] Gilbert JC, Onik GM, Hoddick WK, Rubinsky B, Ferrell LD (1986) Ultrasound monitored hepatic cryosurgery: Longevity study on an animal model. Cryobiology 23: 277–285.

[18] Gill W, Fraser J (1968a) A look at cryosurgery. Scot Med J 13: 268–273.

[19] Gill W, Fraser J, Carter DR (1968b) Repeated freeze-thaw cycles in cryosurgery. Nature 219: 410–413.

[20] Gill W, Long WB (1971) The completeness of cellular destruction within a cryolesion. Br J Surg 58: A870.

[21] Goodie DB, Horton MDA, Morris RW, Nagy LS, Morris DL (1992) Anaesthetic experience with cryotherapy for treatment of hepatic malignancy. Anaesth Intens Care 20: 491–496.

[22] Grady ED, Nolan TR, Crumbley AJ, Cheek WV, Copelan N, Kunzler HC (1973) Cryotherapy of implanted cancer in the rat liver. Oncology 28: 104–109.

[23] Guenther D, Kirgan R, Klein L, Foshag L, Ramming K (1994) Coagulopathy associated with cryosurgery for hepatic metastases of colorectal cancer. Proceedings of ASCO 13: A213.

[24] Haddad FF, Chapman WC, Wright JK, Blair TK, Pinson CW (1998) Clinical experience with cryosurgery for advanced hepatobiliary tumors. J Surg Res 75: 103–108.

[25] Heniford BT, Arca MJ, Iannitti DA, Walsh RM, Gagner M (1998) Laparoscopic cryoablation of hepatic metastases. Semin Surg Oncol 15: 194–201.

[26] Hewitt PM, Dwerryhouse SJ, Zhao J, Morris DL (1998) Multiple bilobar liver metastases: Cryotherapy for residual lesions after liver resection. J Surg Oncol 67: 112–116.

[27] Isacoff WH, Borud K (1997) Chemotherapy for the treatment of patients with metastatic colorectal cancer: An overview. World J Surg 21: 748–762.

[28] Jacob G, Li AKC, Hobbs KEF (1984) A comparison of cryodestruction with excision or infarction of an implanted tumor in rat liver. Cryobiology 21: 148–156.

[29] Johnson LB, Krebs TL, Van Echo D, Plotkin JS, Njoku M, Wong JJ, Daly BD, Kuo PC (1997) Am J Surg 174: 610–613.

[30] Junginger T, Seifert JK, Weigel TF, Heintz A, Kreitner K-F, Gerharz C-D (1998) Die Kryotherapie von Lebermetastasen. Erste Ergebnisse. Med Klinik 93: 517–523.

[31] Kane RA (1993) Ultrasound-guided hepatic cryosurgery for tumor ablation. Seminars in Interventional Radiology 10: 132–142.

[32] Korpan NN (1997) Hepatic cryosurgery for liver metastases. Long-term follow-up. Ann Surg 225: 193–201.

[33] Lezoche E, Paganini AM, Feliciotti F, Guerrieri M, Lugnani F, Tamburini A (1998) Ultrasound-guided laparoscopic cryoablation of hepatic tumors: Preliminary report. World J Surg 22: 829–836.

[34] Livraghi T, Vettori C, Lazzaroni S (1991) Liver metastases: Results of percutaneous ethanol injection in 14 patients. Radiology 179: 709–712.

[35] Mazur P (1977) The role of intracellular freezing in the death of cells cooled at supraoptimal rates. Cryobiology 14: 251–272.

[36] McCall JL, Jorgensen JO, Morris DL (1996) Laparoscopic hepatic cryotherapy: A study of safety in rabbits. Surg Laparoscopy & Endoscopy 6: 29–31.

[37] McKinnon JG, Temple WJ, Wiseman DA, Saliken JC (1996) Cryosurgery for malignant tumours of the liver. Can J Surg 39: 401–406.

[38] Meta-Analysis Group in Cancer (1996) Reappraisal of hepatic arterial infusion treatment of nonresectable liver metastases from colorectal cancer. J Natl Cancer I 88: 252–257.

[39] Neel HB (III), Ketcham AS, Hammond WG (1971a) Cryonecrosis of normal and tumorbearing rat liver potentiated by inflow occlusion. Cancer 28: 1211–1218.

[40] Neel HB (III), Ketcham AS, Hammond WG (1971b) Ischemia potentiating cryosurgery of primate liver. Ann Surg 174: 309–318.

[41] Onik G, Rubinsky B, Zemel R, Weaver L, Diamond D, Cobb C, Porterfield B (1991) Ultrasound-guided hepatic cryosurgery in the treatment of metastatic colon carcinoma. Preliminary results. Cancer 67: 901–907.

[42] Onik GM, Atkinson D, Zemel R, Weaver L (1993a) Cryosurgery of liver cancer. Semin Surg Oncol 9: 309–317.

[43] Onik GM, Chambers N, Chernus SA, Zemel R, Atkinson D, Weaver LM (1993b) Hepatic cryosurgery with and without the Bair Hugger. J Surg Oncol 52: 185–187.

[44] Preketes AP, Caplehorn JRM, King J, Clingan PR, Ross WB, Morris DL (1995) Effect of hepatic artery chemotherapy on survival of patients with hepatic metastases from colorectal carcinoma treated with cryotherapy. World J Surg 19: 768–771.

[45] Preketes AP, King J, Caplehorn JRM, Clingan PR, Ross WB, Morris DL (1994) CEA reduction after cryotherapy for liver metastases from colon cancer predicts survival. Aust N Z J Surg 64: 612–614.

[46] Ravikumar TS, Kane R, Cady B, Jenkins RL, McDermott W, Onik G, Clouse M, Steele Jr G (1987) Hepatic cryosurgery with intraoperative ultrasound monitoring for metastatic colon carcinoma. Arch Surg 122: 403–409.

[47] Ravikumar TS, Kane R, Cady B, Jenkins R, Clouse M, Steele Jr G (1991a) A 5-year study of cryosurgery in the treatment of liver tumors. Arch Surg 126: 1520–1524.

[48] Ravikumar TS, Steele Jr G, Kane R, King V (1991b) Experimental and clinical observations on hepatic cryosurgery for colorectal metastases. Cancer Research 51: 6323–6327.

[49] Rodriguez-Bigas MA, Klippenstein D, Meropol NJ, Weber TK, Petrelli NJ (1996) A pilot study of cryochemotherapy for hepatic metastases from colorectal cancer. Cryobiology 33: 600–606.

[50] Ross WB, Horton M, Bertolino P, Morris DL (1995) Cryotherapy of liver tumours – A practical guide. HPB Surgery 8: 167–173.

[51] Rubinsky B, Lee CY, Bastacky J, Onik G (1990) The process of freezing and the mechanism of damage during hepatic cryosurgery. Cryobiology 27: 85–97.

[52] Sarantou T, Bilchik A, Ramming KP (1998) Complications of hepatic cryosurgery. Semin Surg Oncol 14: 156–162.

[53] Sarantou T, Bilchik A, Ramming K (1997) Cryoablation of primary and metastatic liver cancer unresponsive to conventional therapy. Proceedings of ASCO 16: 304A.

[54] Scheele J, Stang R, Altendorf-Hoffmann A, Paul M (1995) Resection of colorectal liver metastases. World J Surg 19: 59–71.

[55] Schüder G, Pistorius G, Schneider G, Feifel G (1998) Preliminary experience with percutaneous cryotherapy of liver tumours. Br J Surg 85: 1210–1211.

[56] Seifert JK, Junginger T (1996) Resektion von Lebermetastasen colorectaler Tumoren. Eine uni- und multivariate Analyse von Prognosefaktoren. Langenbecks Arch Chir 381: 187–200.

[57] Seifert JK, Dutkowski, P, Junginger T, Morris DL (1997) Bile duct warmer in hepatic cryosurgery – A pig liver model. Cryobiology 35: 299–302.

[58] Seifert JK, Morris DL (1998a) Cryotherapy of the resection edge after liver resection for colorectal cancer metastases. Aust N Z J Surg 68: 725–728.

[59] Seifert JK, Morris DL (1998b) Prognostic factors after cryotherapy for hepatic metastases from colorectal cancer. Ann Surg 228: 201–208.

[60] Seifert JK, Zhao J, Ahkter J, Bolton E, Junginger T, Morris DL (1998c) Cryoablation of human colorectal cancer in vivo in a nude mouse xenograft model. Cryobiology 37: 30–37.

[61] Seifert JK, Morris DL (1999a) Indicators of recurrence following cryotherapy for hepatic metastases from colorectal cancer. Br J Surg 86: 234–240.

[62] Seifert JK, Morris DL (1999b) Repeat hepatic cryotherapy for recurrent metastases from colorectal cancer. Surgery 125: 233–235.

[63] Seifert JK, Morris DL (1999c) World survey on the complications of hepatic and prostate cryotherapy. World J Surg 23: 109–114.

[64] Seifert JK, Stewart GJ, Hewitt PM, Bolton EJ, Junginger T, Morris DL (1999d) Interleukin-6 and tumour necrosis factor-alpha levels following hepatic cryotherapy are associated with volume and duration of freezing. World J Surg (im Druck).

[65] Shafir M, Shapiro R, Sung M, Warner R, Sicular A, Klipfel A (1996) Cryoablation of unresectable malignant liver tumors. Am J Surg 171: 27–31.

[66] Solbiati L, Ierace T, Goldberg SN, Sironi S, Livraghi T, Fiocca R, Servadio G, Rizzatto G, Mueller PR, Del Maschio A, Gazelle GS (1997) Percutaneous US-guided radio-frequency tissue ablation of liver metastases: Treatment and follow-up in 16 patients. Radiology 202: 195–203.

[67] Soon PS, Glenn D, Jorgensen J, Morris DL (1998) FUDR causes bileomas following hepatic cryotherapy. J Surg Oncol 69: 45–50.

[68] Steele G, Ravikumar TS, Benotti PN (1990) New surgical treatments for recurrent colorectal cancer. Cancer 65: 723–730.

[69] Stewart GJ, Preketes A, Horton M, Ross WB, Morris DL (1995) Hepatic cryotherapy: Double-freeze cycles achieve greater hepatocellular injury in man. Cryobiology 32: 215–219.

[70] Tandan VR, Litwin D, Asch M, Margolis M, Gallinger S (1997) Laparoscopic cryosurgery for hepatic tumours. Surg Endosc 11: 1115–1117.

[71] Vogl TJ, Mack MG, Straub R, Roggan A, Felix R (1997) Percutaneous MRI-guided laser-induced thermotherapy for hepatic metastases from colorectal cancer. Lancet 350: 29.

[72] Weaver ML, Ashton JG, Zemel R (1998) Treatment of colorectal liver metastases by cryotherapy. Semin Surg Oncol 14: 163–170.

[73] Weaver ML, Atkinson D, Zemel R (1995) Hepatic cryosurgery in treating colorectal metastases. Cancer 76: 210–214.

[74] Whittaker DK (1984) Mechanisms of tissue destruction following cryosurgery. Ann Roy Coll Surg 66: 313–317.

[75] Wingo PA, Tong T, Bolden S (1995) Cancer statistics 1995. CA Cancer J Clin 45: 8–30.

[76] Yeh KE, Fortunato L, Hoffman JP, Eisenberg BL (1997) Cryosurgical ablation of hepatic metastases from colorectal carcinomas. Am Surg 63: 63–68.

[77] Zhou X-D, Tang Z-Y, Yu Y-Q, Ma Z-C (1988) Clinical evaluation of cryosurgery in the treatment of primary liver cancer. Report of 60 cases. Cancer 61: 1889–1892.

Korrespondenz: Dr. Joachim Kai Seifert, Dr. Theodor Junginger, Klinik für Allgemein- und Abdominalchirurgie, Johannes-Gutenberg-Universität, Langenbeckstraße 1, D-55101 Mainz, Deutschland; Dr. David Lawson Morris, Department of Surgery, St. George Hospital, University of New South Wales, Kogarah, Sydney, NSW 2217, Australien.

Experimentelle Therapie von Lebermetastasen

Michael Gnant

1. Einleitung

Das Auftreten von metastastischen Absiedelungen colorectaler Carcinome in der Leber ist häufig. Diese stellen die mit Abstand häufigste Tumorerkrankung der Leber in der westlichen Welt dar und treten hier etwa zwanzigmal so häufig auf wie primäre Carcinome der Leber [1].

Innerhalb der Metastasierungslokalisationen von primären Dickdarmtumoren stellt die Leber die zweithäufigste Lokalisation dar, nach den regionären Lymphknoten. 4 von 5 Patienten mit Lebermetastasen haben einen malignen Dickdarmtumor als Primum.

Obwohl insbesondere im Frühstadium die Behandlungschancen von Dickdarmmalignomen gut sind, erleiden letztlich etwa die Hälfte aller Colorectalcarcinompatienten Lebermetastasen [2]. Man kann davon ausgehen, daß der Großteil dieser Tumorzellen auf dem hämatogenen Weg in die Leber gelangen, über das portalvenöse Drainagesystem des Dickdarmes. Lymphogene und direkte Metastasierungen „per continuitatem" von Dickdarmtumoren in die Leber spielen eine untergeordnete Rolle.

Die einzige kurative Therapie von Lebermetastasen stellt die radikale chirurgische Resektion dar [3]. Diese therapeutische Option steht allerdings nur einem geringen Teil der Patienten sinnvoll zur Verfügung: wenn Tumorgröße und Lokalisation eine radikale Resektion ermöglichen, die Parenchymreserve der Restleber ausreichend ist und extrahepatisch keinerlei Tumormanifestation vorliegt [4]. Selbst unter diesen optimalen Bedingungen erleiden etwa zwei Drittel der Patienten im weiteren Verlauf ein neuerliches Rezidiv [5], in den meisten Fällen in der verbleibenden Restleber [6]. Gesamt gesehen können etwa ein Drittel dieser prognostisch besten Gruppe an Patienten geheilt werden [7], insgesamt unter 5 Prozent der Diagnostizierten.

In einer Darstellung aktueller experimenteller Behandlungsmöglichkeiten sind zwei Aspekte besonders zu berücksichtigen:

1. Die Definition „experimentell" verlangt eo ipso nach der Abgrenzung eines Standards, dem experimentelle Therapieformen gegenübergestellt werden. Dies ist gerade in der nichtresezierenden Behandlung von Lebermetastasen schwierig, wenn nicht unmöglich, da eine gesichert lebensverlängernde Therapiemodalität außer der Resektion nach wie vor nicht besteht.

2. Gerade in der Behandlung von Lebermetastasen ist die Entwicklung sehr stark im Fluß. Definition und Abgrenzung von Standard und Experiment werden regional und lokal sowie zeitlich ganz stark unterschiedlich sein. In den letzten Jahrzehnten sind eine ganze Fülle von neuen Therapieansätzen konzipiert, experimentell verfeinert und klinisch-experimentell geprüft worden. Je nach Tradition an einem Behandlungszentrum wird daher ein Verfahren als experimentell bezeichnet werden oder nicht.

Beide diese Aspekte zeigen aber deutlich, daß es letztlich nur wenig zählbaren Fortschritt im klinischen Alltag der Behandlung von Lebermetastasen gibt. Bei allen immer wieder berichteten vielversprechenden Erfolgen von einzelnen Therapiemodalitäten bleibt Faktum, daß Lebermetastasierung letztlich immer Generalisation der malignen Grundkrankheit bedeutet und daß völlige Heilung mit wenigen Ausnahmefällen in diesem Erkrankungsstadium keine realistische Erwartung sein kann.

Diese scheinbar pessimistische Prämisse bietet allerdings Chance und Möglichkeit für die experimentelle Onkologie: Wenn es keine gesicherte und damit „vorenthaltbare" konventionelle Therapie gibt, dann ist ethisch der frühe Einsatz von experimentell entwickelten Therapieformen gerechtfertigt und notwendig. Dies ist der einfache Grund, warum gerade Lebermetastasen von colorectalen Carcinomen häufig Inhalt und Zielgruppe von klinisch-experimentellen Studien und Behandlungsprogrammen sind.

Darin liegt Chance und Zukunft. Gerade jetzt, wo wir zur Jahrtausendwende an das Tor einer neuartigen, molekularen Medizin klopfen, kann man guten Mutes sein, daß Patienten mit Lebermetastasen unter den ersten sein werden, die von diesen derzeit experimentellen Therapieformen profitieren.

2. Systematik

Alle jemals versuchten Ansatzpunkte therapeutischer Möglichkeiten in der experimentellen Behandlung von Lebermetastasen auch nur einigermaßen umfassend darzustellen, würde den Rahmen jeder Übersicht sprengen. Es soll daher hier versucht werden, eine Systematik therapeutischer Optionen zu erstellen und anschließend auf einige herausragende experimentelle Therapieformen detaillierter einzugehen:

– zytostatisch-medikamentöse Therapieformen,
– physikalische Behandlungsverfahren,
– Anwendung von Biologika und Zytokinen,
– Immuntherapie,
– Gentherapie.

3. Zytotoxische Chemotherapie

Zytotoxische Chemotherapie, entweder systemisch oder via regionaler Applikation, stellt die weitverbreitetste Therapieoption für nichtresektable Lebermetastasen dar [8] und kommt wohl einem „Standard" am nächsten. Zahlreiche Einzelsubstanzen und Kombinationen sind in vielen Schemata erprobt worden, sowohl „sekundäradjuvant" als auch palliativ [9]. Applikationswege reichen von intravenös-systemisch über regional-arteriell hin zu intraportaler Infusion [10, 11]. Die therapeutischen Optionen werden detailliert an anderer Stelle in diesem Buch besprochen.

4. Physikalisch/chemische Behandlungsverfahren

Die topische Anwendung von Chemikalien oder thermisch-physikalische Behandlung von Lebermetastasen ist seit langem ein fixer Bestandteil der experimentellen Therapie von Lebermetastasen. Es muß jedoch darauf hingewiesen werden, daß diese Verfahren entgegen manchmal geäußerten Ansprüchen prinzipiell palliativ sind.

Eine direkte intraoperative sowie sonographie- oder computertomographiegezielte percutane Applikation von Chemikalien, wie absolutem Alkohol, kommt in erster Linie für Patienten in Frage, die nicht für eine Resektion geeignet sind [12]. Auch radioaktive Zielelemente, die später fokal interstitiell befüllt werden, können auf diese Weise positioniert werden [13]. Flüssiger Stickstoff oder spezielle Sondensysteme zur Kryotherapie zerstören Tumorknoten durch lokale Einfrier-Auftau-Vorgänge und erfreuen sich gerade derzeit zunehmender Popularität.

Bei sorgfältiger Prüfung der Daten und wissenschaftlicher Redlichkeit muß man jedoch sehen, daß Vergleichsstudien mit anderen Verfahren oder Kontrollgruppen weitgehend fehlen und daher die Kryotherapie kaum endgültig bewertet werden kann [14].

Als limitierender Faktor all dieser Therapieoptionen, die *a priori* auf Debulking ausgelegt sind, hat sich jedoch die mangelnde Wirksamkeit gegen subklinische Mikrometastasen herausgestellt, die selbst bei perfekter lokaler Tumorzerstörung [15] (die nur selten gelingen wird) den Krankheitsverlauf im weiteren bestimmt. In letzter Zeit sind solche lokale Verfahren deshalb immer wieder mit systemischen Therapien kombiniert worden.

Ebenfalls vornehmlich in Kombination mit Zytostatika wird Wärme therapeutisch eingesetzt, entweder als lokal applizierte Hochfrequenzhyperthermie oder über isolierte hypertherme Leberperfusion [16]. Interessant ist, daß zuletzt der Nachweis gelungen ist, daß Hyperthermie die Tumorgefäße selektiv permeabler macht, insbesondere für großvolumige Moleküle [17], ein Effekt, den die isolierte hypertherme Leberperfusion ausnützt und der neue Möglichkeiten der Kombination thermischer Therapien, z. B. mit der Anwendung von Anti-Angiogenese-Faktoren, eröffnet.

5. Anwendung von Biologika und Zytokinen

Tumor-Necrose-Faktor (TNF) wird seit 1993 in der isolierten Leberperfusion eingesetzt. Damals wurde TNF für die Leberperfusion erstmals eingesetzt am National

Cancer Institute in Bethesda, USA, basierend auf Daten aus der isolierten Extremitätenperfusion für Melanome und Weichteilsarkome [18]. Initiale Berichte sprachen von 100 Prozent Ansprechrate, jedenfalls aber verbesserte TNF die Ergebnisse einer zytostatischen Perfusion alleine deutlich [19]. Der exakte Mechanismus für diese Beobachtung ist unklar. Es scheint aber so zu sein, daß TNF die Gefäßpermeabilität über spezifische Wirkungen auf sekundäre Zytokine sowie die Gerinnungskaskade selektiv in Tumorgefäßen erhöht [20], und damit die Wirkung von Hyperthermie potenziert.

Zwischen 1993 und Ende 1998 wurden 130 Patienten an der Surgery Branch des National Cancer Institutes mit isolierter Leberperfusion behandelt [21], die allermeisten davon mit TNF. Bei dieser Technik wird die Leber operativ vasculär isoliert und über spezielle Kreiselpumpensysteme eine komplette extracorporale Leberperfusion erreicht. Der Kreislauf der unteren Körperhälfte wird während dieser Perfusion über ein zweites Kreislaufsystem zum Herzen umgeleitet. Über den isolierten Leberkreislauf, der üblicherweise oxygeniert und hypertherm geführt wird, wird nun eine systemisch supraletale Dosis von rekombinantem TNF zugeführt (meist 1 mg) und die Leber 60 Minuten lang damit perfundiert. Aufwendige Leakage-Control-Systeme stellen in dieser Phase die Sicherheit der Methode her. Die Gesamtmortalität der Methode wird zwischen 0 und 3 Prozent angegeben [22], die Ansprechrate bei mindestens 75 Prozent [23].

Naturgemäß bleibt diese Methode so wie die meisten experimentell-chirurgischen Verfahren hochspezialisierten Zentren vorbehalten. Ganz aktuell wurde die isolierte Leberperfusion auch mittels neuartiger Kathedersysteme als interventionell-radiologisches Verfahren beschrieben, was die chirurgische Morbidität noch weiter senken könnte [24]. Unklar ist, ob diese weniger invasiven Varianten die gleiche Systemdichtigkeit aufweisen wie das chirurgische Verfahren und daher zur Anwendung hochdosierter Biologika sicher genug sind [25].

6. Immuntherapie

Die biologische Immuntherapie wurde in den späten achtziger Jahren durch die erfolgreiche Anwendung von IL-2 und Lymphokin-aktivierten Killerzellen von Steven Rosenberg in der experimentellen Onkologie etabliert [26]. Bis zum heutigen Tag sind allerdings, trotz einer Vielzahl von Versuchen außerhalb der Tumorentitäten Melanom und Hypernephrom, nur ganz vereinzelt klinische Remissionen mit diesen Therapieoptionen berichtet worden. Es gibt keinen Hinweis darauf, daß Lebermetastasen auf immuntherapeutische Ansätze in klinisch verwertbarem Ausmaß ansprechen würden.

Moderne Vaccinierungstherapien, z. B. unter Verwendung von dendritischen Zellen zur Tumorantigenpräsentation und nachfolgender Aktivierung von tumorspezifischen zytotoxischen T-Lymphocyten, lassen neuerdings experimentell durch vielversprechende Ergebnisse aufhorchen. Erste klinische Versuche in dieser Richtung sind im Gange und haben in Phase-I- und frühen Phase-II-Studien keine wesentliche Toxizität erkennen lassen.

7. Gentherapie

Seit dem ersten humanen Gentransfer 1990 [27] ist das Tor prinzipiell aufgestoßen zu dieser gänzlich neuen Therapieform. In diesem Gebiet bestehen naturgemäß auch eine Reihe grundsätzlicher ethischer, legistischer und forschungspolitischer Fragestellungen, die mit Behutsamkeit und Verantwortungsgefühl gelöst werden müssen.

Technisch bestehen zwei grundsätzliche Schwierigkeiten: Erstens müssen die transportierten Gene (Tumorsuppressorgene, Apoptoseinduktoren, Suizidgene, etc.) effizient und sicher sein, zweitens müssen Vektorsysteme entwickelt werden, die die Therapiegene selektiv in die Zielzellen transportieren. Dieser letzte Punkt ist auch bis heute der wesentliche limitierende Faktor in der experimentellen Gentherapie. Sowohl virale als auch non-virale Vektoren werden verwendet, und Tumorzellen werden ebenso als Zielzellen angesteuert wie das Immunsystem des Wirtes.

Eine konzeptionell besonders attraktive Variante der Gentherapie stellen sogenannte Suizidgensysteme dar, bei denen über einen Vektor ein grundsätzlich nicht im Wirtsorganismus vorkommendes Enzym in die Zielzellen eingeschleust wird, das eine nichttoxische Prodrug in eine hochwirksame zytostatische Substanz umwandelt [28]. Anders als bei auf Immunphänomenen basierenden Therapieformen ist bei diesem Ansatz das metastasierte Colorectalcarcinom in vorderster Front Ziel der ersten klinisch-experimentellen Studien, da hier mit dem Enzym Zytosindeaminase (von *Escherichia coli*) und dem Prodrug-Zytostatika-System 5-Fluorozytosin/5-Fluorouracil ein hochpotentes und relativ unaufwendiges Substanzsystem zur Verfügung steht [29]. Mit variablen Vektoren wurde dieser Ansatz vielfach experimentell und bereits auch in frühen klinischen Studien eingesetzt, mit sehr vielversprechenden Erfolgen. So kann z. B. mit einem attenuierten Vaccina-Virus als Vektor [30] je nach Applikationsform und verwendetem Prodrug-System im murinen Modell bis zu 50 Prozent dauerhafte Heilung von nichtresektablen Lebermetastasen erzielt werden [31].

Insbesondere in den Vereinigten Staaten ist gerade in den letzten Jahren eine explosionsartige Konzentration von Forschungsressourcen auf experimentelle Gentherapie feststellbar. Weit über 1000 Patienten wurden bereits in Gentherapie-Programme eingeschleust, ein signifikanter Teil davon Patienten mit Lebermetastasen. In Europa, insbesondere im deutschen Sprachraum, sind starke Vorbehalte eines Teiles der öffentlichen Meinung und mancher politischen Verantwortungsträger verantwortlich für deutlich ungünstigere legistische Rahmenbedingungen für diese Richtung klinisch-experimenteller Forschung.

8. Zusammenfassung und Ausblick

In der Zusammenschau kann gesagt werden, daß auf einigen Teilgebieten klinisch-experimenteller Erforschung der Behandlung von Lebermetastasen in den letzten Jahren entscheidende Fortschritte gelungen sind. Der Satz Judah Folkmans: „Wenn Sie Krebs haben und eine Maus sind, dann können wir Ihnen helfen" ist in kaum einer Tumorentität gültiger als in der Behandlung von Lebermetastasen. Dies ist nur scheinbar sarkastisch: Alle heute in der Routine angewandten Krebstherapien waren einmal „experimentell", und die meisten Standardtherapien gingen den mühsamen Weg von In-vitro-Ergebnissen über tierexperimentelle Versuchssysteme in die Klinik.

Der informierte Beobachter findet sich in einem gewissen Widerspruch der Einschätzung über die Realisierungsgeschwindigkeit heute experimenteller Therapieoptionen: Einerseits gibt es so viele vielversprechende neue Ansätze, andererseits hat der phantastische (und auch phantastisch kostenaufwendige) Fortschritt in den Laboratorien bisher noch nicht die durchschlagende Revolution in der klinischen Praxis erbracht.

Hier ist Geduld angezeigt: Die experimentellen Ansätze haben eine kritische kreative Masse erreicht, die eine klinische Umsetzung bereits im ersten Jahrzehnt des neuen Jahrtausends wahrscheinlich macht. Aufgabe für heute ist es, legistische und organisatorische Rahmenbedingungen zu schaffen, in denen translationale Forschung gerade auch auf dem Gebiet der Lebermetastasen, mit ausreichenden Ressourcen ausgestattet, stattfinden kann.

Literatur

[1] Foster JH, Berman MM (1997) Solid Liver Tumors. Saunders, Philadelphia.

[2] Edmondson HA, Peters RL (1987) Neoplasms of the liver. In: Schiff L, Schiff EL (eds.) Disease of the Liver. Lippincott, Philadelphia.

[3] Bengmark S, Hafström L, Jepperson B, Jönsson P, Ryden S, Sundquist K (1982) Metastatic disease in the liver from colorectal cancer – An appraisal of liver surgery. World J Surg 6: 61–65.

[4] Nordlinger B, Guiget M, Vaillant JC (1996) Surgical resection of colorectal carcinoma metastases to the liver. A prognostic scoring system to improve case selection, based on 1568 patients. Cancer 77: 1254–1262.

[5] Scheele J, Stangl R, Altendorf-Hofmann A, Gall FP (1991) Indicators of prognosis after hepatic resection for colorectal secondaries. Surgery 110: 13–29.

[6] Hohenberger P, Schlag P, Schwarz V, Herfarth C (1990) Tumor recurrence and options for further treatment after resection of liver metastases in patients with colorectal cancer. J Surg Oncol 44: 245–251.

[7] Petrelli NJ, Nambisian RN, Herrea L, Mittelma A (1985) Hepatic resection for isolated metastases from colorectal carcinoma. Am J Surg 149: 205–209.

[8] Bruckner HW, Motwani BT (1991) Chemotherapy of advanced cancer of the colon and rectum. Semin Oncol 18: 443–461.

[9] Kemeny N (1983) The systemic chemotherapy of hepatic metastases. Semin Oncol 10: 148–159.

[10] Sigurdson ER, Ridge JA, Kemeny N, Daly JM (1987) Tumor and liver drug uptake following hepatic artery and portal vein infusion. J Clin Oncol 5: 1836–1840.

[11] Lorenz M, Müller HH, Schramm H, Gassel HJ, Rau HG, Ridwelski K, Hauss J, Stieger R, Jauch KW, Bechstein WO, Encke A (1999) Randomized trial of surgery versus surgery followed by adjuvant hepatic arterial infusion with 5-fluorouracil and folinic acid for liver metastases of colorectal cancer. Ann Surg 228: 756–762.

[12] Livraghi T, Festi D, Monti F (1986) Ultrasound guided percutaneous alcohol injection of small hepatic and abdominal tumors. Radiology 161: 309–312.

[13] Dritschilo A, Grant EG, Herter KW (1986) Interstitial radiation therapy for hepatic metastases: Sonographic guidance for applicator placement. AJR 147: 275–278.

[14] Ravikumar TS, Kane R, Cady B (1987) Hepatic cryosurgery with intraoperative ultrasound monitoring for metastatic colon carcinoma. Arch Surg 122: 403–409.

[15] Onik GM, Atkinson D, Zemel R, Weaver ML (1993) Cryosurgery of liver cancer. Semin Surg Oncol 9: 309–317.

[16] Skibba JL, Quebbeman EJ (1986) Tumoricidal effects and patient survival after hyperthermic liver perfusion. Arch Surg 121: 1266–1271.

[17] Gnant M, Noll L, Terrill R, Wu P, Berger A, Nguyen D, Lans T, Flynn B, Libutti S, Bertlett D, Alexander HR (1999) Isolated hepatic perfusion for lapine liver metastases – Impact of hyperthermia on permeability of tumor neovasculature. Surgery (in Druck).

[18] Lienard D, Ewalenko P, Delmotti JJ, Renard N, Lejeune FJ (1992) High-dose recombinant tumor necrosis factor in combination with interferon gamma and melphalan in isolation perfusion of the limbs for melanoma and sarcoma. J Clin Oncol 10: 52–60.

[19] Alexander HR, Fraker DL, Bartlett DL (1996) Isolated limb perfusion for malignant melanoma. Semin Surg Oncol: 416–428.

[20] Wu P, Alexander H, Huang J, Hwu P, Gnant M, Berger A, Turner E, Wilson O, Libutti S (1999) In vivo sensitivity of human melanoma to tumor necrosis factor (TNF) alpha is determined by tumor production of the novel cytokine Endothelial-Monocyte Activating Polypeptide II (EMAPII). Cancer Res 59: 205–212.

[21] Alexander HR [persönliche Mitteilung].

[22] Oldhafer KJ, Lang H, Frerker M (1998) First experience and technical aspects of isolated liver perfusion for extensive liver metastasis. Surgery 123: 622–631.

[23] Alexander HR, Bartlett DL, Libutti SK, Fraker DL, Moser T, Rosenberg SA (1998) Isolated hepatic perfusion with tumor necrosis factor and melphalan for unresectable cancers confined to the liver. J Clin Oncol 16: 1479–1489.

[24] van Ijken MGA, de Bruijn AE, de Boeck G, ten Hagen TLM, van der Slip JRM, Eggermon AMM (1998) Isolated hypoxic hepatic perfusion with tumor necrosis factor-alpha, melphalan, and mitomycin C using balloon catheter techniques. Ann Surg 228: 763–770.

[25] Alexander HR, Bartlett DL, Libutti SK (1998) Isolated hepatic perfusion: A potentially effective treatment for patients with metastatic or primary cancers confined to the liver. Cancer J Sci Am 4: 2–11.

[26] Rosenberg SA, Packard B, Aeversold PM (1988) Use of tumor infiltrating lymphocytes and interleukin-w in the immunotherapy of patients with metastatic melanoma: Special report. N Engl J Med 319: 1676–1680.

[27] Rosenberg SA, Aebersold P, Cornetta K (1990) Gene transfer into humans – Immunotherapy of patients with advanced melanoma, using tumor-infiltrating lymphocytes modified by retroviral gene transduction. N Engl J Med 323: 570–578.

[28] Moolten FL (1986) Tumor chemosensitivity conferred by inserted herpes thymidine kinase genes: Paradigm for a prospective cancer control strategy. Cancer Res 46: 5276–5281.

[29] Mullen CA, Kilstruzp M, Blaese RM (1992) Transfer of the bacterial gene for cytosine deaminase to mammalian cells confers lethal sensitivity to 5-fluorocytosine: A negative selection system. Proc Natl Acad Sci USA 89: 33–37.

[30] Puhlmann M, Gnant M, Brown C, Alexaner HR, Bartlett DL (1999) Thymidine kinase deleted Vaccinia virus expressing purine nucleoside phosphorylase as a vector for tumor directed gene therapy. Hum Gene Ther 10: 649–657.

[31] Gnant M, Puhlmann M, Bartlett DL, Alexander HR (1999) The impact of portal venous, intraperitoneal, or intravenous delivery of a thymidine kinase deleted Vaccinia virus on gene expression and cure rate in suicide gene therapy for unresectable metastases of colon cancer. Ann Surg (in Druck).

Korrespondenz: OA Dr. Michael Gnant, Universitätsklinik für Chirurgie, Universität Wien – Allgemeines Krankenhaus, Währinger Gürtel 18–20, A-1090 Wien, Österreich. Tel.: +43-1-40400-5621; Fax: +43-1-40400-6807; E-Mail: michael.gnant@akh-wien.ac.at

SpringerOnkologie heute

Christoph Zielinski,
Raimund Jakesz (Hrsg.)

Mammacarcinom

1999. IX, 147 Seiten. 18 Abbildungen.
Broschiert DM 48,–, öS 336,–, sFr 44,50
ISBN 3-211-83168-1. Onkologie heute

Die Buchreihe „Onkologie heute" verfolgt das Ziel, in überschaubarer und konziser Form, jeweils ein Organthema oder
Therapiekonzept aus der Onkologie abzuhandeln. Sie bietet
Kompendien, die sowohl für den interessierten, allgemein
ausgebildeten Mediziner als auch für den Spezialisten die
optimalen Vorgangsweisen im Rahmen der klinischen Onkologie liefern.

Im ersten Band wird das Mammacarcinom hinsichtlich therapeutischer Fragestellungen ausführlich behandelt. Neben der
Epidemiologie und Prävention konzentrieren sich die Bei-
träge auf die chirurgische Therapie, auf internistisch-onkolo-
gische Vorgangsweisen in der adjuvanten und der palliativen
Situation sowie auf strahlentherapeutische Möglichkeiten.

„… Das vorliegende Buch ist eine Empfehlung für die klinische
Versorgung von Patientinnen mit MammaCa und der Bera-
tung ihrer Angehörigen und bringt die erwähnten Aspekte
dem allgemein ausgebildeten, aber auch dem spezialisierten
Arzt nahe".

Ärzte-Woche

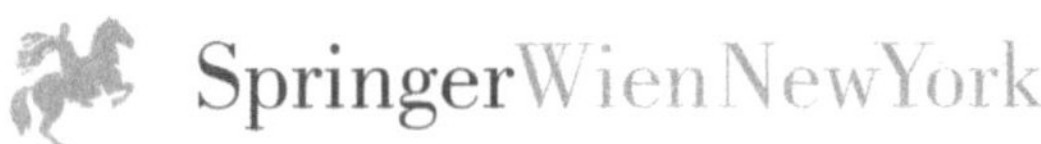

SpringerWienNewYork

Sachsenplatz 4–6, P.O.Box 89, A-1201 Wien, Fax +43-1-330 24 26
e-mail: books@springer.at, Internet: http://www.springer.at
New York, NY 10010, 175 Fifth Avenue • D-14197 Berlin, Heidelberger Platz 3
Tokyo 113, 3–13, Hongo 3-chome, Bunkyo-ku